La Contrainte

Che vuoi ? Nouvelle série n° 2, 1994
Revue du Cercle Freudien

Directeur de Publication: Pascale Hassoun

Charlotte Vimont a conçu la couverture
Clara Kunde a assuré la mise en page

Editeur: L'Harmattan
7 rue de l'Ecole Polytechnique, 75005 Paris

Les textes proposés à la revue sont à envoyer à:
Che vuoi? 9, Passage d'Enfer, 75014 Paris

L'abonnement:	pour 1 an (2 numéros)	2 ans (4 numéros)
France	230 FF	450 FF
Etranger, Dom Tom	270 FF	490 FF

A paraître
Che vuoi? n° 3: Printemps 1995: «Actualité de Totem et Tabou»
Che vuoi? n° 4: Automne 1995: «La Folie insoupçonnée»

Dépôt légal 1994 ISSN 0994-2424

ISBN : 2-7384-2891-6

Che vuoi ?

Nouvelle série n° 2, 1994

La Contrainte

Éditions L'Harmattan
5-7, rue de l'École Polytechnique
75005 Paris

SOMMAIRE

De la contrainte au texte

Du légitime et de l'arbitraire

Cabinet de lecture

C'est pourquoi la question de l'Autre qui revient au sujet de la place où il en attend un oracle, sous le libellé d'un: *Che vuoi?* que veux-tu? est celle qui conduit le mieux au chemin de son propre désir, — s'il se met, grâce au savoir-faire d'un partenaire du nom de psychanalyste, à la reprendre, fût-ce sans bien le savoir, dans le sens d'un: Que me veut-il?

J. Lacan (*Écrits*)

Éditorial

Du désir d'avoir et de jouir des privilèges et des attributs des deux sexes à la fois, à la rencontre toujours cruelle avec l'Altérité, jusqu'à la nécessité d' accepter que notre vie ait une fin, existe-t-il un espace où l'homme n'ait à composer avec lui-même? Où trouve-t-il un appui pour pacifier son rapport à toutes ces contraintes nécessaires, incontournables, propres au fait que nous soyons des sujets parlants qui habitent souvent avec difficulté des corps vivants et sexués? Comment cette douleur de vivre peut-elle devenir l'objet de la jouissance d'un Autre?

Nous sommes certes chacun contraints à assumer la sexuation, l'altérité et la finitude annoncée de notre existence. Cependant faisons-nous de nécessité vertu ou bien parvenons-nous à nous appuyer sur ces contraintes pour en faire la source de notre activité de pensée la plus créative et la plus élevée, pour ne pas dire la plus sublime?

Paradoxe encore. Cette même contrainte nécessaire semble fragilisée par la nécessité qui pourtant la constitue, et exposée à être détournée, renversée, exploitée. Une violence peut être exercée sur un sujet au nom de son bien, jouant subrepticement de la douleur qu'il rencontre face à toutes ces «castrations» que sont les renoncements aux désirs impossibles qui l'habitent.

Nous aurons l'occasion tant avec l'exploration de certains aspects de la contrainte judiciaire, qu'avec celle de certains aspects du champ analytique clinique et théorique de mesurer les effets de tels retournements.

Ainsi une organisation symbolique même forte peut se constituer à l'insu du sujet, sur «son dos», faisant de celui-ci un individu anonyme, sans aucune profondeur propre. On ne peut pas dire malheureusement que les totalitarismes ne se sont pas appuyés sur des noyaux symboliques forts quand ils ne les ont pas eux-mêmes produits. L'histoire récente nous montre assez, s'il en était besoin, que nous n'avons nulle garantie quant au «symbolique», nulle garantie qu'il n'y en ait qu'un seul et qu'il soit le bon. Ce sont donc les formes dans lesquelles le champ symbolique se déploie et se manifeste qui requièrent toute notre attention, tout comme les stratégies complexes qui opèrent des substitutions entre les catégories du réel, du symbolique et de l'imaginaire, avec pour effet de faire fonctionner chacune de ces instances comme des leurres. Il ne suffit pas de se reposer sur l'existence d'*Un* symbolique, encore faut-il suivre les formes qu'il inscrit et dans lesquelles il enserre ou pas les sujets que nous sommes.

Cependant pour revenir à une préoccupation plus proprement analytique, exerçons-nous à entendre dans les «contraintes à penser» collectives l'écho d'un drame plus particulier que nous saisissons dans les cures de nos patients quand nous partageons avec eux les impasses où ils sont projetés, la privation de tout droit à l'altérité qu'ils peuvent avoir rencontré et oublié, nous laissant deviner à travers des zones muettes, faites de douleurs secrètes, combien ils furent exposés sans réserve, ni mesure, ni témoin, à ce que nous appelons avec Lacan, «la jouissance de l'Autre». En sachant que le paradoxe de la jouissance de l'Autre (celle qui surgit pour chacun du plus traumatique et du plus insubjectivable) est de conduire aussi au plus extrême de l'Altérité, au plus cru de cette rencontre. La psychanalyse se propose de soutenir, au prix de beaucoup de souffrances et de difficultés parfois, la tentative de surmonter, sans les dénier, les traumas que nous avons rencontrés et qui pour une part nous constituent. N'est-ce pas la seule condition pour que l'Altérité échappe à son destin exclusivement traumatique avec son cortège de peurs, de projections, de haines? A cette tâche la psychanalyse n'est pas seule à s'atteler.

Contraintes externes devenues intimes, se tissant dans les chaînes signifiantes apparemment les plus singulières, elles nous imposent de faire un pas de plus: ne pas dérober la psychanalyse à «l'accomplissement d'une fonction philosophique dans la mesure où elle répond sérieusement à la demande qui vient de la parole de l'autre» comme J.-T. Desanti nous en faisait compliment.

Au cœur des paradoxes qui tissent les contraintes qui nous constituent, J.-T. Desanti interrogeait, dans l'entretien que nous avons eu avec lui pour préparer le colloque, la «contrainte du manifeste», celle qui se déploie dans l'acte de parole, et qu'il aura l'occasion de plus amplement développer. L'on ne peut qu'être sensible à la contrainte interne à l'acte de parole lui-même, contrainte de ce qui dans le discours ne se laisse pas oublier, et nous force à prendre soin de ce qui ne se laisse pas effacer. Ce «prendre soin» là est un espoir.

Cependant, l'expérience de la psychanalyse nous apprend parallèlement que l'acte de parole véhicule entre les générations le pire et le meilleur, jusqu'au meurtre de tout représentable et qu'une organisation signifiante meurtrière pour un sujet, encryptée en lui, modifie jusqu'à l'acte de parole et les modes de son déploiement. Tandis que le langage nous impose une violence nécessaire, la violence de l'interprétation primordiale qui structure nos chaînes inconscientes, il nous livre aussi à l'emprise de la jouissance de l'Autre qui se calque sur cette violence pour en défaire les ressorts structurants, calque qu'il reste à préciser, à déterminer comme on détermine pas à pas, dans un travail de géographe des parcours.

Heureuse et paradoxale contrainte que celle qui, dans l'acte de parole, force le discours à prendre soin de ce qui ne se laisse pas oublier ni effacer et ainsi à prendre soin de ce qui parle. Nous ajouterions, nous analystes, heureuse contrainte que celle qui impose de prendre soin de ce qui parle dans l'Autre, elle est l'espoir que ce qui ne se laisse pas effacer trouve le temps et l'espace de son dépliement. Espoir? Vœu pieu? Ou véritable appui sur lequel philosophie et psychanalyse se rencontrent?

Soin, partage, alliances. Interrogations des stratégies complexes du symbolique, de ses prétentions totalisantes, à l'œuvre aussi dans le champ juridique, elles nous imposent la tâche de prendre soin nous aussi de la parole, de son déploiement, des formes, fussent-elles apparemment innocentes, qui la contraignent, en dénient les fondements ou en arrêtent le cours.

Yeux, oreilles, ouverts sur les parcours balisés, les contraintes à penser faux, à entraver ce «prendre soin de ce qui parle», voici ce à quoi *Che vuoi?* souhaite que chacun s'essaie après un colloque du Cercle Freudien dont ce numéro est le reflet.

Marcianne Blévis

Destins de la Loi
et contrainte de la jouissance

L'entame paternelle

Michèle Montrelay

Je vous propose de nous arrêter à une période cruciale de la vie du petit garçon, dont l'issue sera déterminante aussi bien du destin de l'Œdipe, que de son désir d'homme. Je vous propose également d'adopter comme document clinique de référence le cas de Hans qui a l'intérêt, d'abord, d'être connu de nous tous, ensuite de rendre possible, dans la mesure où il fut l'objet des commentaires de Freud et Lacan, de garder à l'esprit la façon dont l'un et l'autre théorisèrent l'Œdipe et le rôle du père notamment.

Ce faisant je me situe dans la suite d'un travail précédent, déjà publié, et qui a pour titre l'aveu que Hans, lassé, peut-être excédé d'entendre son père le renvoyer à un désir incestueux supposé éprouvé pour sa maman, finit par lui lancer: «Pourquoi dis-tu que j'aime maman et que c'est pour ça que j'ai peur, alors que c'est toi que j'aime?»

Il s'agit là d'une déclaration d'un amour qui, s'il est plus qu'amour tendre, s'il se teinte d'un érotisme à peine voilé, a toutes les chances dans notre bonne vieille tradition, d'être pris pour le symptôme de Hans, le vrai, plus préoccupant que celui de la phobie. Œdipe inversé. Blocage libidinal. Impuissance paternelle à se faire craindre, à transmettre la loi. Signe inquiétant d'une possible future homosexualité... Dans le cas du petit Hans toutefois, la suite des événements démontre que, somme toute, les choses n'iront pas si mal que ça. C'est pourquoi, sans doute, Freud oubliera sans s'inquiéter ni s'y arrêter jamais l'aveu du petit garçon, tandis que Lacan, au passage, se bornera à y voir le signe d'un certain style amoureux, plutôt passif, susceptible de se préciser dans l'avenir. Voilà quelqu'un qui plutôt que de poursuivre les dames avec assiduité, verra non sans plaisir leurs avances et leurs hommages s'offrir à lui.

L'écoute de mes analysants m'amène à entendre, pour ma part la déclaration de Hans tout autrement. L'amour du petit garçon pour son père, précisons: l'amour amoureux dont le désir n'est pas absent, est une étape positive, féconde, nécessaire, de son développement. Bien loin de laisser présager une homosexualité à venir elle la prévient. C'est lorsqu'un homme n'a pas pu aimer son père d'un amour tendre, certes, mais aussi sensuel, qu'il dévoue sa vie à tenter cette expérience avec d'autres. Qu'au contraire un lien érotisé ait pu s'établir entre père et fils, alors à partir de ce lien, l'enfant mâle pourra se mettre à élaborer le fantasme grâce auquel le féminin, le féminin de la femme s'abordera comme désirable, prêt-à-aimer, ce qui est loin d'être le cas au moment dont nous parlons. «Ce n'est pas maman, c'est toi que j'aime», dit Hans à son père. Façon gentille et voilée d'exprimer qu'il n'aime pas sa mère comme son père et Freud le croient, c'est-à-dire de cet amour qui lui ferait désirer non seulement venir au lit près d'elle, le matin, pour être câliné, mais aussi posséder un pénis beaucoup plus gros, comme celui de son père, afin de pouvoir la pénétrer. Pénétrer la mère, lui faire l'amour, la convoiter d'un désir incestueux, ce fantasme-là n'est pas, si je puis dire, la tasse de thé de Hans, mais plutôt celle de son père, élève zélé de Freud, lequel comme vous le savez, entend faire du désir d'inceste la pierre d'angle de sa théorie. Mon propos n'est pas, bien sûr, de mettre en cause ce postulat, mais simplement de questionner: et si Freud, si le père de Hans, allaient trop vite? Si le petit Hans ne pouvait pas encore, au plus fort de sa phobie, être amoureux de sa maman?

Pourquoi cela? N'est-il pas logique que le garçon, à mesure qu'il découvre le plaisir que son pénis lui procure, souhaite le partager dans une continuité avec l'amour que sa mère n'a cessé de lui prodiguer? C'est ainsi que Freud voit les choses, sûr du lien qui unit le fils à sa mère (le plus intense, le plus fort qui puisse exister, dit-il, comme vous le savez); persuadé, donc, de l'évolution de l'amour des premiers temps en un désir qui peu à peu s'éprouve comme sexué. C'est pourtant le même Freud qui met à raison l'accent sur l'horreur liée à l'intuition que la mère, peut-être, est châtrée. Le pressentiment de son sexe sans pénis, blessé, douloureux, voire monstrueux, peut-il aisément aller de pair avec l'éveil du désir?

Mais c'est à Lacan que revient le mérite d'avoir mis l'accent sur certain événement, traumatique pour autant qu'il déloge le petit garçon de la place qu'il occupait dans la dyade mère-enfant. Il s'agit de la masturbation, lorsque désinsérée des émois corporels globaux des deux premières années, elle se fait de plus en plus insistante, accaparante; lorsque cette activité vient à se localiser, se resserrer autour des exigences, des érections et du plaisir propres à l'organe pénien. Masturbation, plaisir solitaire. Entendons cet adjectif «solitaire» dans son sens radical. Entendons que se vivant seul, à partir de la troisième année, il esseule le petit garçon. Si celui-ci se sent coupable c'est d'abord moins dans la perspective de se retrouver châtré, que parce qu'il se trouve coupé de l'univers maternel, de ce monde baudelairien où il régnait en prince aussi fragile que tout-puissant. «Que suis-je, livré à moi-même, à mon seul plaisir, soumis à la tyrannie de ce pénis, ce sexe de chair qui se fait toujours plus réel, plus encombrant?» Ces questions mises à jour par Lacan, l'enfant les vit à court de mots, dans l'ébranlement de son assise narcissique, par conséquent de son identité à peine esquissée. Ce qui surgit, ou plutôt, comme le dit Lacan, ce qui s'ouvre sous ses pieds, est le gouffre de l'angoisse. Comment peut-il s'en défendre? Sa mère est là, je dirai, pour parer au plus pressé. Mais à quel prix! Celui de se transformer, non pas dans son statut quotidien, mais dans les régions reculées, silencieuses de l'inconscient, en une innommable entité qui donne corps à l'angoisse et la contient du même coup. Place de la Chose. Il faut bien voir en effet (l'observation du petit Hans et de nos analysants ne laisse aucun doute sur ce point) que la question «qui suis-je, séparé, coupé d'elle?» se double toujours d'une autre, inversée: «qui est-elle, quel est ce corps coupé de moi qui fut sa raison d'être, son phallus, quel est maintenant ce corps châtré, énorme, disproportionné qui m'est devenu étranger?» Rappelez-vous les métamorphoses de la mère de Hans devenue baignoire énorme, percée d'un trou par lequel tout l'être est aspiré, réceptacle de fragments sanglants, d'êtres horrifiques, et enfin et surtout chargée des attributs du cheval qui s'écroule et qui mord, gueule ouverte sur un grand trou, persécutrice persécutée. Que la mère changée en chose soit au principe de la phobie est un fait que Freud a bien saisi, mais cette éventualité, il la laisse de côté, l'oublie ou la refoule au profit d'une image maternelle combien plus belle et idéalisée, celle de la «jolie maman» devenue objet de désir.

Il y a là une illusion qui ne peut nous abuser. A l'époque qui nous occupe, aussi rassurante et tendre que soit la mère de tous les jours, une autre figure, inconsciente, existe, monte la garde: celle de la mère qui fait peur. Aussi bien le désir du garçon se détourne d'elle et s'attache à quelqu'un d'autrement plus attirant, puisqu'il est à la fois semblable, je veux dire pourvu d'un pénis, prestigieux et protecteur. Vient donc le temps de l'amour vécu entre hommes, entre soi. Les témoignages que Hans en donne sont les mêmes que ceux que nous retrouvons dans nos analyses, d'enfants ou d'adultes c'est tout comme, pour peu que nous voulions les écouter.

M'y étant ailleurs attardée, je ne parlerai aujourd'hui de ces sortes viriles d'amour que pour autant qu'elles participent de la dynamique de l'Œdipe. Laissant de côté la teneur des fantasmes érotiques où, soit le père, soit son tenant-lieu a le rôle principal, je rappellerai d'abord brièvement pourquoi, comment l'amour entre hommes rend possible l'aménagement d'un territoire qui laissé à sa sauvagerie resterait inexplorable: je parle du corps maternel. Pareil aménagement requiert une ou plusieurs techniques familières aux hommes de l'art. En ce qui concerne Hans, par exemple, deux corps de métier sont engagés, celui des plombiers, celui des psychanalystes. Rêve de Hans: «Je suis dans la baignoire, alors le plombier arrive et la dévisse.» La baignoire corps maternel qui aspire et engloutit se retrouve ici, grâce au plombier, dévissée, mise en pièces détachées qu'on emporte pour les réparer. Manière de mettre en scène, dit Lacan, la symbolisation dont la mère devient l'objet. Détachée de sa réalité trop charnelle et menaçante, la voici changée en élément d'un ensemble de pièces mobiles, détachables, et bien répertoriées. De la sorte relativisée, la mère perd son pouvoir absolu. Un pion parmi d'autres dit Lacan, un pion ou une boule qui roulerait soumis aux règles d'un vaste jeu («Un signifiant pour un autre»), où l'introduction d'autres pions modifie à chaque fois la position de tous les autres, cette boule, ce pion, voilà donc ce que devient le corps maternel, bricolé, ré-aménagé, appareillé peu à peu selon les normes masculines grâce aux bons soins du plombier mais aussi de la petite équipe formée par Hans, son père et Freud.

— Pourquoi parler de normes masculines, me direz-vous? Ne faut-il pas simplement dire avec Lacan qu'en ce temps, un espace symbolique se crée, où la mère, puis le sexe de Hans viennent se ranger tour à tour? Leur trop-de-réel s'annule et ils se transforment en signifiants: voilà tout. Le signifiant n'est pas en soi une entité sexuée.

— Je suis bien d'accord avec vous, vous répondrai-je. Certainement le corps maternel se décompose, se bricole, s'aménage en tant qu'ensemble de signifiants. Mais si ces signifiants se font pour le petit Hans peu à peu prometteurs de volupté, si le corps maternel attire son jeune fils à nouveau, s'il le séduit sans plus trop lui faire peur pour autant, n'est-ce pas que les éléments dont il est fait furent choisis, manipulés, montés, touchés par les mains d'un homme qui entre tous émeut intensément, père et plombier dans le cas de Hans? Que la mère ne soit désirable qu'appareillée, frappée aux armes du fantasme et des idéaux paternels, qui ne le sait. Mais que le désir pour le père, l'amour pour la mère soient comme la chaîne et la trame d'un tissu, voilà une réalité laissée dans l'ombre par nos théories.

A cela il y a une raison. Qui m'entend parler peut avoir le sentiment qu'à me suivre on peu tout confondre: homme et femme, père et mère, enfants et parents. Si le fils est amoureux du père, si le père acceptant les signes et témoignages de cet amour n'y est pas insensible non plus, que deviennent la loi et l'interdit de l'inceste fondateurs de toute structure et garants de la différence des sexes et des générations?

Première petite mise au point: lorsque je parle d'un Éros partagé entre père et fils, c'est d'un Éros inconscient, d'autant plus fort, d'autant plus structurant qu'il va se trouver très vite refoulé. Quand bien même il imprègne constamment, de la façon la plus patente comportements, civilisations, pour le sujet qui l'éprouve et l'agit, il demeure inconscient. Rien à voir donc entre cet Éros, et la sorte de molle complicité qui est celle des pères-copains ou encore des pères-mères que nous ne connaissons que trop.

Par ailleurs en clinique rien n'est simple. J'insiste sur la nécessité d'une complicité érotisée entre père et fils. Mais celle-ci devient un piège, elle emprisonne, elle englue si, vécue sur un mode passif, elle demeure sentiment, attirance sensuelle teintée de masochisme nécessairement. Cette complicité père/fils, pour servir la dynamique de l'Œdipe et du désir doit se transformer par l'effet de ce que j'appellerai l'entame du père et son amour, qui tels que je les conçois ne sont nullement antagonistes de l'accès de l'enfant à la loi. Bien au contraire. Voyons comment.

Car Platon ne se trompait pas: seule la loi libère l'enfant de la violence des pulsions. L'angoisse s'éloigne au moment où un père lui signifie qu'en dépit de ses caprices, «c'est comme ceci et pas autrement». Vérité qui fait dire à Lacan que faute d'un père «à poigne», le petit Hans ne passera pas le cap de la castration. Père «nul», «inexistant», impuissant à faire «le poids». La rencontre décidée entre Hans et le Professeur sera-t-elle plus décisive? Hélas non, répond Lacan, qui ironise, rappelez-vous: «Quelle chance! Il [Hans] a le Bon Dieu sur la terre. Nous n'en avons pas tous autant. En tous cas cela lui rend bien service, mais ne [sert] à suppléer aucunement à la carence du père imaginaire, du père vraiment castrateur, et tout le problème est là: il s'agit que le petit Hans trouve une suppléance à ce père qui s'obstine à ne pas vouloir le castrer.»

Verdict sans appel où le faux se mêle au vrai. Il est vrai: le père manque de force et de relief. L'une de ses qualités principales c'est d'être gentil, gentil avec sa mère, sa femme, son fils, avec tous. Qu'il se risque à énoncer un interdit, il n'impressionne ni ne fait peur, sans doute parce qu'on sent bien que ses propos relèvent, plutôt que d'une décision propre, de l'observance studieuse, appliquée, du catéchisme freudien. Et pourtant je soutiendrai qu'à sa manière le père de Hans tient sa place et la tient bien; que son éthique entraîne Hans sur des chemins, humbles, certes, mais qui permettent un certain nombre de franchissements, pas si lointains de ceux que nous avons coutume de désigner sous le nom de castration. Impossible de nier par exemple que ce père prend des décisions et s'y tient. Après avoir consulté Freud, il se met à la tâche avec Hans. Tâche ou jeu? Comme il arrive souvent pour les hommes, les deux sont inséparables. Oui, c'est un fait, chaque jour père et fils jouent ensemble, au même jeu, leur préféré, celui de la psychanalyse bien sûr. Pour rien au monde ils ne renonceraient aux moments où ils se retrouvent pour «parler», c'est-à-dire raconter, s'interroger, imaginer, raisonner et déraisonner chacun à sa fantaisie, se taquiner, mentir un peu, bouder, se réconcilier. Ils sont complices, ils jouent, mais en prenant — chacun à sa façon — au plus haut point les choses au sérieux. Pas de jeu sans règles: le père comme le fils se soumettant à celles fixées par Freud, et l'on ne voit pas comment le père s'y plierait sans rien risquer de sa sexualité, de son narcissisme, de ses idéaux. L'introduction d'un tiers notamment, à savoir Freud l'homme plus âgé qui prend place dans leur relation, donne au père l'occasion d'apparaître à son fils sous un jour différent: oui, il s'en aperçoit bien, son père est un peu borné. S'il en impose c'est désormais par ce qu'il fait pressentir d'un ordre, d'une recherche, d'une pensée qui se déploient au-delà de lui. Car cet homme qui révère Freud pour sa pénétration, son génie, ne peut pas au fil des jours ne pas en témoigner à son fils. Il ne craint pas de laisser voir qu'assez peu sûr de lui il se réfère au bout du compte au Professeur et suit ses avis. Comme tout enfant de quatre ans, Hans croyait son père investi d'un savoir absolu. Il lui découvre des limites. Il éprouve aussi comment cette finitude est vécue: simplement, sans drame, non sans plaisir puisqu'elle est une occasion à chaque fois d'apprendre un peu plus de Freud. Style d'éthique peu exaltant? Oui. Assez commun? C'est probable. Le père de Hans a plus d'amour pour Freud que d'amour-propre, dira-t-on. Sans doute, mais respec-tueux de la vérité qui se fait jour chez le petit Hans il aime aussi son enfant. Que celui-ci vienne à s'exprimer de plus en plus vigoureusement, qu'il ne soit pas d'accord sur les interprétations proposées, qu'il les refuse et affirme sans ambages son point de vue, cet homme l'accepte et semble assez bien supporter que sa statue soit déboulonnée. Il ne montre à ce sujet nul trouble ou agressivité. Attitude qui ne peut qu'aller droit au cœur de son enfant. «S'il me fait don de son amour-propre, s'il ne craint pas de laisser voir ses limites, c'est moins par faiblesse, je le sens (car alors il se mettrait en colère ou se refermerait sur lui) que par l'effet d'une force qui tout en étant sienne lui vient d'ailleurs. Mon père s'oublie, mon père donne. Il le peut. Et si lui il peut aujourd'hui, plus tard je le pourrai aussi.»

Voici donc le père bien-aimé ramené aux limites du père de tous les jours. Abdication? Générosité? J'opterai pour celle-ci. Il est des pères qui par faiblesse se laissent dépouiller de leurs désirs, de leurs idéaux, d'autres qui supportent d'être entamés dans leur moi, leurs défenses, leur prestige, qui laissent une faille s'ouvrir... Moins attentif à dissimuler ses défaillances qu'à poursuivre le jeu de la cure avec méthode, patience et ardeur, le père de Hans, à mon sens est de ceux-là. Il conviendrait de lui en avoir gré. Qu'on suive cette cure d'assez près, il est clair qu'entame paternelle et levée de la phobie vont de pair. Entame du père, découverte de la finitude au cours de l'entretien avec Freud. Est-ce un hasard si juste après cette rencontre, les notes prises pendant la cure, le rêve du plombier notamment, nous montrent Hans comme libéré du trop-de-corps, du trop-de-sexe où la masturbation, mais aussi le penchant érotique pour son père risquaient de le retenir prisonnier. A mesure que la toute-puissance attribuée à ses aînés cède le pas à la réalité plus modeste de leurs défauts et qualités, la contrainte que la phobie exerçait sur Hans dans sa vie quotidienne cède. On constate l'avènement de sa nouvelle liberté. Maintenant le petit Hans se meut dans un monde bien à lui, vaste et ouvert, où la mère vient prendre place en tant qu'objet de désir. Ainsi, là où le père se laisse entamer un espace se dessine, s'ouvre pour lui, un espace à lui rien qu'à lui. Autrement dit, là où le père se laisse entamer advient l'entame de la partie que l'enfant va se mettre à jouer pour son propre compte, doté d'un sexe masculin bien à lui.

Le mot d'entame possède trois sens principaux. Le plus ancien est celui d'une entaille ou d'une coupure pratiquée sur un objet dont on prélève une première partie, laquelle fait que cet objet n'existe plus dans sa totalité. Le second désigne cette première partie enlevée, c'est un morceau, un bout, par exemple l'entame d'un pain ou d'un jambon. Et ce n'est peut-être pas un hasard si les exemples qui me viennent ont trait à l'action de manger. Le troisième sens privilégie l'idée d'un commencement. A propos de la période qui nous arrête en ce moment, lorsque je dis que l'entame du père, son statut d'humain limité, écorné de son prestige et de son charme, décolle son fils de sa personne et de l'amour qu'elle lui inspirait; quand je dis que cette entame va permettre à l'enfant de jouer l'entame de la partie où son désir se risque en propre, je me sers de ces trois sens. Premièrement, l'entame du père consiste dans la révélation de ses limites, de sa finitude. Il n'a pas tout: quelque chose lui manque. Quoi? Évidemment, un morceau, un bout de jouissance qu'il a perdue, c'est-à-dire l'entame prise dans son deuxième sens. Enfin troisième sens de l'entame: l'entrée de Hans dans le désir.

Il me faudra évidemment revenir à la deuxième et troisième acception de ce mot. Mais auparavant permettez-moi de poser à nouveau la question. Le père de Hans est-il vraiment l'être si nul, si insignifiant sur lequel Lacan s'apitoie, celui à propos duquel il finit par lancer un jour «le petit Hans n'a pas eu de père»? Mais pourquoi me demanderez-vous, pourquoi revenez-vous encore là-dessus, pourquoi vous obstinez-vous à plaider en faveur de cette sorte de père-là? C'est que je n'oublie pas le thème de ce colloque: la contrainte. Selon Lacan, le père de Hans pèche par non-contrainte. Et je me demande quant à moi: à brandir la figure du père à poigne, ou celle du père qui fait peur, à stigmatiser celle d'un père humble, sincère et trop gentil, on peut prêter à malentendu, laisser se reposer ses élèves sur des idées que Lacan, bien entendu, n'a jamais eues, mais qui peuvent dans la pratique se répandre pour exercer des effets ravageurs. Le père (ou bien l'analyste en tant qu'il tient la place du père) n'obtiendra rien en étant trop gentil, il doit trancher, savoir faire peur, contraindre, jouer en direct de sa force pulsionnelle, etc. Or, qui ne sait que le père qui contraint en direct l'enfant qu'il veut tenir à sa merci, qui lui impose une loi qui ne l'est pas, d'ailleurs, pour autant qu'elle s'imprègne de son bon plaisir, ce père-là fait des ravages. Il ne laisse derrière lui que ruine, révolte, mensonge, dénégations, impuissance donc à faire alliance avec une loi qui repose et pacifie. Pour ma part, je remarque que la contrainte, le père de Hans ne l'ignore pas. Mais que oui, c'est vrai, simplement il ne l'impose pas, il la prend sur lui, elle fait partie de sa vie. C'est ainsi qu'il la transmet à son fils, inséparable du plaisir, d'une complicité d'homme à homme. Quel petit garçon peut-il se passer de cette complicité-là?

Cependant, dans cette période charnière celle-ci ne suffit pas. La question du devenir des émois homosexuels se pose plus que jamais. Car si ces émois bien que refoulés ne disparaissent bien entendu jamais; si, entrelacés à l'amour pour la mère, ils forment, comme je l'ai dit tout à l'heure, un tissu, une étoffe libidinale sur laquelle la loi peut venir s'inscrire, tenir; s'il est vrai que sans cette étoffe sur laquelle elle s'inscrit, la loi n'a aucune prise, restant alors abstraite, surmoïque: («On ne prend pas les mouches avec du vinaigre». Ce proverbe, je me le répète souvent. Les mouches, mais aussi bien toute forme d'éthique ou de loi, ça ne se prend pas, ça ne prend pas sans miel. Le miel de l'amour maternel, oui, oui, cela va de soi. Le miel aussi des temps de plaisir vécu sur un mode complice entre père et fils, et sur un mode plus séducteur entre père et fille également...); bref si la loi ne prend que sur fonds d'érotisme homosexuel, encore faut-il qu'à ce fonds le garçon ne se prenne pas comme à une glue, qu'il s'en décolle. Et c'est au père bien entendu d'opérer ce décollement. De quelle façon? En faisant peur si l'on en croit Lacan. Selon lui tout père digne de ce nom se doit de l'inspirer à son enfant. Alain-Didier Weill me le rappelait très justement lors d'une soirée de discussion au Coût Freudien. Je lui donne la parole:

«Ce que Lacan dit du père de Hans, c'est quelque chose de très fort: le père dit la vérité mais il ne lui fait pas peur, et là c'est très profond. Qu'est-ce que ça implique de faire peur? Lacan dit: un père réel, non pas un père imaginaire, un père qui en tant que père réel ne transmet pas la peur met le petit garçon en position de rencontrer l'angoisse, car la peur c'est ce qui permet de se passer de l'angoisse. Le cadeau que le père peut faire au fils c'est de ne pas tomber dans la complicité. La peur permet au fils de faire l'épargne de l'angoisse.»

Et Alain-Didier Weill de préciser un peu plus tard: «Ce qui introduit la castration ce n'est pas le père lui-même. Il transmet quelque chose de plus grand que lui, qui est le Symbolique, le Père Symbolique. C'est ce que Kierkegaard avec la tradition biblique a repéré comme Crainte et Tremblement. La peur humanise, tempère la crainte et le tremblement.»

Si je comprends bien: le père transmet, à travers lui, le Symbolique, c'est-à-dire la Crainte (de Dieu si l'on se tient à la Bible) et le Tremblement, lesquels touchent jusqu'à un certain point au registre de l'inhumain (je dirais du Réel). Proposition implicite, et contenue dans celle, explicite, selon laquelle la peur a pour fonction d'«humaniser», précisément, la Crainte et le Tremblement. Qu'est-ce que cette peur? La peur ce n'est pas l'effroi. Ce n'est pas l'horreur, ce n'est pas non plus l'angoisse, c'est au contraire, si donc l'on en croit Lacan, ce qui permet d'éviter l'angoisse. Peut-être, pour nous orienter, faut-il d'abord revenir d'un peu plus près à cette angoisse dont la peur du père permettrait de faire l'économie.

Si l'on se tient à la clinique, que dire de l'angoisse du petit Hans? Il y a plusieurs réponses. L'angoisse est celle du trou sans fond, l'angoisse ontologique ouverte sous les pieds au moment de la masturbation. L'angoisse est aussi celle que contient tant bien que mal et que rend trop présente, trop là, la mère mise en place de chose. L'angoisse est l'effet du désir d'inceste, lequel désir n'est pas celui de Hans, mais de la mère qui aimerait tant ne faire qu'une bouchée de son adorable fils. L'angoisse concerne le père de Hans, ses pulsions homosexuelles sado-masochistes auxquelles Hans répond en retour, tout ça formant un paquet trop pesant, trop charnel, trop lourd. La chute du malheureux cheval pourrait aussi avoir frappé Hans dans la mesure où elle renverrait aux érections, non pas les siennes assez triomphantes, mais celles peut-être plus ou moins réussies ou ratées de son propre père. Voilà qui fait beaucoup, mais c'est ainsi. L'objet phobique, signifiant à tout faire, disait Lacan.

Cependant, il existe un en-deçà encore beaucoup plus vertigineux que tous ces contenus angoissants. Mais le mot d'angoisse convient-il encore pour le désigner? Cet en-deçà est lié à l'existence d'un registre de l'inconscient dont nous avons tous l'expérience mais que nous théorisons peu. Appelons-le aujourd'hui, bien que je n'aime pas beaucoup ce mot, il est mis à toutes les sauces, «inconscient transgénérationnel». Ce à quoi le petit Hans a affaire, c'est à lui, en raison de ses expériences érotiques. Son sexe est un instrument qu'il aime beaucoup, cela va sans dire, qui l'embarrasse aussi, non seulement parce qu'il le sépare de sa maman, mais surtout parce que l'usage qu'il en fait — masculin et féminin à la fois — rendant un instant possible l'impossible du rapport sexuel le place comme de plain pied dans la suite des générations. Voici ce petit bonhomme planté là tout seul, point minuscule perdu dans un espace-temps vertigineux, un espace-temps qui n'a ni vrai présent, ni vrai passé, un espace et un temps hors-espace hors-temps. En un lieu qui est pourtant constitutif de l'espace du désir pour autant qu'un certain nombre d'informations communes justement à l'ensemble des générations ne cessent de s'y conserver.

On parle sans cesse de la question de la transmission. Mais en un sens, il faut bien voir — la psychose ne nous l'apprend que trop — que la transmission des données érotiques familiales va de soi, qu'elle est préalable. Nous saurons peut-être plus tard pourquoi. Le bébé naît immergé dans ces données, ces informations-là. La question n'est pas tant celle de la transmission que celle de ce que lui fait pièce, obstacle, de ce qui la refoule, et c'est ici que le père joue, par son amour, son entame, un rôle décisif.

Mais n'allons pas trop vite. Il vaut la peine de remarquer que Freud touche plusieurs fois dans *Au-delà du principe de plaisir* à la sorte de dimension phylogénétique, vertigineuse, sur laquelle j'essaye en ce moment de mettre l'accent. Notamment lorsqu'il propose sa théorie de la contrainte de répétition. Trente ans de pratique m'ont appris, nous dit-il, qu'une partie de l'inconscient demeure, quels que soient les efforts déployés par l'analyste et l'analysant, tout à fait ininterprétable. Un certain nombre de traces mnésiques programment directement nos pensées, nos paroles, notre comportement sans qu'elles puissent jamais se changer en représentations. Et comme ces traces aussi peu mémorisables qu'elles soient n'en sont pas moins très actives, comme elles induisent des conduites et des sentiments souvent absurdes et douloureux, comme pour cette raison il faut tenter, sinon de les supprimer, du moins d'en modifier les effets, la seule issue qui reste à l'analyste, le seul champ où soit possible de tenter une transformation, c'est celui du transfert. Et Freud de préciser: pour desserrer cette contrainte, cet étau, ce n'est pas seulement le transfert mais l'amour qui semble être la seule force sur laquelle nous puissions compter.

Je me dis souvent (ce n'est pas la première fois que vous m'entendez poser cette question): si Freud a raison (et il a raison, notre pratique le démontre assez), si chacun de nous transporte sa vie durant un stock d'informations impensables, irréductibles au sens, faut-il ne voir dans ce fait que l'expression d'une force mortifère, d'une tendance à l'inertie, comme le pense Freud, ou encore l'effet de l'ordre symbolique et de sa machinerie, telle que Lacan la démonte dans le Séminaire sur la «lettre volée», cette contrainte faut-il la penser dans ses aspects négatifs exclusivement ou bien le stock d'informations a-t-il à être pris aussi comme ce qui pourrait être une sorte de génome psychique? Nos gênes ne parlent pas. Ils sont faits de telle sorte qu'ils nous modèlent, nous développent, nous modifient comme ceci ou comme cela: qu'ils nous agissent ou nous programment si vous préférez. Relisez le passage de Freud. Vous verrez que ce dont il parle c'est de quelque chose comme cela. Il y a, dit-il, aussi étrange que cela soit, une mémoire inconsciente qui se conserve en acte exclusivement. Mémoire en acte, mémoire actuelle, c'est le nom dont personnellement je me sers pour désigner cette mémoire-là. Cette mémoire, elle est impensable, mais aussi immédiate, préalable au refoulement. C'est à sa dimension vertigineuse que le petit Hans a affaire, ce que Freud comprend d'instinct, notamment au moment de cet entretien admirable avec Hans qu'il porte dans un registre métaphysique comme vous le savez.

Considéré selon ce point de vue, je dirai que par rapport à cette dimension informative de l'inconscient le père joue un rôle de médiateur. A la fois il actualise ce que je viens d'appeler les données, le génome psychique: il le fait à travers sa parole, sa personne, sa sexualité, mais s'il ne faisait que cela justement il plongerait son enfant dans la terreur. Si cette terreur est évitée, si le père fait à l'enfant seulement ce que Lacan appelle «peur», c'est dans la mesure où loin d'être transparent à l'inconscient dont je viens de parler, à la fois il le manifeste, à la fois il le tempère, l'humanise, moins par contrainte pure et simple que par l'effet des limites dont il est affecté! Que le père possède un corps vivant, érotisé, certes mais aussi, par là-même imparfait, qu'il se découvre parfois ridicule, voire bête, bref entamé dans sa pensée, ses plaisirs et sa volonté, est de première importance pour relativiser, incarner, transmettre en toute humanité un certain nombre de données. Ceci dit, le père de Hans à ce niveau fait-il le poids? Il est entamé, il aime son enfant, mais a-t-il suffisamment de corps pour lui «faire peur» et le protéger?

Je ne sais pas si vous l'avez remarqué, il émane aussi (je dis bien aussi, pas seulement) il émane de l'objet phobique quelque chose de fou, comme une aura terrifique qui n'a plus forcément trait avec ce que nous appelons la sexualité. C'est quelque chose qui s'éprouve comme irruption d'un ailleurs glacial, mécanique, anonyme, un ailleurs qui est de l'ordre de l'inhumain. Comme si cet objet s'abattait sur nous, venu du plus lointain, de là où nos signifiants nous échappent, tournent tout seuls, pris dans une orbite, attirés par une force, soumis à une contrainte dont on peut augurer qu'elle est celle de la répétition.

La dimension que j'essaie là de vous suggérer n'est même plus celle de l'angoisse névrotique. Elle est celle de la psychose. Le Père Symbolique en est complètement absent.

L'objet phobique, le vrai, y compris le cheval de Hans, inclut toujours cette dimension-là. Il est donc en lui-même paquet d'informations, génome ou si vous préférez bout de folie, trop présent, trop là. Mais en même temps, c'est là quelque chose de mystérieux, il est appel au père, il est appel à son amour, et aussi appel à son corps. C'est pourquoi cet appel au Père Symbolique, à son Nom ne peut pas être dit délirant.

Appel à l'amour. Bien entendu cet amour n'est pas seulement un sentiment. Il n'est pas de l'ordre non plus de l'émoi sensuel inhérent à l'homosexualité père-fils. Il est acte, il met en jeu la dimension de ce que j'appelle l'agir-ensemble, il est travail qui s'effectuant d'une certaine façon en accord avec la contrainte de répétition crée, développe, ce que j'appelle un champ flottant. L'amour paternel se donne comme travail, comme action, comme action qui à certains moments doit aller, je le répète, dans le sens de la contrainte de répétition. C'est ce que nous, analystes, faisons pour peu que nous pensions qu'il faut être réalistes, que si une partie de l'inconscient se joue en acte, il n'y a pas d'autre solution que de lui emboîter le pas. La cure du petit Hans est un bon exemple de ce travail où fonction paternelle et travail psychanalytique se complètent ou s'interpénètrent parfois. Il s'agit de proposer, d'inventer des formes toujours nouvelles au cheval, lequel cheval se présente au plus fort de la phobie, tout au moins j'en fais l'hypothèse comme paquet d'informations ancestrales. L'important n'étant pas comme Freud le pense à l'époque de leur donner sens à ces informations (il y a justement dans le cheval comme un bout, un trognon, quelque chose qui demeurera quoi qu'on dise insignifiable et qui ne peut appeler que l'action), il ne s'agit pas de donner sens, mais sous le prétexte illusoire de trouver des significations, il s'agit d'inventer de nouvelles formes à l'énigme du cheval. Il s'agit donc de traiter la mémoire actuelle, autrement dit la contrainte de répétition en produisant une quantité supplémentaire d'énergie d'information. Ce travail ne se fait jamais seul, mais à deux ou à plusieurs, Hans, Freud, et son père y collaborent intensément. Vous voyez que cette collaboration entre père et fils, aussi tendre et ludique soit-elle, nous entraîne dans d'autres régions que celles fréquentées par le père-copain.

Cet agir-ensemble est, bien sûr, au fondement de la cure en tant qu'elle est travail de parole, travail d'articulation. Mais la théorie, remarquez-le, ne l'isole, ne le conceptualise pas comme tel, ce qui est à faire impérativement, surtout lorsqu'on tente de s'orienter dans ce territoire mal connu qu'est l'inconscient au masculin.

L'objet phobique, disais-je, en appelle à l'amour paternel. Il en appelle au faire dont je viens de parler, il appelle aussi le père à donner quelque chose de son corps. Il en appelle d'autant plus à ce corps paternel que déjà, de lui-même, il le présentifie, il donne le blason de ses pulsions. Et cependant, c'est un fait, le corps du père de Hans n'est pas assez corps. C'est semble-t-il un corps d'obsessionnel, refermé sur une construction de type anal où l'objet par trop logique, semble au départ inaccessible, inéchangeable. On pourrait dire en ce sens: bien que complice, le père de Hans ne peut pas, en raison de sa propre névrose, jouer comme il faudrait le jeu de l'éros qui seul rendrait efficace la contrainte et l'interdit. L'objet phobique du petit Hans, le cheval, est là pour, si je puis dire, rendre plus corporel, plus animal, plus échangeable un corps paternel qui ne l'est pas suffisamment.

Oui, l'appel de la phobie de Hans est l'appel de tout enfant, fille ou garçon, au père comme être-pour-la-mort, par conséquent comme vivant. Il nous rappelle qu'il faut que le père donne, ou plutôt laisse tomber de lui, des signifiants mais aussi des signes, des signes charnels (nous touchons ici au troisième sens de l'entame: le quignon de pain, l'entame du jambon), des signe qui se donnent à voir, à entendre, à incorporer comme autant de traits spécifiques de son désir. Signes qui donc caractérisent le père dans sa sexualité d'humain, mais aussi tout simplement de vivant, d'animal qui ne sait pas, ne parle pas, qui pourvu d'un corps est exposé dans une certaine dimension sacrificielle. Un corps aussi bien qui anime, dynamise, la rigidité de la mort. Il y aurait encore beaucoup à dire, je sens ces derniers propos trop flous, mais je vais m'arrêter, non sans vous proposer pour terminer une métaphore tant de l'entame que de l'amour paternels. Permettez-moi de vous convier quelques instants à Rome devant la statue de Moïse de Michel-Ange, à St-Pierre-aux-liens, et essayons, ensemble, de regarder.

Sentiment de présence formidable, de puissance, de souveraineté qu'inspire le colosse de marbre. Mais si vous faites, comme il se doit, le tour de la statue, le personnage se met à changer. Un pas vers la droite, alors insensiblement, le bel équilibre se défait. Le corps se déboîte, se tord sur lui-même, colonne douloureuse, tourmentée. Le visage, de profil qu'il était, apparaît maintenant de face, sur tout son long coupé en deux, composé de deux moitiés dramatiquement contrastées. D'un côté, il y a l'homme qui sait tout de l'homme qui a touché l'extrémité de la haine et de l'amour, de la colère et de la pitié, du fanatisme et de la lâcheté. Il les connaît, il les souffre, il les porte, mais sans gloire et comme blessé. L'autre connaît Dieu. Elle soutient l'insoutenable de sa parole et de sa clarté. C'est un fait: cette statue donne à voir ce qui, de l'homme Moïse, entend Yahvé. La révélation reste un mystère. Michel-Ange ne fait que montrer par quelle voie, par quel organe précis et charnel le message divin est capté: sur la tête du patriarche, voici deux cornes, courtes et arrondies (ce pourrait être celles d'un jeune bélier) en train de pointer en toute naïveté. La façon dont elles émergent de la chevelure bouclée vaut la peine d'être précisée. La corne droite se lève tout droit, celle de gauche est oblique, rabattue vers l'arrière d'où vient le bruit, frémissante, tendue, attentive, telle l'oreille d'un chien, d'un loup ou d'un chat.

Le Moïse de Michel-Ange possède donc non pas deux mais quatre oreilles. Deux sont humaines. Les deux autres sont animales. C'est l'une d'elles qui se tend vers Dieu, qui écoute, qui entend et fait signe vers lui. Comme s'il nous était dit: trop forte, trop éclatante est la parole de l'Éternel, irrecevable serait sa loi sans cette antenne charnelle, animale qui, surgie du plus profond du père, reçoit le message, le filtre, et paradoxalement l'humanise...

Il est curieux que le Freud du *Moïse et le Monothéisme* n'ait pas relevé ce détail qui l'aurait si fort frappé du temps de *Totem et Tabou*.

La double loi

Bernard Baas

L'expression de «double Loi» peut être entendue comme une simple variation de l'expression «double contrainte», au sens où René Girard, à la suite de Bateson, parlait de *double bind*. La notion de double contrainte implique, en effet, l'idée d'un piège, d'un resserrement entre deux injonctions contraires ou contradictoires. Et l'idée même de resserrement nous ferait alors retrouver quelque chose de l'étymologie de la «contrainte»: *constringere*, en latin, signifie justement «resserrer»; de sorte que la contrainte impliquerait toujours une double injonction, un double lien, ou une double loi. Et dès lors, il n'y a pas à s'étonner de ce que l'effet psychosomatique de la contrainte soit justement une constriction: c'est l'*angor* , le serrement de coeur, c'est-à-dire l'affect même de la culpabilité dont on connaît l'étrange et intime parenté avec l'affect d'angoisse. Mais s'il s'agit bien de penser ici la contrainte comme une double détermination, ce n'est pas pour évoquer tous les petits traquenards, les petites souricières que nous tend l'existence quotidienne et qui font le délice des psychologues, c'est-à-dire la fortune — à tous les sens du mot — de la psychologie de l'adaptation. Il s'agit au contraire de penser la structure essentiellement duelle de la contrainte comme structure constitutive de la subjectivité, ou — si vous me permettez ce terme de jargon philosophique — comme structure transcendantale.

Il est vrai que la philosophie a, d'une certaine manière, toujours pensé la structure de l'âme humaine sur un modèle duel déterminant une double contrainte. Il suffit ici de rappeler la psychologie de Platon, qui n'a cessé d'affirmer que le drame de l'existence tenait à l'opposition innée de la raison et de l'appétit; ou aussi bien la distinction propre à l'anthropologie kantienne entre la volonté raisonnable et le désir sensible. On pourrait d'ailleurs convoquer comme autant de modalités de la contrainte tout ce que la métaphysique a produit comme oppositions dialectiques. Pour autant, mon intention n'est pas ici d'amener une énième illustration du dilemme métaphysique de l'âme.

Mais, puisque je viens de parler de dilemme, on serait plus judicieusement fondé à penser que l'expression «double loi» fait ici écho au dilemme tragique, tel qu'en rend compte notamment l'interprétation hégélienne du drame d'Antigone comme conflit entre la loi de la famille et la loi de la cité. Ce n'est évidemment pas cela que je veux prendre comme objet de ma communication. Toutefois ce dont il sera ici question n'est pas totalement sans rapport avec la tragédie et même précisément avec la tragédie d'Antigone. Car le texte au nom duquel j'ai naguère introduit cette expression de «double Loi» — à savoir *Kant avec Sade* de Lacan — fait justement une place essentielle à la figure tragique d'Antigone.

En voilà assez pour les préliminaires. J'en viens tout de suite à ce qui, dans le discours de Lacan — ou plutôt dans ses *Ecrits* —, autorise à parler de «double Loi» comme structure constitutive ou transcendantale du désir, c'est-à-dire aussi bien comme structure constitutive du sujet. Si je dis: dans ses écrits plutôt que dans son discours, c'est parce que le texte de Lacan présente une variation proprement graphique: le terme de «loi» y apparaît tantôt avec une minuscule, tantôt avec une majuscule. Cela ne saurait être imputé ni au hasard, ni au caprice. Commençons donc par examiner cette différence.

*

Dans son *Kant avec Sade* (précisément à la page 782 des *Ecrits*), Lacan déclare ceci: «*La loi* (avec une minuscule) *et le désir refoulé sont une seule et même chose*, c'est même ce que Freud a découvert». La loi dont il est ici question est la loi oedipienne, c'est-à-dire l'impératif surmoïque. Elle tient, en effet, dans la logique du refoulement, en tant qu'elle constitue le désir en le canalisant, en lui assignant ses objets à travers tout le complexe symbolique inconscient ou — pour reprendre la conceptualité lacanienne — à travers la chaîne signifiante. De cette loi surmoïque procède la culpabilité oedipienne et tous ses avatars, ou plus exactement toutes ses répétitions plus ou moins déguisées dans le devenir du sujet désirant.

Or, à la même page des *Ecrits*, Lacan affirme également. «La Loi (cette fois avec une majuscule) est autre chose, comme on le sait depuis Antigone». Cette «autre chose» — disons-le sans détour —, c'est l'interdiction de la jouissance. Cela doit s'entendre doublement: la jouissance est inter-dite, en tant qu'elle est ce qui insiste dans tous les intervalles de la chaîne signifiante, donc ce qui se cache derrière la loi oedipienne; et elle est interdite, en tant qu'on ne saurait prétendre l'atteindre.

Précisons. Le désir en général procède de ce que Lacan appelle, à cette époque là, «*la Chose* » (= traduction de *das Ding*). Mais la Chose n'est pas quelque chose; elle n'est pas une réalité dont le sujet aurait fait primitivement l'expérience (comme on semble le croire dans une certaine version mythologique de la psychanalyse) et qu'il chercherait à retrouver, d'une manière en quelque sorte substitutive, dans son désir présent. La Chose n'est rien. Ou plutôt: elle est rien; elle est le rien, le pur manque dont procède le désir du fait de son aliénation dans le signifiant. En tant qu'elle est ce rien, la Chose n'est pas un objet que puisse viser le désir, elle ne compte pas au nombre des objets désirables, même si elle constitue l'horizon ultime du désir (ou plus exactement *parce qu*'elle en constitue l'horizon ultime). C'est pourquoi Lacan précise que la Chose est *articulée* dans le désir puisque le désir en procède, mais qu'elle n'est *pas articulable* par le désir, puisqu'elle ne peut être constituée en objet du désir. Il en résulte logiquement qu'on ne peut jouir de la Chose puisqu'elle ne saurait être un objet empirique du désir. En ce sens, la jouissance est donc interdite. Mais que serait cette jouissance qui constitue ainsi l'horizon ultime du désir? En toute rigueur logique, jouir de la Chose, ce serait jouir de rien. Plus précisément: jouir de la Chose serait se porter au-delà de l'expérience. La jouissance serait ainsi l'abolition de l'expérience, l'évanouissement de tout objet, donc aussi bien l'évanouissement du sujet. Autrement dit: la jouissance, comme horizon ultime du désir, ne serait rien d'autre que l'anéantissement.

On comprend donc comment s'articulent les deux lois. La loi oedipienne détermine la course interminable du désir dans les frayages de la chaîne signifiante, c'est-à-dire la course à la jouissance; mais la Loi de la Chose interdit précisément cette jouissance. Voilà donc la double Loi: elle pousse le sujet à se porter vers ce qu'elle lui interdit et qui serait l'accomplissement du désir dans l'anéantissement du sujet désirant. Telle est, selon Lacan, l'essence proprement tragique du désir, à jamais déchiré entre les deux injonctions contradictoires: «jouis»/«ne jouis pas».

Même s'il ne la nomme pas ainsi, c'est cette structure de la double Loi que Lacan repère tout à la fois chez Sade et chez Kant. Le sujet sadien a beau pousser son désir au-delà de toute norme afin de s'exposer à la jouissance dans le spectacle de l'horreur anéantissante infligée à l'autre, reste qu'au bout de compte il ne peut que s'assujettir à la Loi qui lui interdit l'accès à la Chose, ici figurée — comme elle l'est presque toujours — par la mère. Vous vous souvenez de ce jugement de Lacan: «V...ée et cousue, la mère reste interdite. Notre verdict est confirmé sur la soumission de Sade à la Loi». Et Lacan écrit bien ici «la Loi», avec une majuscule, c'est-à-dire la Loi qui interdit de faire de la Chose un objet du désir. Ce que révèle ainsi le fantasme sadien, c'est cette structure constitutive du désir: le désir procède de la volonté de jouissance — ce que Lacan appelle «le désir de l'Autre» —; mais il ne peut conduire à la jouissance, laquelle serait l'abolition du sujet, donc l'abolition du désir; bref: l'abolition de l'expérience humaine.

La même logique détermine la théorie kantienne de la moralité. L'impératif catégorique commande au sujet de se soumettre de manière apathique à la loi morale, c'est-à-dire à la loi rationnelle, la loi de la non-contradiction dont procède, par principe, toute relation entre les hommes en tant qu'êtres raisonnables. L'impératif exige cette soumission à la loi dans le plus complet désintéressement; il exige le sacrifice de tout élément «pathologique» — au sens kantien du terme —, c'est-à-dire de tout ce qu'il peut y avoir de sentimental dans les rapports humains. Pour autant, on ne saurait présenter dans l'expérience aucun exemple d'action proprement morale, aucun exemple d'un tel sacrifice de soi. Car rien ne peut nous assurer qu'un quelconque intérêt, inavoué ou inavouable, n'a pas été le mobile de l'action que nous jugeons exemplaire. Et même plus: nous ne pouvons jamais savoir si nos propres actions, en apparence les plus désintéressées, ne sont pas elles-mêmes portées par le souci d'un contentement moral, c'est-à-dire par ce que Kant appelle «une secrète impulsion de l'amour-propre», ce qui suffit à compromettre la moralité de notre action. Autrement dit: on ne saurait poursuivre le sacrifice de soi sans contredire déjà l'esprit de sacrifice; on ne peut poursuivre la sainteté morale sans tomber dans la singerie du bien. La sainteté est donc tout à la fois prescrite et interdite. Mais que serait cette sainteté, comme pur désintéressement, comme totale réjection du «pathologique»? Elle serait — comme l'a bien vu Lacan — l'abolition de toute tendresse et de toute sympathie; elle serait l'abolition de l'expérience humaine. Le sujet kantien — ni plus ni moins que le sujet sadien — vient ainsi se soumettre à la double Loi.

Ainsi, contrairement à ce que concevait Kant — mais aussi contrairement à tous ceux qui, depuis Platon, ont jugé suffisante la distinction normative entre la raison et l'appétit —, on ne peut opposer l'une à l'autre la logique de la volonté raisonnable et la logique du désir. Elles sont au contraire strictement homologues. Jouissance et sainteté sont à la fois prescrites et interdites; et leur impossible accomplissement serait, pour l'une comme pour l'autre, l'abolition de l'expérience humaine. La double Loi ne signifie donc rien d'autre que cette structure de la subjectivité, à savoir la nécessaire soumission du sujet à un devoir impossible qui constitue en même temps pour lui sa menace. En regard de cette double Loi, le sujet est essentiellement coupable: coupable de ne pas tendre avec assez de force vers ce qui lui est prescrit; coupable de prétendre accéder à ce qui lui est interdit. En ce sens là, on pourrait bien affirmer l'essence proprement tragique de la subjectivité.

Mais ce n'est pas ce motif tragique que je voudrais ici développer; d'autant que ses implications philosophiques et psychanalytiques ont été largement signifiées dans le travail de Patrick Guyomard sur *La jouissance du tragique*, titre dans lequel l'ambiguïté du génitif dit assez l'ambivalence de la contrainte à laquelle la jouissance soumet le désir. Je voudrais plutôt amener maintenant la réflexion sur le terrain juridico-politique.

*

Je partirai de la thèse freudienne sur la constitution sociale, telle qu'elle se laisse lire — malgré les hésitations et les incertitudes de la réflexion de Freud — dans deux textes contemporains l'un de l'autre: l'essai sur *Le moi et le ça* et la *Psychologie des foules* (*Massenpsychologie*). Résumons les choses au plus court: d'un côté Freud entend rendre compte de la socialité par la référence à la culpabilité surmoïque, dans laquelle il voit la vérité de l'impératif catégorique. En effet, les membres d'une communauté s'identifient les uns aux autres au nom d'un Moi idéal commun, de sorte que le sentiment social procède d'une culpabilité originaire: «La distance qui existe entre les exigences de la conscience morale et les manifestations du Moi fait naître le sentiment de culpabilité. Les sentiments sociaux reposent sur des identifications avec d'autres membres de la collectivité ayant le même Moi idéal». Mais d'un autre côté, Freud conçoit que cette identification de tous à l'idéal commun tend à la constitution d'une masse qui n'est rien d'autre que l'indifférenciation communielle. Je cite la *Massenpsychologie*, plus précisément le passage où Freud commente la thèse de Gustave Le Bon sur «l'âme collective»: «Dans une foule, les acquisitions individuelles s'effacent et la personnalité propre à chacun disparaît (...). L'hétérogène se fond dans l'homogène. Nous dirons que la superstructure psychique, qui s'est formée à la suite d'un développement variant d'un individu à l'autre, a été détruite et a mis à nu la base inconsciente, uniforme, commune à tous».

Ainsi, dans la masse, est anéanti tout ce qui caractérise la trame psychique propre à chaque individu, de sorte que la masse tend finalement à la fusion de tous dans la jouissance anéantissante; elle tend ainsi à l'abolition de l'expérience humaine. Autrement dit: la dynamique de la masse freudienne est ce mouvement qui tend à élever la communauté à hauteur de ce qui transgresse toute expérience, c'est-à-dire à hauteur de la Chose. Et c'est bien pourquoi j'ai proposé de parler de la *Res-publica* comme Chose publique, non pas au sens d'une affaire qui réunit des associés pour une oeuvre commune, mais au sens du Rien qui fait le fond et la destination de chacun et de tous. Et on ne s'étonnera pas qu'ici encore la Chose trouve dans l'image de la Mère sa figuration mythique: qu'on songe à la métaphore de la mère-patrie, métaphore récurrente dans l'imaginaire politique; qu'on songe à l'image fréquente — depuis Rome — de la République allaitant ses petits; qu'on songe encore à la fiction sadienne de la République comme communion jouissante de tous dans le sein maternel...; qu'on songe enfin à la Loi de la Mère, c'est-à-dire à la loi matriarcale dont Freud, inspiré par les thèses de Bachofen, a dit qu'elle était l'en-deçà de la loi sociale comme loi du père.

Or c'est précisément cette logique de l'identification de tous dans la communauté fusionnelle qui conduit — comme Lacan l'a bien vu — au sacrifice politique, tel que notre siècle l'a produit, notamment dans l'horreur qu'a été la «solution finale»

Nous pourrions alors penser — non sans raison — qu'à cette logique de la communauté il nous faudrait opposer, comme le plus sûr rempart contre la menace de l'anéantissement fusionnel, la logique des droits de l'homme. Or, de même que j'ai tout à l'heure indiqué l'impossibilité d'opposer strictement la logique du désir et celle de la volonté raisonnable, de même je voudrais maintenant vous montrer — même si cette démonstration sera, par nécessité, un peu rapide — que la conception moderne du juridico-politique (c'est-à-dire la conception qui fait du droit naturel la norme du droit positif) procède exactement de la logique de la double Loi. Et, afin d'éviter la dispersion, je prendrai là encore pour référence la théorie juridique de Kant, d'autant qu'elle est reconnue comme une des références exemplaires de la doctrine des droits de l'homme.

Il va de soi que, pour Kant, l'enjeu du politique, tout comme l'enjeu de l'éthique, n'est pas le bonheur mais le devoir.

Autrement dit, il ne s'agit pas de savoir quel serait le bonheur du peuple, mais quel est le devoir de la communauté. Ce devoir procède du même impératif que celui de la raison pratique: il s'agit pour l'humanité de parvenir à un État dont la constitution réponde aux principes rationnels du droit, en tant que la finalité du droit est de garantir à chacun l'exercice de la liberté. Cet État, dit Kant, doit donc réaliser «l'accord entre la constitution et les principes du droit», accord «auquel la raison par un *impératif catégorique* nous fait une obligation de tendre». On comprend donc que, si le politique procède de l'éthique, c'est parce que la communauté des hommes ne saurait être cherchée dans la diversité de leurs aspirations aux différentes formes du bien-être, mais seulement dans l'injonction de la raison, c'est-à-dire dans l'exigence d'universalité qu'impose l'impératif catégorique. Seule la raison fait l'identité de tous ceux qui sont appelés à former la communauté éthico-politique. Par conséquent, du point de vue «idéal» de la raison — du point de vue supra-sensible —, cet appel nous destine ultimement à réaliser notre identification commune dans la loi rationnelle. Autrement dit: la logique même de notre aspiration éthico-politique est telle que son horizon supra-sensible serait la communion des saints, comprise comme communauté indifférenciée de tous les êtres raisonnables, c'est-à-dire la fusion de tous dans la même soumission apathique à la Loi. Cet idéal éthico-politique a donc pour ultime horizon l'abolition de l'expérience proprement humaine de la communauté.

A cet idéal supra-sensible, dont on voit clairement qu'il est à situer au-delà de toute expérience, correspond l'idéal juridico-politique, c'est-à-dire l'idée d'une constitution civile parfaite. Mais cette idée elle-même, dit Kant, n'est qu'une «idée» qui peut et même qui doit servir de norme pour le droit positif, mais dont on ne saurait donner aucun exemple empirique. Cela ne signifie pas simplement qu'aucune constitution juridique empirique ne peut prétendre réaliser adéquatement cette idée d'une constitution civile parfaite; autrement dit: Kant ne veut pas simplement dire par là que le droit positif ne pourra jamais être totalement conforme au droit naturel. Il veut aussi signifier que l'on doit s'interdire toute prétention à réaliser empiriquement la constitution civile conforme à la prescription de la raison. En effet, prétendre renverser directement — c'est-à-dire, pour Kant, de manière révolutionnaire — la constitution civile existante pour lui substituer la constitution conforme à l'idéal de la raison aurait pour conséquence une double contradiction juridique, contradiction dans l'expérience du droit et contradiction dans le principe même du droit. Je m'explique: d'une part, empiriquement, le renversement de l'État juridique existant laisserait nécessairement place, avant toute nouvelle constitution, à une situation intermédiaire qui, si brève qu'on croit pouvoir l'imaginer, serait l'absence de tout droit, donc le règne de la force; de sorte que rien ne permet d'assurer que cette situation intermédiaire non-juridique ne se prolongerait pas bien au-delà de ce qu'on imaginait et qu'elle ne s'achèverait pas finalement par l'avènement du tyran, ce qui serait une issue exactement contraire à celle qu'on avait escomptée. Et d'autre part, il y a dans une telle prétention révolutionnaire une contradiction de principe: renverser un État juridiquement constitué, même si sa constitution peut être jugée injuste ou inique, serait ériger en principe qu'on peut renverser le droit au nom du droit. C'est là une contradiction manifeste qui porte en elle la ruine de tout concept du droit.

Tout cela nous permet de comprendre la logique de la position kantienne à l'endroit de l'idée d'une constitution juridique parfaite: «Métaphysiquement, dit Kant, qu'y a-t-il de plus sublime que cette idée même (...) qui seule, *si on ne la recherche pas* et si on ne l'introduit pas d'une manière révolutionnaire d'un seul coup, c'est-à-dire par le renversement violent d'une constitution défectueuse jusque là en vigueur (car il y aurait dans l'intervalle un moment où serait nié tout état juridique), mais par une réforme insensible suivant de fermes principes, peut, *par une approximation continuelle du souverain bien politique*, conduire à la paix perpétuelle». Autrement dit, le souverain bien politique — qui est l'expression kantienne pour dire ce que j'appelais ici la Chose publique — est ce qu'on doit s'efforcer d'approcher, tout en sachant qu'on ne peut que l'approcher. Ou plus exactement, si l'on suit avec précision la formulation kantienne: on ne peut approcher la Chose publique qu'à la condition de ne pas la rechercher. Autrement dit encore: la Chose publique est cela vers quoi on doit impérativement tendre, mais qu'on doit en même temps s'interdire d'atteindre. La logique de la double Loi est ici évidente.

*

Bien entendu, on peut faire de toute cette théorie kantienne du droit une lecture humaniste, c'est-à-dire aussi réformiste, et donc ne concevoir dans la condamnation de toute entreprise révolutionnaire qu'une mesure de prudence ou de réaction contre tout emportement fanatique. Cette lecture humaniste ne contredit sans doute pas l'esprit effectivement réformiste des thèses de Kant. Mais elle ne voit pas — pas plus que Kant lui-même ne semble véritablement l'apercevoir — que cette théorie a pour principe implicite l'affirmation d'un paradoxe essentiel et même constitutif du politique; elle ne voit pas que le mouvement, la motion qui pousse les hommes à s'identifier les uns aux autres pour tendre à la formation d'une communauté civile conforme à l'idéal de la raison est justement ce qui destine la communauté à s'abîmer dans la fusion communielle; autrement dit: elle ne voit pas que ce qui menace la communauté éthico-politique est précisément l'accomplissement de l'idéal éthico-politique.

Elle ne voit donc pas non plus — mais comment le pourrait-elle? — que la logique du politique procède secrètement de la volonté de jouissance. C'est en revanche ce que fait voir le fameux libelle de Sade, *Français, encore un effort si vous voulez être républicains!*: en exacerbant la passion républicaine, en poussant à l'extrême la logique de l'esprit «républicain», c'est-à-dire la logique de l'identification de tous les citoyens dans la même soumission à la Loi, Sade montre en effet à quelle fin devraient se destiner les révolutionnaires bourgeois s'ils avaient assez de courage pour se confronter à la vérité de leur désir. La fiction sadienne est ainsi la figuration de ce que serait la jouissance de la Chose publique, c'est-à-dire — littéralement — la jouissance «républicaine», si la motion qui porte la communauté à s'accomplir dans la fusion n'était pas en même temps arrêtée par l'interdit de la Loi dont elle procède. Mais il ne s'agit, justement, que d'une fiction. Car on ne transgresse pas l'interdit de la Loi; on ne franchit pas la limite au-delà de laquelle la communauté s'anéantirait dans la fusion communielle.

Toutefois, à méconnaître le sens de cette limite, on risque fort de s'en approcher jusqu'à s'abandonner à la contrainte sacrificielle. Car le sacrifice est l'issue inévitable à laquelle conduit la logique de l'identification communautaire. Il procède du fantasme par lequel on reporte sur l'autre l'effet de la volonté de jouissance. «Déjouer» la contrainte sacrificielle ne peut donc pas se concevoir si l'on se maintient dans la logique de l'identification communautaire. Or c'est de cette logique que procède la conception humaniste du droit naturel qui postule une essence de l'homme que le droit positif aurait pour devoir d'accomplir comme substance. Et, en tant que tel, ce procès de substantialisation ne saurait échapper à la logique de l'indifférenciation. C'est pourquoi il me semble nécessaire de penser le droit non plus à partir de l'affirmation d'une essence de l'homme; mais à partir de la finitude de l'homme, c'est-à-dire à partir de l'absence d'essence. Autrement dit: il ne s'agit pas de penser le droit à partir d'un fondement substantiel; mais à partir de ce rien, de ce pur manque qui fait le fond inappropriable de notre désir, donc de notre humanité. La double Loi n'est donc pas une valeur transcendante que nous aurions pour devoir de réaliser; mais elle est la structure même de notre finitude. C'est aussi bien dire que nous ne nous donnons pas cette Loi; mais que nous y sommes abandonnés. On peut certes l'ignorer; mais on ne peut pas s'y soustraire.

Méconnaître cette Loi n'est donc pas pour autant échapper à sa contrainte; mais c'est se condamner à l'illusion, ou à ce que Lacan a appelé «le mythe». Cela peut conduire un sujet à l'exaspération de sa névrose; cela peut aussi emporter une communauté jusqu'à l'horreur sacrificielle. Et le risque d'un tel emportement n'a certainement pas fini de nous menacer. C'est bien pourquoi nous n'avons pas fini de résister. Et résister, c'est assumer la finitude.

Lorsque l'apathie gagne les corps et les âmes

Marcianne Blévis

«Vous le voyez, ce n'est pas tellement en termes de sexualité que je vous explique la pédale, mais en termes de vie et de mort[1].» Dans une lettre magnifique et d'une rare lucidité, Jean Genet écrit à Sartre pour réfuter l'idée selon laquelle il aurait fait le choix de son homosexualité. «Mais dans l'enfance, un traumatisme bouleverse l'âme. Je pense qu'il se produit alors ceci: après un certain choc, je refuse de vivre, mais incapable de penser ma mort en termes clairs, rationnels, je la vis symboliquement en refusant de continuer le monde. L'instinct me porte alors vers mon propre sexe.» Pas plus que l'on ne choisit «le traumatisme qui bouleverse l'âme» l'on ne choisit, semble-t-il dire, la parade érotique qui tente de l'exorciser.

Tous les mots de cette lettre mériteraient que l'on s'y arrête tant il est rare de voir affleurer derrière un défi son lien avec la présence impensable de la mort. «Je refuse de continuer le monde» écrit-il, et en une phrase son refus hautain s'ancre dans le flux du monde arrêté à ses pieds. Quel est ce choc qui bouleverse l'âme? Nous n'en savons rien, tout au plus savons-nous qu'il interrompt le développement normal de ce que Genet décrivait en ces termes: «Le psychisme propose à l'homme des actes qu'il faut entreprendre, et... l'homme est actif.» Un choc interrompt le champ de l'activité, ce champ de puissance potentielle où se noue pour l'homme son destin sexué et vital sous le vocable de «virilité».

Le choix sexuel de Genet ne «contiendra pas le principe de continuité» et rencontre point par point celui de la mise à mort de son identité subjective. Genet fait, en effet, se correspondre mot à mot les phrases qui tentent de donner forme à l' incapacité

---

[1] White E J, *Genet — Biographies*, N.R.F. Gallimard, Paris, 1993, p. 384. Toutes les citations de Genet sont extraites de cette lettre.

de penser sa «mort en termes clairs, rationnels». Elles se juxtaposent, sans lien apparent, contiguës, construites à l'identique: «Peu à peu l'instinct me conduira vers les attributs virils. Mais peu à peu mon psychisme me proposera des thèmes funèbres.» Attributs virils et thèmes funèbres rassemblés, associés, renversés. Les couches de la temporalité s'entrechoquent comme dans un rêve, nous pouvons les entendre à rebours, et les replacer dans le cours du temps: «Peu à peu mon psychisme me proposera des thèmes funèbres. Peu à peu l'instinct me conduira vers les attributs virils.»

Les «gestes de morts» reconduisent dans l'érotique homosexuelle ce qui ne peut se penser en d'autres termes que de se savoir «capable de ne pas continuer le monde». Début de défi, début de renversement de la passivité (celle qui naît de la blessure faite au déploiement de l'activité de l'homme), mais vain défi qui ne parvient pas à réellement «activer» ces thèmes funèbres. Les gestes érotiques homosexuels ne font que déplacer, sans la résoudre, la pente dangereuse qui le conduirait vers sa «mort réelle» s'il s'abandonnait à la nécessité (sous peine d'«engorgement et folie») d'accomplir les «thèmes funèbres» qui l'habitent.

Seul le poème sera l'acte qui permettra à Genet de renouer avec la puissance active: «Il me reste donc à activer ces thèmes funèbres dans l'imaginaire en accomplissant un acte. Le poème.»

Etre actif, pouvoir «activer» les thèmes funèbres n'est-ce pas pour Genet secouer le joug de l'apathie? L'aimé doit être beau pour réparer la laideur dont l'amant s'affuble, mais aussi pour parer celui qui désire ce partenaire de l'apparence du vivant: «Il a les attributs visibles, quand moi je vis mort. Je le charge de vivre à ma place, apparent.» La réalité de la mort est pourtant toujours présente, projetée rageusement dans l'autre, partenaire d'un moment. «L'aimé ne fait pas que m'aimer, il me "reproduit", mais de cette façon je le stérilise, je le coupe de son destin.» Genet ne triche pas, il n'élude pas la haine de son propre sexe toujours plus ou moins déniée dans l'homosexualité, il ne nie pas la contrainte où est l'homosexuel «par ressentiment contre cette virilité inutilisable» de «tenter de l'irréaliser, de l'altérer». Il ne masque pas la violence de l'homosexualité, ni la rage de «stériliser» l'autre, ni la représentation douloureuse de son corps laid, mort, ou abîmé, ni le «souci amer de moquer la virilité». Peut-être aussi lutte-t-il par cette lettre contre celui qui, venant d'écrire la volumineuse et indigeste biographie que l'on connaît[2], a bâti, autour de sa propre envie destructrice déniée, cet imposant monument aux morts. Genet, après la biographie que Sartre lui avait consacrée, ne parvint plus à écrire pendant de longues années et s'il revint à la littérature par le théâtre, il n'écrivit plus de romans. Sans doute Genet savait-il déjà, mieux que personne, que l'enjeu pervers vise à interrompre la «continuité du monde», à stériliser l'autre...

«J'ai le droit de jouir de ton corps, peut me dire quiconque, et ce droit, je l'exercerai sans qu'aucune limite m'arrête dans le caprice des exactions que j'ai le goût d'y assouvir.» Vous avez reconnu la façon dont Lacan a rassemblé dans son article «Kant avec Sade» la soi-disant légitimité du discours sadien. «Telle est la règle, ajoute-t-il, où l'on prétend soumettre la volonté de tous pour peu qu'une société lui donne effet par la contrainte[3].»

Comment repérer les passages qui donnent à l'impératif pervers son apparente légitimité? L'enjeu est de taille et nous convoque au point de croisement où le sujet dans sa singularité se perd dans la «volonté de tous pour peu qu'une société lui donne effet par la contrainte». Je nommerai l'un de ces croisements du nom d'a-pathie, «a» privatif de «pathie», de pathos (affect). Dans cette acception, l'apathie devient une sorte de point géométrique, le lieu carrefour insu de l'enjeu pervers. Corps apathique commun au sujet sadien ou masochiste, expulsé chez l'un, exhibé chez l'autre. Apathie de celui qui, comme le sujet sadien, s'assujettit à la loi en «s'instituant (lui)-même législateur de cette loi[4]» et se fait ainsi l'exécuteur apathique de la dite loi, mais apathie aussi de celui qui subit l'impératif pervers au sein de sa psyché et qui est contraint à immobiliser dans son corps mortifié la propagation de l'idéal meurtrier.

Les fantasmes et les mises en actes que l'on dit perverses montrent, comme un film dont on aurait coupé le son, l'interprétation que s'est donnée un enfant de la violence muette dont il se sentit menacé. Mais ils sont également une tentative de lutter, par l'érotisation, contre la mortification de tout élan. Derrière toute problématique perverse se cache la menace d'un désastre qu'elle se doit de conjurer. Parfois la présence de la mort est explicite derrière le défi dont ces sujets se travestissent, mais le plus souvent elle est à son tour déniée magiquement par des mises en actes érotiques et ne forge son chemin dans la

---

2 Sartre J-P, «Saint Genet, comédien et martyr», in *Œuvres complètes*, I, Gallimard, Paris, 1952.

3 Lacan J, «Kant avec Sade» in *Ecrits*, Seuil, Paris 1967, pp. 768-769.

4 Baas B, *Le Désir pur*, Ed. Peeters, Louvain, 1992, p. 34.

psyché qu'allusivement. Elle se manifeste alors par des périodes de flou, de brouillard ou de mutisme.

Plusieurs auteurs ont déjà souligné le lien qui existe entre l'énoncé sadien et celui de Kant autour du terme d'apathie (comme le souligne par exemple B. Baas). Par «apathie» est désignée la façon dont le sujet sadien (et pour Kant tout sujet) doit s'affranchir de son intérêt propre pour s'identifier à la loi. La seule valeur morale, la seule action morale, étant celle qui, faite par devoir, a opéré la «rejection radicale» du pathologique, du pathos, de l'affect. Dolmancé, héros du roman sadien ne dit-il pas lui aussi, en écho à Kant: «Les plaisirs qui naissent de l'apathie valent bien ceux que la sensibilité vous donne[5]» où l'on peut entendre le souhait de refonder un autre ordre du plaisir. Nul pervers à proprement dit qui ne prétende détenir le secret du mystère de la sexualité et qui ne veuille s'en faire l'inventeur militant. Retenons cependant la leçon de Dolmancé, à propos de ces «plaisirs qui naissent de l'apathie», et, quitte à être infidèle à son propos, osons y lire la promotion d'un autre corps, l'idéalisation d'un corps apathique, non humain. L'impératif héroïque et grandiose du projet témoignerait-il de la haine de l'altérité qui l'anime à la mesure, peut-être, de ce dont il a été déchu?

L'on conçoit bien que le souci de Kant fut de trouver une valeur universelle de la Raison qui s'affranchisse des contingences singulières encombrées de pathologie et de déraison. Mais le sujet sadien, aussi, prétend s'affranchir de tout «pathos», sujet a-pathique il se défend d'être divisé, angoissé, souffrant et ne reconnaît nul semblable qui ne soit pareil à lui-même. Baas rappelle que Hannah Arendt a montré, dans son *Rapport sur la banalité du mal*, ce qui a rendu possible, sans qu'elle en soit responsable, la philosophie morale de Kant. Il a suffi aux idéologies nazies de remplacer la «raison ultime» de Kant par la «volonté du Führer» pour donner cette formulation de l'impératif catégorique dans le IIIe Reich: «Agis de telle sorte que le Führer, s'il avait connaissance de tes actes, les approuverait[6].»

De quoi est donc faite cette «apathie», si complexe que certains la veulent comme loi tandis que d'autres ne songent qu'à la secouer, parfois en de vains efforts? L'apathie serait-elle l'effet chez un sujet d'un impératif inscrit dans son histoire exigeant sa passivité et le contraignant, par la forclusion de toute haine comme de toute révolte, à consentir à sa propre disparition?

---

5 Sade, *La philosophie dans le boudoir*, Folio, Gallimard, Paris p. 257.

6 Baas B, *Le Désir pur*, op.cit., p. 34. H. Arendt, *Eichmann à Jérusalem* (Rapport sur la banalité du mal), chap. VIII , Gallimard, Paris, pp.152, 155.

L'inhibition des mouvements d'appropriation symbolique que tout sujet est en droit de mettre en œuvre pour exister est une «passivation», un empêchement mis à cette activité nécessaire du psychisme que Genet exprimait si simplement quand il écrivait: «Le psychisme propose à l'homme des actes qu'il faut entreprendre, et... l'homme est actif.» Il y a une horreur de toute passivité quand celle-ci ressemble à une «passivation», horreur qui révèle combien derrière toute menace contre l'identité sexuée se cache une menace contre l'identité subjective tout court, identité qui conforte le sentiment de se sentir vivant.

Avant de poursuivre, il convient de s'interroger sur cette menace. Est-elle imaginaire? Sans doute, comme est imaginaire toute interprétation que l'enfant va se donner pour faire face à ce qu'il entend des impasses inconscientes de ses parents quand elles portent sur les signifiants qui lui permettraient de penser la question «qu'est-ce qu'avoir un corps à soi?» Cette question peut à elle seule lui paraître dangereuse s'il pressent qu'il ne peut se risquer à être un sujet différent sans s'exposer à perdre tout repère identificatoire.

Un enfant peut penser que l'altérité qu'il représente pour ces «autres» premiers qui l'accueillent est criminelle, et préférer enclore dans un champ fantasmatique archaïque le renoncement qu'il a dû opérer. La volonté de l'Autre surgit alors comme représentant ce devant quoi le sujet a eu à plier. Érotiser ces moments par défi permet aussi d'insuffler un peu de vie «quand même» là où se profile dangereusement un corps a-pathique, indistinct, où le sujet peut perdre tout repère et où tout mouvement est empêché. S'entourer d'un corps a-pathique (et ce peut être une incapacité d'aimer ou d'éprouver le plaisir d'un lien) est la réponse du narcissisme et par là de ses pathologies, à l'inclusion d'une jouissance incestueuse ravageante.

Comment échapper à l'anéantissement dans un corps apathique? Telle est la question sans cesse déniée du pervers qui en refuse la souffrance et y répond par la construction régressive d'un monde où la Loi du père (impuissante à fournir un appui face à une jouissance incestueuse anéantissante) sera minée, ravagée par la promotion d'une autre Loi, qu'il voudra implacable et inaltérable: celle de la république sadienne. Or cette loi est une fausse loi, elle est celle d'une république impossible car elle est tout sauf une loi qui ouvre au partage, au lien social, à la mise en commun de quelqu'objet que ce soit entre des semblables, elle ne sait qu'enfermer dans un idéal étouffant le couple toujours duel de la victime (sacrifiée au triomphe apathique de l'Autre) et de son bourreau. Trompeuse est aussi cette loi implacable et inaltérable, caricature surmoïque d'un père qui n'a plus rien de symbolique.

La loi du pervers est une caricature de loi et son impératif vise, non pas la «petite» loi de la punition dont il se rie, mais ce que l'on appelle la Loi symbolique dont elle est la dérision en actes. C'est en quoi la loi du pervers «colle» si volontiers à la vraie Loi. Par exemple, la loi du pervers se veut loi de la vie et de la sexualité mais dans le déni de la mort qui en est l'autre pôle incontournable, ce qui donne à la sexualité perverse son aspect bien souvent insatiable et maniaque. En d'autres termes, le déni de la mort signifie que chez le pervers ses objets internes (les thèmes funèbres dont parlait Genet rassemblent et leur présence et leur fragilité) sont bien trop proches de la disparition pour qu'il puisse se risquer à autre chose qu'à en chercher, chez ses partenaires ou victimes, l'existence magique et insatisfaisante. Le semblant de loi du pervers exclut l'aporie ou le paradoxe que la Loi symbolique est supposée contenir, si tant est que la Loi symbolique crée un lien entre ce qui peut se signifier et ce qui échappe à toute signification pour chacun.

La jouissance que prescrit la fausse loi perverse se donne dans des énoncés volontiers anonymes et par là se pare d'une légitimité contraignante. «Tu dois rendre une femme heureuse» entendit en lui tel patient par ailleurs en proie à des fantasmes masochistes. Et c'est ainsi, en effet, qu'il vouera sa vie à «rendre une femme heureuse» jusqu'à lui fournir ses amants et à les tolérer, ce qu'il énonce sous la forme étonnée d'un «je ne suis pas jaloux» où il ne suffit pas d'entendre la seule dénégation. Plus que celle-ci, en effet, son absence de jalousie trahit la présence en lui d'un interdit massif: il ne peut être jaloux en un lieu où il est habité par l'anonyme, là où son identité est ruinée. Pour lui, il n'existe nul lieu d'où il pourrait se penser jaloux, pas plus qu'il ne peut se penser détenteur de quoique ce soit et feint de se dépouiller au profit de toutes les femmes. Grandeur d'âme? Peut-être. Pourquoi couper les cheveux en quatre? Il peut sembler naturel qu'un homme veuille rendre heureuse une femme, il peut sembler à chacun normal de s'y consacrer, il peut sembler à tous que c'est là une condition pour être un homme. Rien là qui puisse susciter la révolte ou l'indignation, et, pour une fois que nous n'avons pas à endiguer les flots furieux de la jalousie, de quoi se plaindrait-on? Peut être pourrions-nous cependant être sensible à la dimension contraignante de l'impératif qui l'habite — *tu dois* rendre heureuse une femme — et à son caractère impersonnel. Il ne s'agit pas d'une femme en particulier qu'il aimerait et qu'il voudrait rendre particulièrement heureuse; non, des femmes viennent habiter répétitivement la place anonyme qui leur est désignée dans l'énoncé de ce qu'il faut bien appeler une prescription masochiste. Freud décrivait sous le nom de masochisme «moral» cette même façon de s'abîmer devant une femme qu'avait Dostoïevski et il en a indiqué le ressort meurtrier derrière la feinte contrition masochiste. Notre patient, face à l'impératif qu'il porte en lui, ignore d'abord le lieu d'où il pulse, il en est l'agent a-pathique vis à vis de lui-même, il en exécutera le commandement sans s'interroger sur celui-ci, sinon pour s'amuser de l'absence d'affect qu'il constate en lui «tiens je ne suis pas jaloux». Nous sommes proches de ce qu'avance J.-T. Desanti lorsqu'il indique que le totalitarisme engendre «un faux enracinement, un enracinement dans le rien[7]»; la fausse loi ne s'enracine pas ailleurs que dans le rien.

L'exigence interne — rendre une femme heureuse — dont il me décrit, dès le premier entretien, la force irrésistible, l'asservissait au point d'en perdre toute autonomie. La situation avec ces femmes-partenaires semblait renversée: c'étaient elles, qui, apparemment perdaient toute autonomie et dépendaient de lui en tout et parfois cette dépendance s'étendait même jusqu'à l'attente par elles de la nourriture. N'était-il pas parvenu alors à se substituer à un véritable cordon ombilical? Sa toute-puissance pouvait être satisfaite. Les places, dans les différentes figures du fantasme, sont interchangeables, et le lien ombilical qu'il parvenait à reconduire, aliénait les deux protagonistes, lui et sa partenaire, si bien que l'on peut penser qu'une part de lui-même était perdue dans ces femmes qu'il se devait de rendre heureuses et dont il maîtrisait ainsi le destin.

Notre patient découvrit bientôt qu'une scène s'était offerte à lui pour donner consistance au déploiement des signifiants inconscients familiaux et assigner une répartition contraignante aux jouissances incestueuses. Face à une étrange crise d'hystérie de sa mère suscitée par la jeune sexualité de son fils, son père lui demandera de se soumettre en un banal «sois bon pour ta mère», «sois un bon garçon», énoncés saisis par notre patient et traduits dans l'écriture implacable de sa vie par un «tu dois rendre heureuse une femme». Ne se devait-il pas a-pathiquement de «rendre heureuse» sa mère au mépris de ce qui constituait son identité d'homme? Mais où constituer cette identité quand le père désigne au fils, l'objet face auquel il doit s'abîmer, ou quand il lui prescrit, croit-il, de plier devant le désir incestueux de sa mère?

---

[7] Desanti J-T, «L'avenir a-t-il une civilisation?» Entretien avec M. Fennetaux, in *Césure* n°4, mai 1993, pp. 61-92.

Scène tardive, bien sûr, mais il n'existe pas de scènes «inaugurales», et celle ci fut l'écran de toutes les autres. Disons tout de suite que fut offert à sa psyché un «faux enracinement» dont on a l'idée par l'usage de l'impératif «tu dois...» où l'on voit à l'œuvre une passivation des signifiants de son identité sexuée. Tandis que le terme de «passivité» peut sembler désigner une sorte d'état qui va de soi, celui de «passivation» a le mérite de montrer que le sujet qui la subit est exposé à une violence. Violence en creux, violence d'un appui paternel défaillant, violence d'être réduit à rien par le refus du père de voir la pathologie maternelle, violence d'être le lieu où se projette une représentation sexuelle masculine abîmée dont le père se débarrasse en lui. Le père est ici l'agent a-pathique de la loi, d'une fausse loi qui «s'enracine dans le rien», et le fils est voué à exhiber un corps a-pathique qui ne sent rien, n'éprouve rien, et surtout pas la jalousie. Aucun lieu pour délimiter le territoire subjectif, et donc pas de lieu où vivre la jalousie. Ces sujets sont désubjectivés par la transmission d'une jouissance incestueuse; elle se transmet en de véritables inclusions où se ruine toute identification possible avec un semblable (ne sont-il pas dépossédés de toute identification venue d'un autre?) de sorte que tout lien devient une abstraction, un pur effet de la volonté toute-puissante et indifférente de l'Autre.

Transmettre un corps a-pathique, transparent à la volonté de jouissance de l'Autre, telle semble être la filiation que privilégie l'enjeu pervers. Dans la fonction paternelle, quand on dit qu'un père «donne» quelque chose à un fils (mais ceci est valable aussi bien du côté d'une mère) on désigne le travail par lequel ce père transforme, allège le poids toujours présent au fond de chacun, de cette jouissance incestueuse. Il aime son fils puisqu'il lui donne ce «qu'il n'a pas». Reconnaître en son fils un semblable masculin suppose que le père, dans l'exemple que nous avons donné, se reconnaisse lui aussi menacé par l'homosexualité inconsciente de sa femme (par sa rage envieuse et destructrice pour l'autre sexe) et bien plus, qu'il reconnaisse en lui ce que sa femme, par lui choisie, met en acte pour lui. Nul n'est exempt de cette part d'homosexualité inconsciente qui veut rendre «inutilisable» (comme l'écrivait Genet) les attributs de la virilité «le souci amer de moquer la virilité», ou ceux de la féminité. Quand un père ne peut pas «donner» au sens de «perdre» pour un autre la part de jouissance incluse dans ces représentations sexuées abîmées, il est conduit à projeter, et par là «inclure», dans l'autre (l'enfant) cette part de jouissance et ainsi l'exposer à ce qui semble être la volonté toute-puissante de cet Autre. Les scénarios pervers élaborés par ces sujets témoignent de leur volonté de survivre et de réanimer des représentations paternelles ou maternelles passivantes pour leur identité sexuelle, en s'affirmant, de façon mégalomaniaque, maîtres de l'univers de la sexualité.

On ne peut donc qu'être attentif à l'enjeu de la perversion: à plusieurs étages de générations se transmet un corps apathique exposé sans limite à la volonté de jouissance d'un Autre. Ce corps ne circule pas, il doit s'incarner, pulsé d'un lieu qui est le véritable lieu pervers, celui où se met à mal l'expérience du semblable. L'impératif pervers a un effet à l'évidence psychotisant (que l'expression «corps apathique» laissait entendre dans son autisme) où se déploie l'emprise, l'asservissement sans limite, avec la complicité d'un père ou d'une mère destitués de leurs fonctions.

Tandis que le sujet sadien voudra, dans et par l'autre, expulser de lui tout souvenir de sa propre mutilation et transférer au corps de l'autre torturé l'a-pathie dont il refuse de voir qu'elle le disloque, le sujet masochiste voudra, lui, ranimer l'apathie qui le menace par l'érotique douloureuse de son propre corps. Le fantasme pervers d'un sujet est donc une réponse à la projection en lui d'une apathie qui menace de l'anéantir. Comme tout fantasme, il s'agit d'un montage où se déploie l'agencement d'un déni. Non, je ne souffre pas, semble-t-il dire. Non, je ne suis pas exclu, au contraire la souffrance n'est pas telle puisque j'en fait matière à plaisir, je ne risque pas de perdre une part de moi-même, c'est l'autre qui au contraire se perd et dont je contrôle l'excitation sexuelle, c'est moi qui lie les corps féminins et masculins à mon gré. L'enfant déplace sur la scène de l'excitation sexuelle le seul pouvoir qu'il croit identifier et dont il essaie de castrer celui qui se dérobe à l'aider face à la confusion incestueuse qui le dévaste. L'apathie qui saisit un sujet trahit l'interdit de penser et de localiser l'Autre, d'en cerner la jouissance.

Revenons à cette cure. L'apathie saisit cet homme, par ailleurs créatif, comme un mutisme, un silence où il fait taire tout émoi en une sorte d'asthme de la parole. Il se voit alors comme un crabe renversé sur le dos, agitant faiblement ses pattes. La représentation de son «autisme», de sa détresse (antérieure à son analyse), est sans doute ravivée par la position allongée sur le divan, couché sur le dos, mais au moins peut-il se risquer à traverser ces moments où il tente de reconnaître cette absence de représentation. Ces moments le laissaient il y a peu de temps en proie à une sexualité compulsive. Il essaie de disjoindre la souffrance interne qui l'envahit de la mortification de la représentation sexuée qui en est peut-être la conséquence.

Chez nombre de ces patients qui ont des fantasmes ou des pratiques perverses, l'expression qui rassemble pour eux la mortification de la représentation sexuée se traduit par une plainte ou la constatation navrée d'une sorte de «blanc», d'une «absence» d'image concernant le pénis comme on aurait effacé d'une photo la trace d'un homme politique tombé en disgrâce. Parfois il s'agit seulement d'un «blank» au sens anglais du terme: un vide, une absence d'image; parfois il s'agit d'une absence d'intérêt ou de plaisir, du refus d'être caressé par un autre ou encore d'une totale anesthésie. Ils sont dans un état intermédiaire encore en lien avec des périodes de flou, de brouillard, de mutisme, périodes que ces patients ne peuvent peut-être pas encore reconnaître comme des périodes dépressives de souffrance mais dont, au moins, ils ne dénient pas la présence par le biais d'un redoublement des mises en actes perverses. Ces patients nous amènent à chercher le lien entre ces symptômes qualifiés de pervers et des passivations répétées qui les conduisent au cœur de l'apathie où ils sont menacés de sombrer mais où ils conservent un lien, précaire certes, mais réel avec eux-mêmes.

A l'écoute de ce qu'un de ces patients nomme «un blanc», une sorte de «désert» de sa carte du tendre singulière, l'on ne peut que songer à la contrainte où il fut de mettre son sexe hors circuit, à l'abri dans l'absence, quand il s'éprouva abandonné sans réserve à la volonté de l'Autre. Le trait d'écart que le signifiant phallique pouvait inscrire par rapport à une jouissance anéantissante cessant d'être opérant, il ne sut en écrire le défaut que sur son propre corps en retirant tout investissement de son pénis.

Le silence, le mutisme, laissent quand même émerger le fantasme — avoir les seins labourés par des talons aiguilles. L'on reconnaîtra aisément la nature masochiste de ce fantasme. Point n'est besoin de limiter la nature de ces fantasmes aux verbes qui indexent tout fantasme masochiste de façon stéréotypée (battre, ligoter, humilier etc.). Le contenu de la scène peut singulièrement varier, sa structure reste la même: il est fait quelque chose à quelqu'un et ce «quelque chose» concerne le corps. La volonté de jouissance de l'Autre s'exerce sans conteste sur les seins «labourés», tandis que le sujet, de par la structure du fantasme, parvient à retourner la volonté de jouissance de cet Autre (ici les talons aiguilles) en volonté de plaisir puisqu'à cette occasion se déchaîne la jouissance sexuelle. Ici, la mise en scène apparaît minimale: les talons aiguilles sont sans visage et c'est le patient lui-même qui subit leurs attaques. Point n'est besoin de trouver à toutes forces l'identité de celui qui exerce les sévices et de les attribuer selon les théories que l'on en a, qui au père, qui à la mère. Nous verrons que le fantasme fait du corps du patient le lieu de leur rencontre.

Par les «blancs» dont il disait qu'ils parsemaient son image du corps et notamment la représentation sexuée qu'il avait de lui-même, notre patient témoignait aussi d'une zone où il était confondu avec un autre corps dont il ne se distinguait pas et d'où il ne pouvait donc pas se «voir». Il *est* «les seins labourés», il *a* en lui des «seins» torturés, il abrite en lui une représentation qu'il fait sienne d'une mère idéalisée et protégée par son père. Il torture en lui cette mère qu'il se devait de «rendre heureuse»... Le fantasme se veut donc une articulation et par là une séparation. D'un côté il dit la nostalgie d'être *un*, de l'autre il recueille les fragments d'un objet (le sein) qu'il essaie de constituer. On peut aussi penser que le fantasme enregistre l'impossibilité de se défaire violemment d'un «sein» insatisfaisant, désignant la place manquante d'un père à qui l'on adresse cette accusation: suis-je encore un homme lorsque ma jouissance sexuelle ne peut passer que par ces mises en actes de violences concernant des seins qui sont miens? Le père est certes présent, mais seulement comme témoin de l'échec de l'enfant qui ne parvient pas à se séparer de la jouissance anéantissante de la mère sans le payer du sacrifice de sa sexualité. Le fantasme «des seins meurtris par des talons aiguilles», souvent mis en acte avec un intense plaisir, est le creuset là encore d'un retournement: le pire devient le meilleur, le «mauvais» sein (qui image la déchirure de l'être) devient source de vie érotique. Grâce au fantasme, le corps cesse d'être perdu dans l'Autre. La volonté de jouissance que cet Autre semblait vouloir exercer sur le sujet en toute apathie (en dehors de toute sympathie ou empathie) se heurte à l'obstacle du fantasme où le sujet sort de l'apathie. Au prix fort. Au prix de nier la souffrance, d'en faire un jeu, de jouer avec la mort, et d'ainsi reprendre à son compte ce qui l'a contraint à cette négation de lui-même.

Les fantasmes pervers, fantasmes de fustigation par exemple, sont une tentative de secouer une apathie qui prend plusieurs visages. A-pathie d'un père qui se fait souvent l'agent par son absence ou sa complicité (mais tout cela est jouissance de sa part) de la jouissance de l'Autre. Apathie du sujet qui, s'offrant à la place de celui qui est battu, est l'emblème d'une accusation muette face à l'a-pathie que l'on veut lui faire aimer selon un ordre supposé naturel. Pas étonnant à ce compte que le sujet en proie à la perversion veuille à ce point revendiquer un autre ordre de la nature, encore plus naturel. Là encore le discours pervers colle point par point aux vessies qu'on lui a fait prendre pour des lanternes et il se voue, lui aussi, à en assurer la transmission.

D'un fantasme d'Anna à celui de Freud

Ce ne sont pas toujours les sempiternelles scènes de punitions, les fessées, qui révèlent la présence d'un fantasme de fustigation où un enfant est battu, fantasme dont la première analyse a été produite par Freud en 1919 sous le titre «Un enfant est battu — Contribution à la connaissance de la genèse des perversions sexuelles». L'énoncé même de ce fantasme mériterait d'être élargi et un pas en ce sens a déjà été fait puisque Freud le réécrit quelques années plus tard[8] sous un aspect beaucoup plus multiforme, le sujet du fantasme pouvant être bâillonné, attaché, ou bien encore maltraité et humilié de toutes sortes de façons; le fantasme se précisant à mesure que son interprétation varie elle aussi. Il n'y a plus dès lors univocité entre «être battu» et «être aimé», «battre» signifiant aussi bien «être castré, subir le coït, accoucher[9]». Sans nous arrêter sur l'étrangeté de ces équivalences il convient cependant de remarquer une sorte d'obstacle rencontré d'emblée lors de l'analyse de ce fantasme.

Dès le départ, Freud divise le fantasme «un enfant est battu» en trois phases: la première, consciente, est la description d'une scène violente qui concerne «un» enfant à qui il arrive d'être battu, puis une étape intermédiaire, assez facilement accessible, désigne le père en la personne de celui qui inflige le châtiment, tandis qu'une deuxième étape fondamentale restera à jamais inconsciente, étape où le sujet lui-même se dévoile dissimulé derrière celui qui reçoit les sévices du père. Cependant, il existe, dès sa première description, une phase, la troisième, qui d'emblée offre une certaine ressemblance avec le tout premier énoncé du fantasme, de sorte que l'on ne parvient pas à percevoir en quoi ils se distinguent et quels rapports chronologiques ou topologiques ils entretiennent entre eux: dans les deux cas la personne qui bat n'apparaît pas être la personne du père; l'enfant qui est battu n'est plus unique mais est remplacé par une série indistincte d'enfants; le caractère essentiel qui différencie ce qui semble être le premier énoncé accessible du fantasme et ce troisième état, est que ce dernier

[8] Freud S, «Le problème économique du masochisme» (1924), in *Névrose, Psychose, Perversions*, P.U.F. Paris, 1978, pp. 287-297.

[9] Freud S, «Le problème économique du masochisme», op.cit., p.290.

«est maintenant porteur d'une forte excitation qui, sans équivoque possible, est sexuelle, et en tant que tel il conduit à la satisfaction onanistique[10]». L'énigme revient sous la plume de Freud perplexe: «Mais c'est justement là qu'est l'énigme: par quelle voie le fantasme désormais sadique dans lequel des garçons étrangers et inconnus sont battus est-il devenu la possession désormais durable de l'aspiration libidinale de la petite fille[11]?» L'énigme se situait-elle là?

Nous savons maintenant, aussi bien par ses lettres que par une récente biographie[12], qu'Anna Freud (dont un des premiers articles psychanalytiques porte sur les fantasmes de fustigation, article en large part autobiographique) était alors analysée par son propre père. De nombreux indices patents laissent penser que Freud, en rédigeant son article «Un enfant est battu», songeait beaucoup au fantasme de sa propre fille dont la persistance résistait à toute interprétation... Nous en apprenons davantage sur ce sujet en lisant l'article qu'Anna leur consacre. Décrivant une patiente sans doute fictive, elle fait l'historique de ces fantasmes apparus vers 5-6 ans, à l'entrée à l'école de la fillette, disparaissant au bout de quelques années pour faire place à de *belles histoires* dont Freud dira dans son article que l'un des rêves diurnes des patients sur lesquels il se penchait «s'élevait presque au niveau d'une poésie[13]». Les fantasmes, plus tard recouverts par les *belles histoires* commençaient «toujours par une faute commise par un jeune homme faible, qui se retrouve alors à la merci d'un homme fort et plus âgé. Dans des scènes de plus en plus tendues, le jeune homme est menacé de châtiments, jusqu'à une scène finale de réconciliation et d'harmonie, dans laquelle il obtient son pardon[14]». Si énigme il y a, ne se situe-t-elle pas au lieu de ce père qui reçoit un récit chargé d'affects et d'excitations intenses, si difficiles à accueillir? Plus tard, Freud avouera que le masochisme lui est aussi une «énigme».

Pour Anna aussi, il y a énigme: d'où vient la nécessité quasi-compulsive où elle se trouve, de recourir à un scénario fantasmatique où un père est tout aussi maltraitant que maltraité, alors même que se dérobe à elle le véritable objet de l'angoisse qui, elle, se déchaîne. Elle ajoute: «Pendant les

---

10 Freud S, «Un enfant est battu», in *Nevrose, Psychose, Perversions*, P.U.F, Paris, 1978, pp. 219-243, p.226.

11 Freud S, «Un enfant est battu», op.cit., p.226.

12 Young-Bruehl E, *Anna Freud*, trad. J.P. Ricard , Biographies Payot , Paris, 1991.

13 Freud S, «Un enfant est battu», op.cit., p.231.

14 Young-Bruehl E, *Anna Freud*, op.cit., p.95.

périodes difficiles, c'est-à-dire lorsque les exigences du monde extérieur augmentaient ou que les ressources intérieures diminuaient, les *belles histoires* ne parvenaient plus à jouer leur rôle. Il était alors fréquent qu'à la fin du paroxysme d'une belle scène, la scène d'amour source de plaisir fût soudain remplacée par l'ancienne scène de fustigation, accompagnée de plaisir sexuel (onaniste), aboutissant à une décharge totale de l'excitation accumulée. Mais de tels incidents étaient vite oubliés, chassés de la mémoire, et donc traités comme s'ils n'avaient jamais eu lieu[15].» Anna ne cèle pas combien elle s'est sentie contrainte à en appeller à ce fantasme, à en subir l'irruption, ce qui peut nous laisser entrevoir qu' il a pour but de juguler une perte d'identité. Énigmatique encore est aussi pour ce père le renoncement de sa fille à ses choix d'objets féminins, mais c'est là une énigme que Freud ne voudra point lever tant, il avouera redouter de perdre celle qu' il nomme son «Antigone». Il n'est pas dans mon propos d'analyser les enjeux incestueux de Freud et d'Anna sur lesquels on ne peut émettre que des hypothèses très fragiles, mais il s'agira plutôt de mieux cerner ce qui, dans ces textes, considérés à juste titre comme essentiels, en rend l'usage et la compréhension si délicate.

Tant que l'on restera prisonnier d'une conception qui privilégie l'association du masochisme à la passivité et celle du sadisme à l'activité l'on manquera le travail mis en œuvre par le fantasme: lutte ou abnégation des plus soumises devant un monstre imaginaire et tentaculaire qui veut imposer l'ordre de sa jouissance. Anna désigne elle-même l'effet intrusif de ces fantasmes, transformés en rêveries héroïques comme pour en affaiblir la force excitante, rêveries qui la retiennent en une sorte d'autisme. Elle se décrit, dans son premier texte, à travers cette patiente fictive et confie son espoir qu'une activité de sublimation l'aidera à «transformer une activité autistique en activité sociale[16]». Anna décrit ainsi toute la force d'une compulsion perverse qui envahit le champ de ses pensées, déplaçant ses intérêts, l'asservissant comme toute activité compulsive asservit celui qu'elle soumet par une contrainte irrésistible.

Le travesti occasionnel qui, le matin, furtivement, se doit de s'habiller en femme, avant de se rendre à son travail, déployant une énergie peu commune à se glisser dans cette autre peau féminine sous peine d'en être lui aussi hanté tout le jour, ce travesti subit-il une contrainte si différente de celle d'Anna qui

---

[15] Freud A, *The Writings of Anna Freud, 1966-1980*, New York Universities Press, T 1, p. 140, cité par Youg-Bruehl , p. 95.

[16] Freud A, *The Writings of Anna Freud, 1966-1970*, op.cit., p. 96

doit faire face à l'irruption de son fantasme? «Mes *belles histoires* ont subitement refait surface et se sont déchaînées pendant des jours comme cela n'était pas arrivé depuis longtemps. Maintenant elles se sont rendormies, mais la permanence, la force et la séduction d'un tel rêve diurne m'ont ipressionnée, même s'il a été — comme le mien — disséqué, analysé, publié, et l'objet de toutes sortes de brutalités et de mauvais traitements[17]», écrit Anna à Lou Andreas-Salomé avant d'entreprendre une nouvelle période de son analyse avec son père.

Comment échapper au sentiment d'anéantissement lorsque son propre corps devient apathique semble dire Anna, séduite par ces fantasmes qui lui donnent «beaucoup de plaisir»? Les fantasmes de fustigation, formes paradigmatiques de tous les fantasmes masochistes, recueillent la lutte contre l'autisme menaçant (les fantasmes surgissant comme une nécessité pour faire face à l'abîme de l'apathie), mais la quête compulsive du plaisir masturbatoire apparaît au sujet comme un autre enfermement. Aussi, avec humour et lucidité, Anna dit-elle bien que ses fantasmes furent, à leur tour, meurtris d'être montrés, publiés, disséqués, et analysés... peut-être autant qu'elle le fut par les interprétations exclusivement œdipiennes dont Freud se fit l'agent («mon père me bat, mon père m'aime»), contribuant davantage encore à ligoter sa fille-patiente.

Qu'il y ait énigme, pour Freud lui-même, signifierait que sont mis en jeu, pour lui, des fantasmes qui désorganisent l'identification sexuée de sa fille en introduisant en elle une part de jouissance étrangère. Le fantasme d'Anna serait-il ainsi directement destiné à ce père, à sa propre jouissance, à ce qui la ligote dans un lien irrésistible où sans doute son fantasme la conduit malgré elle, mais qui vise à contenir et donner sens à une jouissance «étrangère»?

Un «enfant est battu»: quel enfant? Qui est l'enfant-Anna battu dans son être et qui se prend dans les rets de cette jouissance étrangère qui l'anéantit et l'asservit? Cet enfant est-il un garçon? «Mon père m'aime, mon père me bat» est la réponse que fit ce père pour dire son horreur de la passivité tant redoutée d'un fils qui voudrait seulement être aimé par ce père. Ce fils est dès lors assimilé à une femme qui veut «subir le coït», «être castré», «accoucher». Fantasme masculin, dira à juste titre Lacan, que ce masochisme qualifié par Freud de «féminin» pour l'attribuer aux seuls hommes. Fantasme masculin, fut-il celui de Freud, considérant que tout amour pour le père (du fils), toute proposition d'«être aimé» par lui, met en jeu la passivité

---

17 Young-Bruehl E, *Anna Freud*, op.cit., p.110.

insupportable du garçon et le fait devenir «fille»... Quant à sa fille, vouée à abandonner sa féminité (au grand étonnement de son père) son «complexe de masculinité» la destinera à être irréductiblement jalouse de toutes les femmes qui approcheront Freud, moins sans doute par jalousie œdipienne que par envie du féminin... mais nous entrons alors dans une autre histoire, kleinienne celle-là, et l'on sait la guerre que les deux femmes se livreront.

Ne serions-nous pas alors en présence d'une passivation, au sens où nous l'avons déjà évoqué[18], quand la jouissance incntamée du père (qui tient à ses fantasmes comme il tient à ses représentations sexuées blessées) interdit au garçon (ou à la fille) de poser une barre sur cette Jouissance de l'Autre, telle que Lacan la nomme, jouissance qui habite le langage et menace de brouiller l'accès de cet enfant à la représentation de son corps sexué? La représentation du corps sexué s'élabore de façon complexe à partir de lieux d'identifications qui rencontrent les représentations inconscientes des deux parents et leurs impasses narcissiques ou perverses. Parfois ces représentations sexuées sont de véritables réponses à l'idéalisation ou à la haine que l'un de ces deux parents voue à ce que représente une partie du corps propre de l'enfant ainsi fragmenté et devenu insensé, hors toute chaîne signifiante.

Le moment du fantasme «un enfant est battu», fantasme qui surgit tardivement (vers 5-6 ans), est un moment tournant dans l'évolution de tout garçon comme de toute fille, en ce sens qu'il questionne celui qui fait office de père sur la nature de son homosexualité et par là sur le rapport que cet homme entretient avec ses propres représentations sexuées masculines et féminines. «Dois-je être battu pour être aimé?» semble sous-tendre le fantasme «un enfant est battu», «qu'y a-t-il dans cet amour, de quelle nature est-il, ai-je le droit de l'interroger, puis-je réanimer un père qui disparaît derrière son absence, et derrière cette absence n'y a-t-il pas à travers moi, son enfant, la menace de m'abandonner comme une partie de lui détestée»? Quant à la question de «l'homosexualité» de ces pères que ce fantasme poserait à l'envers, comme un message inversé dont l'enfant se ferait l'enseigne, il conviendrait de préciser que l'enfant, garçon ou fille, interroge un père, à la fois sur son évanescence vis-à-vis de la fonction symbolique, mais aussi plus précisément sur le sort que ce père réserve à son propre sexe. Les fantasmes de fustigation, sont essentiels dans le

[18] Blévis M, «La douleur de l'anonyme », *Le Bloc-Note de Psychanalyse*, n° 12, in *Les traumatismes psychiques*, Georg ed., Genève, 1993, pp. 67-78.

développement de tout sujet parce qu'ils mettent en scène une question vitale et muette: comment construire les signifiants de son identification sexuée et en ce point, peut-être, rencontrons-nous toujours une part d'incertitude. «Etre battu» prend alors le sens de relier l'enfant à ce père, mais aussi de réanimer une représentation du père qui pourrait servir d'abri à une part de son identité menacée d'anéantissement: corps à corps qui vise à nouer par l'excitation sexuelle toutes les expérience passées du corps de l'enfant, ses anciennes rêveries, à un autre espace imaginaire et symbolique.

Anna Freud témoigne que son fantasme surgissait pour elle comme une exigence impérieuse, pour faire face à une menace insue d'elle, et qu'il avait pour effet de lui permettre de renouer avec le désir de vivre. «C'était de nouveau très beau et cela m'a donné beaucoup de plaisir» écrit-elle à Lou Andreas-Salomé, avec cette franchise caractéristique des premiers moments du mouvement analytique. Face à la menace de n'«être rien» qui s'exprime au plus fort dans l'extrême du fantasme de la dépression narcissique sous la forme d'un «je ne vaux rien, je ne suis rien, mieux vaut que je disparaisse», face à la chute dans le vide, le sujet se trouve relié à une série signifiante qui doit l'enchaîner puissamment au rythme des coups qu'il reçoit, coups hissés au rang de signifiants du désir du père pour la mère. Alors seulement la présence de l'Autre se trouve attestée corporellement, dans la scansion de ces coups reçus (coups signifiants) et où gît le ressort grandiose du fantasme: «je réinvente le lien d'un père à une mère, je suis le seul à pouvoir les animer, les aimer et en jouir à mon gré». Plutôt que de s'affronter à l'impossible, au risque de voir s'ouvrir dans l'Autre une bouche béante où l'appareil langagier et fantasmatique lui-même est susceptible de disparaître, la formulation du fantasme «un enfant est battu» remodèle la façon dont un sujet s'accommode au sein de sa psyché d'une zone meurtrie, insupportable. L'Autre, en tant qu'il désigne le lieu du trésor du langage, ne veut rien à personne et appartient à tous, mais il est aussi le lieu d'un trauma car l'infans est contraint d'en passer par le langage aux dépens de son désir fusionnel de communiquer sans mots; en ce sens, l'altérité affirme sa présence traumatique. Elle met une limite à tout désir de fusion avec un autre et c'est le fantasme qui recueille la nécessaire part d'unité fusionnelle dont il est le vestige nostalgique.

Ce moment fantasmatique laisse ouvert un espace entre père et fils, celui d'une homosexualité possible, nécessaire, où s'éprouve la reconnaissance du semblable. Toute autre est l'homosexualité passivée et passivante qui lie certains hommes entre eux dans la recherche fétichisée du pénis «batteur» du père, pénis à réanimer ou à faire disparaître de façon magique. Certains passages à l'acte homosexuels témoignent de l'échec du fantasme à porter l'identification sexuée à la hauteur d'une question accessible au sujet. Question difficile à penser et qui concerne la nature même de la virilité mise à l'œuvre par ces fantasmes. Question si difficile que son énoncé s'entend comme une «féminisation». Or perdre sa virilité n'est pas non plus un équivalent de féminisation. Nous sommes là encore au cœur de l'enjeu homosexuel (cette fois, masculin ou féminin) où l'autre sexe recueille, par projection, la haine et la destruction de l'identification sexuée au même sexe. Pour Freud, la féminisation que recèle tout amour pour le père est bien au coeur de l'énigme qu'il ressent en contemplant sa propre fille, énigme qui désigne la présence en lui d'une question impossible. Et si le fils aimait son père d'un amour qui lui était nécessaire à la construction de sa virilité et si cet amour imposait au père de se délester pour le fils de «son horreur du féminin»?

Filles et garçons s'adressent, par le fantasme «un enfant est battu», à un père pour en secouer le corps a-pathique en passe de céder la place à la toute puissance de la volonté de l'Autre auquel un père peut être identifié. Ce moment, sans doute nécessaire, n'a pas le même destin pour le garçon ou pour la fille car ils s'adressent à ce qui d'un père est porteur d'énigme quand à la nature de l'homosexualité masculine. Une fille ne s'engage pas sans conséquences à adhérer sans réserves à cet enjeu paternel. Anna Freud, avec honnêteté, n'esquivera pas les accusations d'homosexualité qui ne manquèrent de lui être adressées puisqu'elle choisira de vivre avec une femme*, mais elle dira surtout, au-delà de sa passion pour cette femme aimée et ses enfants, la nécessité vitale où elle est «d'avoir-quelque-chose» à elle, «non seulement de les guérir, mais en même temps de les avoir à moi, ou avoir quelque chose d'eux à moi[19]», nécessité qui se déplaça vers son activité analytique avec quelques conséquences...

* Il s'agit de Dorothy Burlingham qui arriva à Vienne en 1925 avec ses enfants et qui devint psychanalyste d'enfants avant de travailler à Londres avec Anna à la Hampstead War Nursery.

19 Young-Bruehl E, *Anna Freud*, op.cit., p. 121.

L'enchantement de la servitude

Patrick Hochart

Je voudrais en tout premier lieu remercier Chantal Maillet de m'avoir invité à vous parler, sous un titre qui a pu paraître quelque peu sibyllin, d'un ouvrage de La Boétie, l'ami légendaire de Montaigne et qui ne fut pas seulement l'ami de Montaigne — et quel ami! — mais qui fut aussi l'auteur du *Discours de la servitude* volontaire, œuvre singulière dont le titre à lui seul est assurément tout un programme. J'aimerais ensuite, avant de commencer, rendre hommage à Claude Lefort dont le travail rigoureux et inspiré sur cette œuvre[1] l'a véritablement, à mon sens, ouverte à la lecture, ne serait-ce qu'en y reconnaissant un texte à lire et à s'efforcer d'entendre à travers toute sa complexité, alors qu'il était plutôt tenu jusqu'alors pour un pamphlet vigoureux, à l'éloquence juvénile, à la fois saisissante et passablement creuse, dont on ne se faisait pas faute d'extraire et d'exploiter à l'occasion quelques formules percutantes ou quelques passages particulièrement entraînants, sans trop s'inquiéter du sens et de la portée que pouvaient prendre ces formules ou ces passages dans le fil sinueux du travail de l'œuvre et, à vrai dire, sans seulement soupçonner ce travail ni qu'il y eût là une œuvre de pensée.

«Avant de commencer», ai-je dit, mais il ne faut, me semble-t-il, qu'un peu d'attention, pour s'aviser qu'avec ce double geste de gratitude et d'hommage, j'ai déjà commencé et que la question de la «servitude volontaire», pour mon propre compte en l'espèce, se trouve déjà engagée. Ce n'est certes pas le lieu de la trancher sous cette forme ni d'élucider mes rapports avec Chantal Maillet ou Claude Lefort pour décider dans quelle mesure et jusqu'à quel point je fais ainsi preuve à leur endroit de «servitude volontaire» et vous me permettrez de laisser la question dans l'ombre; mais je voulais seulement, en en faisant

---

[1] Cf. Lefort C, *Le nom d'Un*, in La Boétie, *Discours de la servitude volontaire*, Payot, Paris, 1976. Nous citons le *Discours* dans cette édition en modernisant quelque peu l'orthographe.

état, suggérer qu'elle n'était pas étrangère à mon propos. Autrement dit, à supposer que ce scrupule ne soit pas une simple pirouette un peu balourde — ce qui d'ailleurs trancherait la question et pas précisément à mon avantage — je voulais surtout saisir d'emblée l'occasion de faire sentir que tel est justement le style ou l'allure de pensée de La Boétie qu'il n'avance rien sans s'inquiéter du sens de son propos au regard de la question qu'il s'efforce de poser sinon de dénouer et qu'ainsi ce dont il parle — «la servitude volontaire» — se trouve toujours aussi en deçà ou en avant de ce qu'il dit. En d'autres termes, avec La Boétie, on a affaire à une parole peut-être indéfiniment questionneuse de son propre statut à l'égard de ce qu'elle dit, indéfiniment questionneuse de ce qu'elle veut dire, de ce vouloir à l'œuvre dans ce qu'elle dit, et qui ne cesse de se surprendre, au cœur même de son entreprise d'élucidation et d'affranchissement, en train de vouloir servir, qui ne cesse d'éprouver que ce vouloir dire la servitude, que ce vouloir dire contre la servitude se découvre recéler encore un vouloir servir. Ce qui fait donc le prix du *Discours* de La Boétie, c'est qu'il passe sans cesse de la «servitude volontaire» comme le fait massif qui trahit la domination, le fait de millions d'hommes «qui endurent quelquefois[2] un tyran seul... qui n'a pouvoir de leur nuire sinon tant qu'ils ont vouloir de l'endurer» (p. 104), de ce phénomène massif, commun, énigmatique et qu'il faut voir pour le croire, à la même «servitude volontaire» qui s'insinue insidieusement, si l'on n'y prend garde, dans la parole même qui décrit ce fait avec éloquence et indignation, pour suggérer ainsi que personne n'en est quitte, pas même, au premier chef, son contempteur lui-même. Mais je ne fais peut-être qu'enfoncer une porte ouverte.

Ceci dit, je partirai tout de bon en rappelant que Freud commence son article sur *Le clivage du Moi dans le processus de défense* en se demandant justement s'il va enfoncer une porte ouverte ou s'il va avancer quelque chose de nouveau et de surprenant: «Je me trouve depuis un moment dans la situation intéressante de ne pas savoir si ce dont je vais faire part doit être apprécié comme quelque chose de bien connu depuis longtemps et qui va de soi ou comme quelque chose de tout à fait nouveau et de tout à fait déconcertant [estrangeant, befremdend][3]»; il est vrai qu'il ajoute, sans doute pour inciter à poursuivre: «Mais je crois que la dernière hypothèse est plutôt

---

2 «Quelquefois»: La Boétie précise, un peu plus loin (p. 110), «ce qui se fait en tous pays, par tous les hommes, tous les jours».

3 Freud S, *G.W.*, XVII, p. 59.

la bonne.» C'est, en un sens, de la même façon que La Boétie entame son propos en introduisant la question de la «servitude volontaire» par ces termes passablement obscurs: «Grand' chose certes et toutefois si commune... voir un million d'hommes servir misérablement, ayant le col sous le joug, non pas contraints par une plus grande force, mais aucunement [ce semble] enchantés et charmés par le nom seul d'un, duquel ils ne doivent ni craindre la puissance puisqu'il est seul, ni aimer les qualités puisqu'il est à leur endroit inhumain et sauvage» (p. 105); au reste, il n'est pas douteux que La Boétie procède aussi avec le sentiment de s'avancer dans l'étrange. Si, en effet, on s'arrête un instant sur le titre du *Discours*, il y a lieu d'en souligner l'insolite et, en quelque sorte l'inouï, pour s'aviser que sous cette forme quasi-inconcevable, quasi-oxymore, telle «l'obscure clarté qui tombe des étoiles» de ce texte, La Boétie entend bien se mettre littéralement sur les traces d'un innommable, entend bien débusquer ce qu'on ne peut guère désigner que comme une «chose» («Grand' chose certes...»), que comme un «cela» ou un «ceci» qui défie le sens et qui désarme toute expression: «Mais, ô bon dieu, que peut être cela? comment dirons-nous que cela s'appelle?» (p. 106)... «Donc quel monstre de vice est ceci, qui ne mérite pas encore le titre de couardise, qui ne trouve point de nom assez vilain, que la nature désavoue avoir fait, et la langue refuse de nommer?» (p. 108); innommable, au demeurant, dont nous sommes déjà avertis qu'il a précisément trait au charme ou à l'enchantement d'un nom, le «nom seul d'un».

Et pourtant la formule — «servitude volontaire» — semble ne pas être sans précédent, puisqu'après tout on trouve chez Platon, et spécialement dans le *Banquet*, le terme d'*ethelodouleia* dont *servitude volontaire* paraît être le décalque[4], si bien que le *Discours* de La Boétie est parfois cité sous le titre d'*ethelodouleia* par tel des rares humanistes de l'époque qui le mentionnent. Mais justement il ne s'agit pas du tout de la même perspective et il est clair que l'expression platonicienne, mise en particulier dans la bouche de Pausanias, l'avocat roué de la pédérastie, n'est jamais qu'un artifice d'avocat qui entend souligner la sublimité de l'amour et de son élan vers... le beau, en précisant qu'il engage dans des conduites qui ont l'apparence de la servitude, qui ressemblent à la servitude, mais qui n'en ont pas l'alcool ni la nocivité; conduites qui pour tout autre motif seraient méprisables, mais que le motif amoureux non seulement rachète, mais lave,

[4] Encore qu'il serait sans doute plus précisément rendu par *servitude consentie*.

exempte de toute acception servile et de toute tache. De même que les dieux acquittent d'avance les amoureux qui trahiraient leur serment et qui n'en seraient pas pour autant parjures, sur le motif qu'il n'y a pas de véritables serments là où Aphrodite est mêlée, de même la servitude qui semble avoir lieu dans le service amoureux n'est pas une véritable servitude; bref, dès lors qu'il y a un vrai vouloir, là où il y a véritablement élan, il ne saurait y avoir vraiment servitude. On pourrait d'ailleurs énoncer la réciproque et avancer que là où il y aurait vraiment servitude — s'il en était — il n'y aurait pas capacité de choix ni véritable vouloir; ainsi l'esclave, pour Aristote, serait celui qui sans avoir le logos, n'y aurait part que sous l'espèce de ouï-dire[5].

De la sorte, sous les auspices conjointes, et rien moins que négligeables, de Platon et d'Aristote, nous nous plaisons à croire qu'il n'y a de volontaire que libre et que la servitude, s'il en est, ne peut être que contrainte, imposée à notre corps défendant. A ce compte, c'est bien ouvrir une voie nouvelle et au plus haut point déconcertante, estrangeante, que prendre au sérieux, littéralement, comme le fait La Boétie la formule de la «servitude volontaire», pour s'enquérir du mouvement étrange selon lequel le peuple se trouve servir «si franchement et tant volontiers qu'on dirait à le voir qu'il a non pas perdu sa liberté, mais gagné sa servitude» (p. 125), ou selon lequel encore «c'est le peuple qui s'asservit, qui se coupe la gorge, qui ayant le choix ou d'être serf ou d'être libre, quitte la franchise et prend le joug, qui consent à son mal ou plutôt le pourchasse» (p. 111) pour être comme le dit La Boétie en interpellant les peuples, «recéleurs du larron qui vous pille, complices du meurtrier qui vous tue et traîtres à vous-mêmes» (p. 115).

Du même coup, prendre son titre au sérieux engage d'emblée La Boétie à procéder à une double rupture. Rupture d'abord avec la poésie ou du moins avec un usage de la parole poétique faisant résonner «le nom seul d'un»; le *Discours*, en effet, s'entame sur une citation d'Homère faisant dire à Ulysse, «parlant en public», précise La Boétie, «Qu'un sans plus soit le maître et qu'un seul soit le roy» (p. 103). Sans s'y arrêter davantage, il suffit de noter que cette entame de rupture n'est pas sans écho dans le reste du *Discours* et en particulier dans l'ironie assez féroce avec laquelle La Boétie traite Ronsard, attelé alors à son grand poème patriotique et monarchique, *La Franciade* (p. 148-150). C'est, pour le moins, signifier d'entrée de jeu, que le questionnement sur la «servitude volontaire» a

---

[5] *Politique*, A, 1254B20-23.

étroitement partie liée avec une interrogation vigilante sur le registre de discours dans lequel il s'énonce. Rupture ensuite avec les «disputes politiques» (p. 104), au tranchant de laquelle La Boétie a soin de démarquer son propos de la perspective usuelle de la pensée politique, qui procède à la détermination du meilleur régime afin d'apprécier, à l'aune de ce modèle, les mérites respectifs des divers régimes existants; La Boétie donne à penser que ces disputes, quelque peu oiseuses, ne sont indéfiniment agitées que pour étouffer, ou mieux, éluder l'énigme de la domination et de ses ressorts, énigme commune à tous les régimes.

Il entend donc procéder tout autrement: «Pour ce coup je ne voudrais sinon entendre comm'il se peut faire que tant d'hommes... endurent quelquefois un tyran seul» (p. 104). Qu'en est-il de ce «vouloir entendre»? «Vouloir entendre», c'est d'abord entendre combien sont impertinentes, artificieuses et leurrantes les explications usuelles qui se pressent à nos yeux et à nos oreilles pour dissiper l'énigme et pour nous en dédouaner, comme autant d'alibis lénifiants que La Boétie excelle à percer à jour et à éventer: ainsi de la prétendue force qui ne saurait nous contraindre qu'à obéir et non point à servir, ainsi de la prétendue reconnaissance qui nous enchaînerait à tel grand personnage en raison de ses mérites incontestables, ainsi de la prétendue lâcheté que nous sommes bien aises d'imputer au peuple, ainsi enfin du prétendu «mépris ou dédain» dont ferait preuve un peuple chrétien envers les menées diaboliques du tyran; mais ainsi encore des raisons que La Boétie semble lui-même autoriser, ainsi du prétendu pouvoir de la coutume pliant peu à peu en son contraire notre nature présumée franche, ainsi de la prétendue rencontre accidentelle et malencontreuse qui ferait d'un peuple la proie d'un tyran, ainsi «enfin» du prétendu attachement naturel et quasi-biologique à la liberté qui se trouverait illustré, entre autres exemples, par l'imagination utopique de «gens tout neufs» (p. 124) et que vient démentir avec éclat la seule référence biblique du texte au livre de Samuel. Autrement dit, l'expérience que fait faire le *Discours* c'est que de telles explications fallacieuses ne sont pas plutôt percées à jour et récusées qu'elles renaissent insidieusement de leurs cendres sous la plume même qui s'emploie à dissiper leurs prestiges. «Vouloir entendre» c'est donc d'abord désamorcer sans cesse les faux-fuyants qui se font voir et ouïr et qui prétendent donner à voir et à ouïr les raisons de la «servitude volontaire», en éludant régulièrement soit le volontaire, soit le servile; c'est donc entendre que le creuset de la servitude ne se laisse ni voir ni ouïr, mais aussi que la servitude ne va pas sans spectacle, ne va pas sans image, visuelle ou vocale, qui dérobe le charme qui la fait voir et ouïr, ne va pas, pour célébrer le mystère du «nom seul d'un», sans donner à voir et à ouïr, n'importe quoi, au demeurant, il suffit d'un rien qui nous chatouille (p. 141), voire même de l'invisible et de l'inaudible: «Les rois d'Assyrie et encore après eux ceux de Mède ne se présentaient en public que le plus tard qu'ils pouvaient, pour mettre en doute ce populas, s'ils étaient en quelque chose plus qu'hommes... Ainsi tant de nations... avec ce mystère s'accoutumaient à servir, et servaient plus volontiers pour ne savoir pas quel maître ils avaient ni à grand peine s'ils en avaient et craignaient tous à crédit un que personne jamais n'avait vu» (p. 145).

Du même coup, «vouloir entendre» c'est donc aiguiser l'énigme au lieu de la résoudre à bon marché et de manière fallacieuse, c'est donc souffrir de n'y rien entendre, jusqu'à dévider imperturbablement, sur le mode de l'interrogation saugrenue, où l'absurde paraît le disputer au cocasse, où l'indignation enflammée le dispute au ton pince-sans-rire, un ensemble de propositions à la première écoute stupéfiantes: «Quoi? si pour avoir liberté il ne faut que la désirer, s'il n'est besoin que d'un simple vouloir, se trouvera-t-il nation au monde qui l'estime encore trop chère la pouvant gagner d'un seul souhait...?» (p. 112)... «Une seule chose en est à dire en laquelle, je ne sais comment, nature défaut aux hommes pour la désirer, c'est la liberté... La seule liberté les hommes ne la désirent point, non pour autre raison, ce semble, sinon que s'ils la désiraient ils l'auraient, comme s'ils refusaient de faire ce bel acquêt seulement parce qu'il est trop aisé» (p. 113-114).

Moyennant quoi, au terme provisoire de ce parcours de déblayage et à l'instant même qu'il vient d'émettre cette supposition déroutante, La Boétie se lance tout à trac dans sa fameuse apostrophe: «Pauvres et misérables peuples insensés, nations opiniâtres en votre mal et aveugles en votre bien», pour appeler censément ses destinataires à s'affranchir par la seule résistance passive: «et de tant d'indignités que les bêtes mêmes ou ne les sentiraient point, ou ne les endureraient point, vous pouvez vous en délivrer si vous l'essayez, non pas de vous en délivrer, mais seulement de le vouloir faire. Soyez résolus de ne servir plus, et vous voilà libres» (p. 116); morceau de roi assurément et auquel les exploitations partisanes du *Discours* n'ont pas manqué de faire une place de choix.

Or, à peine a-t-il fulminé son exhortation, qu'il se reprend: «...et je ne fais pas sagement de vouloir prêcher en ceci le peuple» (p. 117). Pourquoi? sinon parce qu'il s'avise que cette apostrophe véhémente est un prêche et qu'elle l'a conduit, à son insu, à renouer, fût-ce à l'inverse du propos déclaré, avec la parole d'Ulysse, en faisant retentir, impérativement encore, le nom «peuple», fût-il au pluriel, comme une variante corrélative du «nom d'un», tout de même que peu après il fera monter «par manière de dire les bêtes brutes en chaire» pour qu'elles nous «crient, vive liberté» (p. 120), sur le même ton sans doute que le «noble peuple romain», une fois reçue de la main du prince son «esculée de soupe» se mettait à crier «Vive le roi» (p. 142-43). Ce qui ainsi est donné à entendre, c'est que la «servitude volontaire» se trame moins dans la teneur du propos que dans le registre de la parole et que La Boétie se surprend, sous le couvert de la bonne cause, à occuper subrepticement le lieu de la maîtrise et donc à consommer la servitude même qu'il prétend condamner et dont il appelle censément à s'affranchir. Ensuite de quoi, revenu de son emportement et de sa hâte à conclure, il n'est pas étonnant que le *Discours* ouvre un autre tour de l'interrogation, en cherchant «par conjecture... comment s'est si avant enracinée cette opiniâtre volonté de servir, qu'il semble maintenant que l'amour même de la liberté ne soit pas si naturelle» (p. 117).

Sacrifiant, pour mon compte, à ce que je n'ose appeler une hâte à conclure, je voudrais juste esquisser le canevas de son argument. En quoi donc la servitude est-elle «si avant enracinée»? En ceci qu'elle touche à la racine même du désir, qu'en elle le désir se comble de faire résonner «le nom seul d'un», attendu que, pas plus que la liberté, la servitude n'est un bien ni ne procède d'un objet de convoitise qui séduirait un désir présumé toujours franc et droit — aussi bien fait-elle aisément souffrir la ruine et rend elle comme insensible à la plus radicale dépossession de tous les biens jusqu'à ce «qu'on n'ait rien à soi» (p. 156) et que les hommes, «comme s'ils devaient en ouïr le nom, et non pas sentir les effets au contraire» (p. 145), «n'ayant ni biens, ni parents, femmes ni enfants ni leur vie même qui soit à eux» (p. 107) ne puissent «pas dire de soi qu'ils soient à eux-mêmes» (p. 156) —, attendu enfin que le désir de servir, indéracinable, témoigne justement de la division du désir qui est le partage de l'être parlant, voué qu'il est, par «ce grand présent de la voix et de la parole» (p. 119), à ne jamais s'engager dans un vouloir parler et s'«entreconnaître» sans se rendre, du même coup, sensible au charme et à l'enchantement du nom d'un qui impose silence et méconnaissance.

La psychanalyse, le symptôme et le rasoir d'Occam

François Baudry

Il y a, entre la question du symptôme et celle de la contrainte, un rapport essentiel: le symptôme peut être défini comme une contrainte discursive. Cet aspect de contrainte discursive peut apparaître selon des «formes» diverses — qui vont depuis «ça me prend la tête», jusqu'à ce que Lacan amène à considérer concernant la psychose: que «l'impossibilité éprouvée du discours pulvérulent est le cheval de Troie par où rentre dans la cité du discours le maître qu'y est le psychotique»[1].

L'argumentation et le trajet qui suivent exposent notamment les hypothèses qui font le fil de mon travail actuel concernant cette question du symptôme. Toutefois, cette question du symptôme implique ici avec elle celle de l'acte analytique — d'abord par ceci, justement, qu'on peut sans doute attendre de l'analyse que l'aspect de contrainte du symptôme se trouve allégé. Mais aussi, plus généralement, parce qu'on ne peut pas, me semble-t-il, prendre cette question du symptôme autrement que dans la perspective de l'acte, et donc déjà dans une certaine transformation. En effet, nous ne pouvons pas savoir, au fond, ce que c'est qu'un symptôme, si ce n'est dans la mesure où il vient se placer dans l'acte analytique.

C'est ce qui m'amène à évoquer aussi Occam. Sur Guillaume d'Occam (ou d'Ockham) lui-même, quelques mots en manière de résumé: une vie mouvementée (au XIVe siècle); des conflits, notamment avec la papauté et avec son ordre religieux; une réputation de (ré)initiateur du nominalisme; une théologie de l'absolue singularité des choses. Je ne l'évoque que brièvement — j'y reviendrai cependant plus loin — d'autant que ce qui me semble susceptible d'éclairer la question de l'acte (dans son rapport au symptôme), c'est d'abord le «rasoir» d'Occam: or, on évoque (ou invoque...) ce principe du «rasoir d'Occam» souvent

[1] Lacan J, Résumé du Séminaire sur l'Acte Psychanalytique pour l'EPESS.

assez librement, et sans toujours le référer à Occam lui-même, auquel il est (seulement) attribué. (Avec ce rasoir, il ne s'agit pas que d'une question de philosophie médiévale: Einstein, par exemple, s'y est référé, pour dire que sa théorie était préférable à celle de Lorentz, parce que plus simple dans ses fondements).

Le rasoir d'Occam, c'est, me semble-t-il, un principe de minimalisme. Il consonne, par exemple, avec: pourquoi faire compliqué, quand on peut faire simple? C'est un principe d'«économie», comme on a dit à l'époque leibnizienne. Il a plusieurs formulations, par exemple: *pluritas non est ponenda sine necessitate*; ou encore: *entia non sunt multiplicanda preater necessitatem*. C'est-à-dire: ce n'est pas la peine de recourir à une pluralité d'hypothèses — disons, pour ne pas aller trop vers un versant d'ontologie — il ne faut pas, donc, recourir à une multiplicité d'hypothèses sans nécessité, ou au-delà de ce qui est nécessaire.

J'aperçois — quoique reliables entre elles — différentes accentuations, susceptibles d'usages différents, de ce rasoir d'Occam et de son tranchant. Il y s'agit toujours d'un principe de réduction, de suppression (de quelque chose), en liaison avec la spécification de ce quelque chose comme du non-nécessaire. L'accentuation la plus «féroce»[2] serait sans doute: on va supprimer le non-nécessaire, n'accepter que le nécessaire. Une autre forme — communicant avec cette première — serait une accentuation leibnizienne de la question du nombre, de la pluralité dans les hypothèses: on ne va pas poser de multiplicité, là où il y a des choses non distinguables (en termes leibniziens: des indiscernables). On pourrait, me semble-t-il, considérer encore une version moins «féroce» [...], parce qu'il s'agit alors d'un principe non de suppression, mais d'explication de la suppression — on pourrait dire qu'il s'agit alors d'un usage indirect — qui serait que: si quelque chose peut être supprimé, c'est pour autant qu'on peut s'en passer, et que ce quelque chose est devenu du non-nécessaire.

Rapprocher ce principe, avec ses variations, de la question du symptôme en psychanalyse, pourrait paraître au départ assez banal, et déjà impliqué dans idée qu'on se fait généralement du

---

[2] Selon un terme de Lacan qualifiant ce rasoir d'Occam. Lacan évoque au moins deux fois — sans distinguer de diversité d'accentuation — le rasoir d'Occam (comme principe de régulation discursive): dans «La Méprise du Sujet-Supposé-Savoir» (in *Scilicet* I, Le Seuil, p. 33), et dans le Séminaire *L'Envers de la psychanalyse* (Le Seuil, p.69). L'allusion est plus développée — et plus complexe — dans «La Méprise du Sujet-Supposé-Savoir». On croisera plus loin ce qu'elle suggère: annexer le principe du rasoir à l'Inconscient lui-même.

symptôme. Il suffit de penser, par exemple, à l'idée qu'on se fait facilement du symptôme de l'autre: «il [ou elle] pourrait bien s'en passer, ça serait plus simple [...].» Mais ce rapprochement trouve une autre nécessité avec la conception, amenée par le nœud borroméen, du symptôme comme quatrième (consistance, ou dimension) du nœud. Distinguer le nœud à quatre du nœud à trois pose comme essentiel à la psychanalyse de se distinguer du symptôme et de se référer à du hors-symptôme (au nœud à trois). De plus, sauf à se borner à constater que le symptôme ainsi conçu est nécessaire (et alors il n'apparaît pas qu'on puisse s'en passer), il faut dégager comment, dans cette conception du symptôme, il est possible de le lever (ou d'en lever la contrainte); et le problème devient: comment ramener le nœud à quatre au nœud à trois? La question de savoir si c'est en rendant le nœud à quatre non-nécessaire, concerne alors un principe essentiel à l'acte analytique.

Or le tranchant du rasoir d'Occam semble effectivement évocable en ce qui concerne les «discours»: lorsqu'on dit, par exemple, que ce serait se manifester à partir du symptôme que de tenir, ou de se manifester, à partir de tel ou tel discours. Mais idée d'une application directe du rasoir[3] dans l'acte même mènerait à des difficultés.

Je n'en évoque ici qu'une[4], qui semblerait conduire à inverser la position de la question du symptôme. Définir le symptôme comme la quatrième consistance du nœud, conduit simultanément à élargir la question du symptôme elle-même: outre les structures des névroses, perversions et psychoses, elle concerne alors plus généralement l'écriture, la sublimation...; une femme, dit Lacan, pour un homme, c'est un symptôme; et, dit-il aussi, la psychanalyse elle-même est un symptôme. Peut-être, la combinatoire, esquissée ci-dessus, des accentuations du rasoir d'Occam, permettrait-elle d'éclairer la difficulté qui surgit alors? Appliquer, en effet, au symptôme (en tendant à le supprimer comme inutile) le rasoir d'Occam, peut impliquer en même temps la deuxième accentuation du principe du rasoir — à savoir que la psychanalyse et le symptôme en devienne en quel-

[3] On pourrait retrouver dans d'autres domaines un problème comparable. Cf. la lecture esquissée par Lacan de l'histoire du marxisme: la plus-value étant dégagée comme symptôme, Lénine est passé à l'acte (de la supprimer) et «en a obtenu une régression». Il s'agit là aussi, me semble-t-il, d'une application du principe du rasoir d'Occam, à savoir: on va pouvoir s'en passer.

[4] Je laisse ici, notamment, la question des divers types de limitations qui peuvent s'introduire dans l'application du rasoir d'Occam au symptôme.

que point indistinguables. De ce point de vue, la psychanalyse inscrirait alors elle-même l'horizon de sa propre suppressibilité. Le rasoir d'Occam se révèle pouvoir être une sorte de boomerang. Si la psychanalyse rend le symptôme inutile en s'y substituant elle-même comme symptôme, pourquoi alors préférer la psychanalyse au symptôme? Si la psychanalyse est un symptôme, pourquoi serait-il meilleur qu'un autre?

Pour ne pas perdre de vue la nécessité que l'acte analytique comporte de se référer à du hors-symptôme et de se distinguer du symptôme, il faut, me semble-t-il, reprendre les questions plus en amont, en réinterrogeant notamment la manière dont est constitué l'en plus apparent du symptôme, ainsi que la manière dont l'acte analytique peut y passer.

Je reprends à partir d'ici le fil des hypothèses de mon travail, et notamment de l'hypothèse que le nœud borroméen est constitué par la conjonction de deux niveaux distincts — l'un étant RSI (selon les termes donnés par Lacan), et l'autre niveau, plus basal pouvant être déterminé comme le nœud du savoir, de l'à savoir et de l'impossible à savoir, et étant pour la psychanalyse spécialement impliqué avec l'Inconscient[5]. Je me place donc dans la perspective d'un essentiel «en même temps», qui, avec la question du symptôme, souligne et problématise le «en même temps» de la conjonction entre la réalité sexuelle et le langage.

Partons, concernant le niveau dit RSI, de ce qu'a posé Lacan comme central: de ce qu'il n'y a pas de rapport sexuel. Il me semble qu'il s'agit là de Réel: de défaut — de trou — dans la jouissance. On l'éprouve traumatiquement. Mais si on y substitue la négation (le «il n'y a pas» de rapport sexuel), et si on pose cette négation radicalement (ou de manière, si l'on veut, «absolue», ou «infinie»), il s'ensuit ce que j'ai cherché à dégager comme «l'enveloppe de l'objet»[6]. Un espace — ou plutôt un effet de lieu — est produit par cette négation comme un effet latéral. Il n'y a pas de rapport sexuel, mais le poser définit un lieu, dans lequel notamment les difficultés du rapport à la jouissance sexuelle peuvent se jouer — ce qui fait, par exemple, la possibilité du fantasme.

Concernant l'autre niveau, il me semble que repenser l'Inconscient comme nœud, amène à dégager que le phallus (précisons: le phallus symbolique) y joue comme un point — un

---

[5] Baudry F, «Le Nœud borroméen et l'objet *a*», in *Lacan avec les Philosophes*, Albin Michel, Paris, 1991; «Le Nœud borroméen, la question des fondements et le vide comme objet», in *Césure* n°2, 1992.

[6] Baudry F, «L'Enveloppe de l'objet (et la compacité du vide)», in *Césure* n° 5, 1993.

point d'impossible, qui ne peut en même temps être situé que dans le Réel — dont l'adjonction fait compacité. C'est-à-dire que le phallus, comme faisant et ne faisant pas partie de l'Inconscient, est strictement corrélatif de la possibilité de poser l'Inconscient comme un champ. Le nœud de l'Inconscient apparaît alors comme un enveloppement, ce qui n'est pas la même chose qu'un enchaînement, mais cet enveloppement produit un enchaînement qui sous-tend le champ de l'Inconscient — pour autant qu'à l'Inconscient devient immanente la fonction phallique. (Ou encore: le phallus ne fait pas chaîne, mais enveloppement, ce qui rend possible un certain type d'enchaînement dans l'Inconscient).

Si l'on revient maintenant aux deux niveaux, il n'apparaît donc plus tout à fait suffisant de dire que «rien n'a jamais eu lieu que le lieu», puisque le lieu y est en même temps conjoint à un champ (celui de l'Inconscient). Or, me semble-t-il, dans le symptôme, cette conjonction des deux niveaux commence (un peu) à imploser: je vais décrire maintenant de quelle manière.

Au premier niveau évoqué ci-dessus, la négation du «il n'y a pas de rapport sexuel» n'est pas posée radicalement, mais laissée en suspens. Il en résulte que l'effet de lieu et d'enveloppe de l'objet ne se produit pas, ou est en suspens. Le «il n'y a pas de rapport sexuel», au lieu d'avoir un effet latéral de lieu, vire à n'être que constat d'échec. «Il n'y a pas de rapport sexuel» se réduit à «ça ne marche pas». Avec ce «ça ne marche jamais avec l'Autre» se profile un «pas de rapport à l'Autre» (qui peut comporter un pas fantasmatique de plus: «il n'y a pas d'Autre»).

D'autre part, à l'autre niveau, celui de l'Inconscient, on a dit que le phallus ne faisait pas chaîne, mais enveloppement. Ce qui se passe, me semble-t-il, avec le symptôme, est que le «hors chaîne» de cet enveloppement vire à de la discontinuité — discontinuité dans le rapport de la chaîne avec le phallus. Là aussi se profile un «pas de rapport» (cette fois au phallus).

D'où l'hypothèse que je propose: dans le symptôme, les deux niveaux du nœud deviennent indistinguables — les deux «pas de rapport» qui se profilent dans chacun des niveaux tendant à se confondre. «Pas de rapport» devient une sorte de pivot entre les deux niveaux, qui aboutit à ce que la distinction des niveaux elle-même s'élide. Ce qu'on pourrait énoncer comme: «il n'y a pas plus de rapport à l'Autre que de rapport au phallus» tend à se ramener à un même «pas de rapport». Il me semble qu'il y a là une espèce de court-circuit, restituable par l'analyse à la base du symptôme. C'est quand on ne peut plus distinguer la mise en échec du rapport à l'Autre de la discontinuité du rapport au phallus, que se produit cette espèce d'implosion du nœud qui est à l'origine du symptôme.

On voit que la difficulté d'appliquer au symptôme le rasoir d'Occam vient aussi de ce que le symptôme recèle déjà comme une application de son principe (dans différentes accentuations). Il y a dans le symptôme une sorte de «simplification» (fallacieuse) dont on n'a pas la clé, sauf à rendre cette simplification restituable, si le symptôme est repris dans la perspective de l'acte analytique.

Mais, d'autre part, dans le symptôme, l'implosion du nœud est, me semble-t-il, arrêtée en chemin. Elle ne va pas jusqu'à ce qui serait le traumatique comme tel. Le symptôme est, de ce point de vue, une formation intermédiaire, dont il faut considérer aussi la positivité. (On peut alors retrouver que la «simplification» du nœud — à six, si l'on tient compte de la distinction des deux niveaux du nœud — aboutit bien à un nœud à quatre). Dans cet aspect positif du symptôme, le «ça ne marche pas» qui fait pivot, «marche». («Jusqu'où ça marche?» est une interrogation inhérente au symptôme). On peut donc distinguer: un «ça marche à ne pas marcher» (qui provient de ce que le «pas de rapport sexuel» soit posé, faisant l'effet de lieu latéral que je l'évoquais d'abord), et un «ça ne marche pas, et ce ça ne marche pas, ça marche» (qui correspond au symptôme).

De la discontinuité qui se profile par rapport au phallus, résulte, qu'au phallus (et au nom-du-père) se trouve substitué un autre signifiant, que, dans la perspective présente, on dira signifiant-maître dérivé, pour le distinguer du phallus (et du nom-du-père). Le terme de «signifiant-maître» est ambigu dans Lacan — selon d'ailleurs une ambiguïté plus générale, qui permet aux termes de valoir aussi pour le symptôme. Distinguer un signifiant-maître dérivé (ou une acception dérivée du signifiant-maître), fait apparaître qu'il s'agit alors du signifiant de la «maîtrise» — du signifiant par lequel il y a (ou il semble y avoir) du maître. Le signifiant-maître en ce sens renvoie au fantasme de toute puissance des mots lié à l'acquisition du langage. Le phallus ne se commande pas, mais le signifiant-maître devient dérivé à partir du moment où il n'est plus dans la position du point dont l'adjonction fait compacité, et qui, ainsi, assure l'Inconscient comme champ, mais dans la position, me semble-t-il, d'une partie séparée — si l'on veut: d'une partie topologiquement libre. La discontinuité prend alors l'accentuation de: un-seul par rapport à la chaîne[7]. Le signifiant-maître n'est plus

[7] Ce qui rejoint le travail de Patrick Hochart sur La Boétie.

alors seulement l'implication de l'enveloppement: il tend à jouer tout seul.

Le symptôme considéré dans sa positivité n'est pas constitué que de ce signifiant-maître (dérivé): on va y revenir un peu plus loin. Mais on retrouve ici le motif autour duquel s'enroule l'aspect de contrainte discursive dont on est parti concernant le symptôme. Cet aspect peut passer par poser qu'il y ait du maître diversement placé dans l'Autre. Le signifiant-maître peut aussi devenir un enjeu essentiel qu'il s'agit de récupérer: il est alors comme soustrait à l'acte, toujours au-delà de son implication, au point qu'il ne semblerait plus avoir de rapport avec le reste de la chaîne, et qu'il semblerait exister indépendamment. C'est, pourrait-on dire, le phallus compris comme signifiant-maître (et non l'inverse), qui est substitué au signifiant-maître en tant qu'il se réduit au phallus.

Revenons à la perspective de l'acte. Si l'analyse trouve à «redire» au symptôme, c'est d'abord par un contredire le «pas de rapport» que j'ai évoqué ci-dessus comme le pivot. Ce contredire rend possible de restituer les bifurcations sous-jacentes au symptôme et de rétablir la distinction des niveaux du nœud.

En ce qui concerne le rasoir d'Occam, du fait que son principe apparaît déjà jouer dans ce qui est à la base du symptôme — dans le court-circuit des deux «pas-de-rapport» — le problème devient de le réannexer du côté de l'analyse. Ce qui implique, alors, de le faire fonctionner de manière indirecte. Il s'agit de raccrocher le signifiant-maître qui joue dans le symptôme à la discontinuité par rapport au phallus, et de restituer par là le chemin du rapport à l'enveloppement[8]. Il me semble qu'il ne suffit pas là d'«ajouter» l'Inconscient — qui s'ajoute pour autant qu'il s'élabore. Il faut aller jusqu'à: «il y a de l'Inconscient» — jusqu'à cet «il y a» (de l'Inconscient) qui est corrélatif de l'Inconscient comme champ. C'est ce qui, me semble-t-il, est susceptible de lever ou faire tomber l'effet de contrainte lié au signifiant-maître dérivé: sa suppléance n'est plus alors nécessaire. Ramener le signifiant-maître au phallus (et au nom-du-père) rend possible que le type de discours qui s'y attachait tombe, qu'on puisse s'en déprendre. Le rasoir d'Occam, comme principe indirect, joue cette fois du côté de la psychanalyse.

---

[8] Faire relever le rasoir d'Occam de l'Inconscient (comme y invite Lacan dans *La Méprise du Sujet-Supposé-Savoir*) revient, me semble-t-il, dans la perspective développée ici, à faire relever la concaténation (dans l'Inconscient) de l'enveloppement. L'oubli (de l'enveloppement) que cette concaténation comporte peut apparaître alors comme un effet de l'Inconscient.

Reprenons. Le rasoir d'Occam peut d'abord jouer directement — si son tranchant porte sur les «discours»: à mon sens, il pourrait porter, par exemple, sur une conception positiviste (des sciences, mais aussi de l'Inconscient). Mais qu'il soit possible de restituer qu'il joue déjà à la base du symptôme, fait qu'il n'est réannexable dans l'acte analytique qu'indirectement d'abord. Ajoutons maintenant qu'on peut faire sans doute un pas de plus, en retrouvant — secondairement — un usage direct de son tranchant. En effet, le symptôme n'est pas fait que de la substitution d'un signifiant-maître dérivé à de la discontinuité par rapport au phallus. Dans sa positivation, c'est, me semble-t-il, un mixte entre ce signifiant-maître dérivé et des effets de jouissance et d'enveloppe de l'objet — c'est-à-dire des effets de lieu — qui peuvent être dits eux aussi dérivés. Ce mixte comporte une circularité cachée: le signifiant-maître et les effets d'enveloppe font support l'un de l'autre, voire relais et substitution de l'un par l'autre. Je me bornerai ici à suivre ce que la référence au rasoir d'Occam peut ici suggérer.

On pourrait-on d'abord se rapprocher de ce qui serait, peut-être, ou aurait été, l'esprit d'Occam lui-même: la substantification d'idées générales n'est pas justifiée, parce qu'il n'existe que de la singularité ou des combinaisons de singularités. Guillaume d'Occam était notamment en conflit avec son ordre à propos de questions comme: comment concevoir, soutenir qu'un ordre — les franciscains — dont les membres ont fait voeu de pauvreté, se dote lui-même de richesses importantes? Dans un esprit comparable, on pourrait, par exemple, s'interroger à l'heure actuelle sur les institutions. A partir de quand peuvent elles devenir ou se montrer homogènes au symptôme? A partir de quelle circularité entre le signfiant-maître dérivé et l'effet de lieu?

Suivons encore un fil «occamien» pour reprendre la question plus générale de ce qui se produit d'enveloppe (dérivée) de l'objet dans le symptôme. Il ne faut pas oublier la «supposition», c'est-à-dire la manière dont un terme est substitué à la chose[9]. Un des problèmes que ce fil peut amener à recroiser maintenant, est, me semble-t-il, que risque d'être oubliée la substitution essentielle au niveau «RSI» du nœud déjà évoquée ci-dessus: la substitution, au Réel qu'est le défaut central dans la jouissance sexuelle, de la négation «il n'y a pas» (de rapport sexuel). Subtituer cette négation ne veut pas dire oublier qu'à la base il y ait ce Réel: c'est un substituer qui a plutôt le sens

9 Cf. Hochart P, «Guillaume d'Occam: Le signe et sa duplicité», in *Histoire de la Philosophie*, II, Hachette, Paris.

d'ajouter. Mais cette substitution peut virer à l'oubli d'elle-même, c'est-à-dire à l'oubli de ce que le Symbolique, dans le nœud, se substitue au défaut dans la jouissance sexuelle. Avec cet oubli, on semblerait ne plus avoir à faire qu'à la jouissance du Symbolique — à la jouissance de la parole. Cette jouissance peut alors se trouver positivée. Et de cette manière peut se trouver complétée la circularité constitutive du symptôme — les effets de jouissance de parole faisant substrat, ou étoffe, du «ça marche» paradoxal du symptôme. Le tranchant du rasoir d'Occam pourrait se retrouver alors du côté de l'acte analytique en portant aussi sur ces substantifications de l'effet (de jouissance) du langage.

Contrainte par corps et habeas corpus

Marc Léopold Levy

> «Pour apprendre quelque chose de Freud, il faut que vous ayez une attitude critique, et en général la psychanalyse vous en détourne.»[1]

On dit qu'il y a un problème dans la psychanalyse avec le rapport au corps. On dit que la psychanalyse a un problème avec le corps. C'est vrai. Et c'est ce que je vais essayer de montrer, d'une façon un peu inhabituelle.

Nous avons coutume de séparer radicalement le corps en deux: d'un côté, corps de jouissance ou corps érotique, «corps malade du signifiant», comme le disait Perrier qui est allé avec Lacan un peu plus loin que les autres, et de l'autre côté corps biologique. La psychanalyse s'occupe du corps pris entre signifiant et objet, elle n'a rien à dire sur le fonctionnement biologique. Pour tout problème de ce genre, prière de consulter un médecin.

Nous sentons bien que cette division a quelque chose d'inconvenant. Les médecins devraient être informés des questions «psy», et les psychanalystes devraient être capables de reconnaître un malaise d'origine strictement physiologique comme par exemple un délire toxique. On raconte cette histoire, attribuée tantôt à Lacan, tantôt à Winnicott, d'un Monsieur qui vient consulter pour des migraines et des essoufflements. Au bout d'un moment, le psychanalyste demande au candidat à l'analyse comment son appartement est chauffé, et lui conseille de faire vérifier son poêle. René Diatkine a même présenté une intervention de ce genre comme étant une infraction à la neutralité analytique; il avait décelé à ces symptômes je ne sais

---

[1] Ludwig Wittgenstein, *Conversations sur Freud*, Gallimard, Paris, 1982.

quelle affection encéphalique ou neurologique et avait incité le patient à consulter.

L'entêtement de la partie nord-américaine de l'IPA à exiger du psychanalyste qu'il soit aussi médecin n'est peut-être pas totalement dénuée de fondement. Le problème est plutôt que l'analyste ne devrait pas être d'abord médecin, ainsi qu'il est couramment exigé outre-Atlantique; Freud l'a montré avant Lacan: ce n'est pas le même métier. Le médecin et le psychanalyste ne mettent pas en jeu le même vouloir à l'autre. Et il y a de l'incompatibilité entre leurs méthodes respectives.

Cependant, le médecin peut traiter les mêmes patients ou les mêmes symptômes que l'analyste. Naturellement, notre méthode est bien meilleure, notre abord de l'analysant plus juste, nos résultats plus intéressants, et surtout notre éthique plus respectueuse... Il n'empêche que le médecin lui aussi fait quelque chose. Freud lui-même, après et avant bien d'autres, a indiqué dès les débuts de sa carrière, au temps où il s'essayait à l'hypnose, qu'il y avait aussi des ressorts psychologiques et transférentiels à la pratique médicale. On ne cesse de le redécouvrir et de s'en étonner. Il arrive certainement que la consultation médicale entraîne aussi pour le patient des effets d'interprétation et des effets de vérité.

Ces remarques dessinent vaguement une zone, non pas limitrophe, mais de chevauchement entre le corps physiologique et le corps érotisé, entre le domaine de la psychanalyse et celui de la physiologie. De cette zone je veux tenter de donner un aperçu.

On a coutume de l'aborder à partir de notions vagues comme le «psychosomatique» ou à partir de phénomènes mystérieux comme l'hypnose, qui mettent en jeu à la fois le corps et l'esprit, comme on disait autrefois. Comme si leur liaison avait encore besoin de preuve, ou comme si on voulait à la fois vérifier et outrepasser la limite. Avec l'espoir secret ou le projet ouvert d'établir une correspondance, ou d'obtenir l'harmonie. Et en route pour les «nouvelles thérapies», holistiques ou autres. Cet abord ne débouche que sur une confusion accrue, et ne conduit qu'à des «techniques» qui brouillent l'abord de la psychanalyse et embrouillent l'esprit. Car elles ne situent pas l'inconscient à sa place de refoulé, et sont incapables de distinguer, par exemple, entre réel, imaginaire et symbolique. Leur théorie du sujet reste confuse. Ce n'est pas pour rien que Freud n'a pas maintenu cet abord de la «maladie nerveuse».

Freud est à l'origine un neurologue, il a fait des recherches en physiologie, pas en parapsychologie. Quand, plus tard, il s'interroge sur l'articulation entre le domaine qu'il a découvert et celui qu'il explorait du temps de Brücke, il passe par la biologie. De *Bios*, la vie. Ayant renoncé à prendre les choses du point de vue du *pouvoir* médical, il ne renonce pas pour autant à se préoccuper du vital et du mortel.

C'est là qu'il a recours à la «sorcière», la métapsychologie, et qu'il écrit les textes qui nous paraissent les plus abstrus et énigmatiques: il s'agit, à partir de la pulsion, «concept intermédiaire entre le psychique et le somatique» — à entendre aujourd'hui comme intermédiaire entre le psychique et le biologique — de «spéculations» sur l'instinct de vie et la pulsion de mort et même sur le plasma germinatif... Toutes ces notions sont issues de la biologie de son temps, certes, mais de cette frange de la biologie mêlée de pensée, pourquoi la dire philosophique, de pensée tout court, destinée à expliquer le phénomène de la vie. La biologie moderne possède elle aussi des préoccupations analogues.

Ces notions nous paraissent se situer à la limite de la psychanalyse. Limite interne ou limite externe, bord inclus ou exclu? Limite incertaine, dirais-je, mais dont les recouvrements ont des conséquences dans la pratique psychanalytique. C'est ce que je voudrais montrer aujourd'hui, en particulier sur deux moments: le moment de la constitution du sujet, tel que l'analyse permet de le reconstituer de façon supposée, et un moment particulier de la fin d'analyse. Mais aussi, au passage, en abordant des questions comme celle de la maladie grave, de la bioéthique, et des lieux où la structuration du désir se heurte à ce à quoi le corps contraint.

Dans ce but, je suis amené à préciser quelques-uns de mes repères, ainsi que ma façon de parler la psychanalyse. Le premier consiste en un recentrement: la psychanalyse n'a pas pour objet l'inconscient mais la jouissance. Car l'inconscient n'est pas un être. C'est une modalité de la jouissance, sachant que celle-ci se présente aussi sous d'autres modalités: elle peut être consciente, hors inconscient... Il me semble qu'à partir de là la théorie psychanalytique se déroule avec moins de torsions. Il y a bien assez de torsions dans la métapsychologie, peut-être faut-il faire passer le rasoir d'Occam là dedans. Par exemple, on ne parle plus jamais du *ça*. Comme si l'inconscient était le seul opérateur; là-dessus, je suis d'accord avec ce qu'avancent, chacun à leur manière, Michèle Montrelay et François Baudry. L'inconscient est une qualité de la jouissance, qualité qui peut aussi s'appliquer à autre chose. On ne peut pas dire qu'il y a deux inconscients, mais il y a deux problématiques soumises à cette modalité-là.

Que signifie «l'inconscient n'est pas un être»? C'est un être, sans doute, au sens mathématique du terme, comme le nombre imaginaire. Mais ce n'est pas un étant. Il n'y a pas de substance, pas de matérialité de l'inconscient. Quand on parle de déployer l'inconscient, on ne peut rien déployer d'autre que la jouissance inconsciente, ce qu'elle fait au sujet, comment il est pris dedans.

Ce recentrement a des conséquences cliniques. Par exemple, il n'y a pas de nosographie à établir à partir de la clinique, mais seulement une casuistique[2]. C'est en fonction du rapport de chacun à la jouissance que se déterminent ce qu'on peut appeler la structure et aussi les modes d'intervention de l'analyste, la façon pertinente de conduire la cure.

Une autre de ces conséquences peut se formuler ainsi: il n'y a pas de vérité de l'inconscient. On ne peut pas dire que le désir inconscient soit plus vrai qu'un autre. Il est seulement plus puissant, parce qu'il agit à l'insu du sujet et l'emporte dans la jouissance. Par exemple, lorsqu'on dit d'une femme ou d'un couple stérile: «en réalité, ils ne veulent pas avoir d'enfant», pourquoi devrait-on respecter ce non-vouloir plus que le désir conscient d'avoir des enfants? Il y a sûrement une jouissance inconsciente qui les empêche de faire des enfants. Elle est plus *forte* que leur vœu conscient, mais pas plus *vraie*. En tant que psychanalyste, on a simplement à faire émerger cette jouissance afin que le sujet puisse s'en saisir. On a à rendre manifeste la contradiction, à restaurer le conflit. Le désir inconscient n'est en position de vérité qu'aussi longtemps qu'il reste refoulé. La vérité n'est pas une thèse exacte portant sur la réalité; ce n'est pas un énoncé, c'est une place ou plutôt une fonction dans la structuration du discours, qui n'a pour espace-temps que celui du mi-dire de l'énonciation.

Qu'est-ce que la jouissance? Au sens freudien, c'est ce qui vient en plus de la satisfaction du besoin, et qui se lie avec l'objet ayant apporté une satisfaction. Ceci se paye de ce que j'appelle une perte de consistance. La consistance, ce serait l'équivalent du plaisir d'organe — plaisir, et non pas jouissance —, la plénitude liée à l'exercice de la motricité, par exemple, ou d'une perception sans conscience réflexive, directement branchée sur l'environnement et déclenchant immédiatement le mouvement adéquat. Cette *pensée-acte* que les japonais, par exemple, mettent trente ans à tenter de retrouver à travers les arts martiaux. Ils ne seront jamais aussi rapides et précis que le

[2] Une cajouistique, comme l'écrivait très justement la personne qui a retranscrit l'enregistrement de cette conférence.

tigre, jamais aussi forts que la main du nouveau-né, mais... presque, et par moments.

L'existence, l'ek-sistence, que Lacan trouve formulée chez Heidegger, est prise sur cette consistance-là. La perte de consistance se produit dès qu'on vous adresse la parole et que vous devenez du même coup sujet/objet de cette adresse. L'organisme dès lors n'est plus le même, il refoule son état antérieur. C'est la première perte, la base du refoulement originaire.

Ce manque à être conduit le sujet à rechercher compulsivement un gain d'être. Il n'est plus une totalité autosuffisante, il est entamé, coupé de lui-même, mais il existe: il y a un gain d'être dans la conscience de soi. Telle est la première jouissance, prise sur la vie. C'est pourquoi toute jouissance est mortifère. C'est pourquoi aussi il y a un problème d'équilibrage, de gestion de la jouissance et du plaisir. *A jouir d'exister le sujet se postule comme un reste.*

Ce que Lacan appelle *objet a,* c'est d'abord cela, à mon avis. S'il en donne comme figuration la plus archaïque *l'entre sein et bouche,* c'est de manière à faire sentir la dimension de la jouissance. C'est déjà, dans le registre où nous sommes maintenant, une représentation de cette perte de la consistance à soi.

Il ne faudrait pas cependant en conclure que l'organisme est tout entier commandé par la jouissance et le signifiant. Écorné, entamé, perturbé par le signifiant et par le manque de signifiant, le biologique continue à être ce qu'il est et à fonctionner suivant ses propres lois. Autrement dit, la médecine ne se réduit pas aux fantasmes obsessionnels ou sadiques des médecins.

Eu égard à la mise en perspective qu'opère l'ordre signifiant, nous dirons qu'au reste postulé par le sujet comme le lieu de son être propre, en tant que cause de son désir, correspond, répond, fait pendant, un reste réel qui est son corps. Celui qu'il estime *avoir*, celui qui fonctionne sans poser de question; dans le registre symbolique, son équivalent serait le phallus. Ce reste réel n'est pas représenté dans la chaîne signifiante. Pourtant, il se transmet d'une façon que j'appellerai transgénérationnelle. Freud a recours au terme de *plasma germinatif* pour parler de ce quelque chose qui n'est pas de l'ordre de l'inconscient au sens strict, qui n'est pas un savoir, et qui cependant se transmet, se répète. Cela n'a rien à voir avec les archétypes jungiens ni avec l'idée d'un inconscient collectif, bien que les jungiens aient recours à des notions comme celles-là pour refaire la jonction avec la mère-nature; alors que justement la continuité est rompue et que nous cherchons à étudier les conséquences de cette hétérogénéité. J'aime bien le mot hébreu ToLeDoT qui signifie *engendrement.* Il ne s'agit pas d'un savoir, mais d'une connaissance, une co-naissance dont on a des traces, qui se transmet et se répète, hors représentation et sans signifiant.

Ce quelque chose peut être dit inconscient dans la mesure où cela agit à l'insu du sujet, mais l'insu n'est pas le même. Ce n'est pas du refoulé, ça ne se transmet pas par voie signifiante. C'est l'autre problématique liée à la modalité inconsciente. Freud semble cependant l'intégrer dans le ça puisqu'il fait jouer à la limite du psychique et du biologique des notions comme celles d'instinct et de pulsion. Les textes où il tente de comprendre ces zones-frontières ne sont sans doute pas de pures spéculations; ils ont une portée clinique. Ici encore, je rejoins Michèle Montrelay et François Baudry.

Pour ma part, j'appellerai *plan du corps,* dans les deux sens du terme, celui du plan d'un édifice et celui du plan sur lequel quelque chose se joue, ce reste de l'ensemble signifiant-objet. Et je dirai que ce plan du corps est le substrat matériel de la satisfaction d'organe qui est à la base de l'instinct de vie, à savoir ce qui fait *l'effort pour persévérer dans l'être,* le conatus spinozien. Il s'agit bien de l'instinct de vie, pas encore des pulsions de vie. Celles-ci résultent du remaniement des pulsions de mort par l'instinct de vie, ainsi que Freud le laisse entendre dans *Le problème économique du masochisme.* Dans ce quelque chose qui pulse dans le corps, je repère le point d'ancrage, l'assise du narcissisme primaire.

A partir de ce substrat devra s'édifier quelque chose. Michèle Canon avance, dans son séminaire sur l'hystérie, que: «le narcissisme primaire s'étaye sur ce que la mère laisse à l'enfant d'emprise sur elle, en renonçant à une part de sa jouissance propre pour le laisser advenir comme sujet». L'emprise n'est pas forcément négative, elle ne signifie pas seulement être pris dans la jouissance des parents. «Je suis pris dans la jouissance de l'autre», tel est le contenu latent du cauchemar. Mais lorsque la mère, tout en imposant son rythme, son rapport au père, etc., se met aussi à l'écoute des rythmes de l'enfant et s'accorde avec eux, cet ajustement permet à ce morceau de corps d'avoir sa force tranquille de vie, absolument en silence. Le narcissisme se construit sur cette attention, puisque le corps de l'enfant est satisfaisant pour elle et pour lui. Cette attention permet une certaine maîtrise, puisqu'aux appels de l'enfant il est répondu par des soins apaisants: il agit sur ce qui l'affecte, transformant son pâtir en agir ainsi que l'y invite

Spinoza. Il n'y a pas d'autre moyen de faire du sujet que de transformer le pâtir en agir,. Dans sa présence-absence, dit Lacan dans le Séminaire sur *la relation d'objet*, la mère a déjà quelque chose de symbolique ou de pré-symbolique, qui permet à l'enfant de vivre.

Il ne faut pas toucher à cette emprise originelle, à ce premier bonheur, en particulier dans les cures de grands malades, sida ou cancers graves. Car la force de vie a besoin de tels moments de plaisir tranquille, de petits plaisirs. Or, la sublimation, en tant qu'elle situe la jouissance dans l'usage du moyen, «moyen d'expression» par exemple, c'est-à-dire dans le principe de réalité, détourne du plaisir. La sublimation n'est pas seulement prise sur la jouissance refoulée, elle est prise sur la force de vie. C'est pourquoi mon cours cette année s'appelle *Malaise dans la sublimation*.

Prenons maintenant les choses par l'autre côté. A quoi contraint le corps, *vi formae et vi materie,* par la force de la forme et par la force de la matière? A quoi contraignent la forme et la matière du corps?

Envisageons d'abord la question du côté du sexuel et de la forme. Si, comme le montrent les mathèmes de la sexuation, c'est à travers la grille du langage que chacun prend dans la sexualité une position plus ou moins enviable, il n'en reste pas moins que, dans l'imaginaire, le réel du schéma corporel oblige, oriente. Contraint. Cette contrainte ne coïncide pas forcément avec la détermination subjective de la position sexuelle. Il y a là une déhiscence possible entre le plan du corps et le plan du signifiant.

Qu'est-ce que l'eccéité du féminin, qu'est-ce que l'eccéité du masculin? En quoi, peut-on soutenir que *l'anatomie, c'est le destin*? Le fait pour l'être humain d'avoir un sexe saillant, au sens de R. Thom, mais chez l'homme visible, proéminent, limité, sécable, induit en lui un fantasme de pénétration et de forçage, alors que pour un organisme féminin, que le sexe soit interne avec des limites non visibles, sans représentation positive dans la langue, l'oriente vers une jouissance d'aspiration. La forme entraîne ou induit une position, un vouloir à l'autre. Il ne s'agit pas ici du choix d'objet. Le choix d'objet ne dit rien sur le masculin et le féminin: on choisit du même ou du différent. Mais comment veut-on se rapporter à son objet? Que veut-on lui faire?

De ces différents modes d'être au monde il s'ensuit que le petit garçon est auto-référent. Voyant une petite fille, il dira: «elle n'est pas comme moi», alors que la petite fille pensera: «je ne suis pas comme lui», elle situera sa référence dans l'autre.

Ceci a des conséquences dans le remaniement génital de la jouissance: le masculin perturbé aura tendance à s'organiser comme un cristal, dans la multiplication obsessionnelle du même. Alors que l'hystérique, toujours à se référer à l'autre, à refuser d'être cernée dans son être, tend à s'évanouir dans la fumée de l'autodifférenciation. On rejoint ici les catégories élaborées par le biologiste H. Atlan à propos de la vie.

La même différence se retrouve au niveau du rapport à la loi: le féminin en tient pour l'éthique, c'est-à-dire pour ce qui est bon pour l'autre, pour les raisons du bien. Tandis que la loi masculine est celle de l'ordre et du bien en soi. *Tu construiras des tribunaux*, énonce la loi noachique. A s'en tenir à la loi de l'ordre, on se retrouve dans *Kant avec Sade*, dans une morale kantienne où le bien par vertu prime sur le bien par compassion et où la compassion, n'étant qu'un sentiment, ne s'élève pas à la dignité de la morale.

La mère est la passeuse de l'éthique: elle retransmet à son enfant le bien qu'on a fait pour elle. Alors que le père soutient et maintient l'ordre des choses telles qu'elles doivent être. Ces deux lois doivent être tenues ensemble: *«Protège, mon fils, l'ordre de ton père, ne lâche pas la ToRaH de ta mère» (MiSHLe, Proverbes).*

Comment cette «logique» induite par la forme du corps va-t-elle s'articuler à la logique signifiante, elle-même consécutive au désir de l'Autre et liée à ce que le sujet représente pour lui? Dans quelle mesure et à quel prix les fantasmes qui le rapportent à l'Autre et qui commandent les formes de sa jouissance vont-ils, par exemple, s'avérer réalisables dans l'ordre corporel? Il n'est peut-être pas inutile de rappeler que tout désir passe par le corps. Dans quelle mesure le *pâtir* de la jouissance supposée à l'Autre peut-il se transformer en *agir* un désir soutenable et subjectivable. On se trouve ici dans une problématique du phallique, en tant que le phallus est ce qui rend le désir à la fois assumable et réalisable. Il est clair que ces deux logiques ne peuvent ni coïncider parfaitement ni être sans aucun point commun; sous peine, dans les deux cas, de rendre la vie *très* difficile.

Abordons maintenant la question sous l'angle du pulsionnel. Les notions de saillance et de prégnance mises en avant par R. Thom ont leur principale application chez l'humain dans l'ordre du visuel. La prédominance du scopique chez l'humain n'a pas que des raisons érotiques. Elle est d'abord une suite de la station debout qui «libère le regard», observe Freud après J.-J. Rousseau et bien d'autres, mais éloigne aussi le nez du sol, des plantes et des traces de pas, ainsi que... du derrière des autres animaux. Alors que dans le monde animal les stimuli olfactifs prédominent, la perte de l'odorat a des conséquences chez l'homme. L'humanité ne se *sent* pas bien. Les jouissances liées aux pulsions analytiquement repérées, celles qui lient un orifice du corps à un objet qui en sort ou qui y rentre, sont prises sur ce refoulement des odeurs. Ces dernières gardent une capacité à déclencher de l'appétence, mais seulement à condition de se lier à de l'image ou à du signifiant, et dans l'intimité. Elles ne jouent de rôle dans l'échange social que sous forme sublimée. En fait, l'olfaction a tout pour être une pulsion; seul son amoindrisse-ment l'en empêche ainsi que le fait qu'elle ne soit pas séparable du goût. En outre, la station debout dont résulte cet amoindrissement est nécessaire au développement du cerveau qui rend possible le langage. Et le langage à son tour, ou plus exactement la fonction symbolique comme combinatoire, refoule l'encodage olfactif.

La prédominance du visuel ne se réduit pas aux mirages imaginaires décrits par Lacan, qui concernent la formation du moi et de la relation à l'autre. Comme chez les animaux, la perception de la forme déclenche des comportements, des réactions organiques, des fonctionnements physiologiques. Les «stimuli» visuels remplissent la fonction d'intermédiaire entre l'organisme et son environnement. Ils restent donc organiquement liés au réel et participent des conditions du maintien de la vie chez l'être humain. L'imaginaire constitue le seul accès, le seul mode d'appréhension du réel comme consistant — tandis que le symbolique le constitue comme existant.

Toujours dans l'ordre des rapports du corps au visuel, il y a lieu de revenir sur les suites du *stade du miroir*. Car le statut du corps, à cette occasion, se divise en deux et même en trois. Le stade du miroir nous montre comment le corps, en tant que forme unifiée, se déduit de l'autre, c'est à dire de l'image du semblable. Le corps comme un est une image inversée. Le corps comme réel est exclu de ce jeu de miroirs ou d'identifications. C'est une première exclusion. La seconde porte sur les *objets a* qui tombent car ils n'ont pas leur place dans l'image: l'assomption de l'image est commandée par une autre dimension, celle du regard de l'Autre en tant que porteur de l'ordre signifiant et qui me fait exister comme son objet. Ainsi, «je» n'existe que comme objet de l'Autre et ne consiste qu'en tant que reflet de l'autre. Le corps comme réel est laissé pour compte. Dès le moment où je me reconnais dans cette image, je perds le contact avec mon organisme. Dès le moment où je tends à être désirant comme sujet, je m'efforce de devenir objet du désir de l'autre.

Le contact ne se rétablit que par l'intermédiaire du signifiant et de l'ordre symbolique. En particulier, comme l'a souligné Mauss[3] bien avant Goffman[4] par exemple, le contact avec le corps ne se rétablit que par la médiation culturelle: il n'y a que des façons apprises, sociales, de marcher, de nager et même de digérer. Il en va de même dans l'ordre du désir, où seule l'assomption de l'ordre symbolique résout le problème de l'aliénation à l'Autre. Mais elle ne le résout que de façon... symbolique: par les voies du signifiant, phonèmes ou traces chargés de jouissance, c'est-à-dire, là où le symbolique touche au corps, là où le signifiant prend corps, comme dit Lacan. Le symbolique est ce qui noue l'imaginaire au réel.

Le réel n'en est pas réduit pour autant. Le réel impossible du corps s'entend donc en deux sens: il y a le morceau de corps perdu qui cause la jouissance d'exister, mais il y a aussi ce plan du corps en quoi je consiste, ce corps que je suis sans pouvoir rien en savoir. Si ce n'est ce que m'apprend la science, qui justement se constitue de mon exclusion, de l'exclusion du je. En ce point, *avoir un corps* et *être un corps* se conjoignent; il importe de tenir ensemble ces deux discours, celui qui se revendique du tout biologique et celui qui se réclame du *tout-psychique*. Tout en les limitant l'un par l'autre.

Pour conclure, j'examinerai la fin de l'analyse, en tant qu'elle me paraît mettre en jeu la perte de consistance originaire dans sa radicalité. Ceci engage d'une part le problème de la mélancolie, d'autre part celui de la gestion de la dette symbolique.

Le manque à consister ne cesse de demander réparation. Or, rien ne peut y remédier; en particulier, aucune réassurance sur la valeur dans l'ordre du sexuel et/ou du social ne répare ce dommage. Il y a là comme une mélancolie structurelle, qu'il ne faut pas confondre avec la mélancolie pathologique.

Il y a mélancolie pathologique si à ce défaut constitutif, condition de la constitution de l'humain, se surajoute une faille du narcissisme primaire. La mélancolie ne provient pas d'un travail de deuil non effectué à propos de la perte d'un proche, d'un parent, mais, comme l'écrit Freud, de l'impossibilité d'effectuer un tel travail de deuil. Le deuil est impossible lorsque, pour une raison liée au défaut parental, il n'y a pas eu moyen de trouver de décharge appropriée à un quantum d'excitation. Ce que j'appelle ici défaut parental provient de

---

[3] Mauss M, *Essais sur le don*, P.U.F., Paris.

[4] Goffman E, *Les rites d'interaction*, Minuit, Paris, 1974; voir aussi «Grammaire de la vie quotidienne», in *La Nouvelle communication*, Points/Seuil, Paris, 1984, p. 91.

l'insignifiance du père comme père: même désiré par la mère, il n'est pas porteur de la différence sexuelle, du manque de la mère; la mère reste toute phallique. Les deux parents sont tout consistants. L'espèce de faux-soi qui se constitue alors n'empêche pas une dépréciation de la vie débouchant sur une position mélancolique. Car ce défaut cache l'autre, si je puis dire. L'impuissance oblitère l'impossibilité. En effet, l'impuissance de l'enfant face à des parents «inentamés» lui voile l'impossibilité structurelle d'atteindre une jouissance totalement aboutie. Ce masquage autorise la croyance qu'une consistance à soi est possible, puisque certains — pense-t-il — y parviennent. Face à cette jouissance supposée, aucune jouissance ne vaut: c'est la face dépressive de la mélancolie. Lorsque s'y ajoute de la culpabilité, lorsque le sujet estime qu'il ne mérite pas de vivre et trouve des raisons à son manque de consistance, on se trouve dans la mélancolie délirante.

En fin d'analyse, on en arrive à ce défaut structurel qu'il importe de ne pas laisser confondre avec une tare, une dégénérescence familiale, comme on disait autrefois pour expliquer que c'est toujours au niveau des parents que se situe la faute, que le malaise est transgénérationnel. Il y a là une souffrance à gérer. Je dis souffrance plutôt que douleur parce que ce terme évoque la «lettre en souffrance», celle justement qu'il faut repérer et déchiffrer de façon à ce que le sujet puisse s'en saisir. Alors que la douleur ne me paraît pas traitable en analyse, sauf si, justement, elle est liée à cette souffrance. Car cette souffrance peut se traduire en douleur et même en maladie grave.

Ce qui revient en fin d'analyse, c'est d'un même mouvement ce «morceau de corps» perdu, et ce plan du corps exilé du signifiant, cette perte à laquelle on ne peut rien répondre, la castration originaire. Là-dessus aussi, le patient ne peut s'empêcher d'attendre du savoir, une interprétation qui lui ouvre la possibilité d'un sens dernier et institue de ce fait du tout-signifiant. A défaut de trouver en l'analyste le lieu de son sens, il va s'installer progressivement dans une sorte de dépression de fond qui culmine au moment de la passe (je ne parle pas de la passe institutionnelle, mais de celle qui se joue dans l'analyse comme désubjectivation, perte des repères, au-delà du fantasme). Ce moment commence avant la fin de l'analyse et il est à gérer après.

La non-réponse indispensable provoque du désespoir et aussi du négatif dans le transfert, qui peut amener le patient à interrompre prématurément son analyse. Car cette demande de sens peut apparaître à différents moments, elle court en réalité tout au long de l'analyse, elle se radicalise lorsque l'analyste n'entend pas la souffrance là où elle est.

La seule réponse possible, bien qu'elle paraisse à certains extra-analytique, tient à ce que l'analyste puisse soutenir et transmettre de l'éthique analytique, qui justement élabore les conséquences de cette perte obligée. Elle tient au désir de transmission de l'analyste (à ne pas confondre avec un désir d'enseignement: l'un n'exclut pas l'autre, mais ne l'implique par nécessairement). C'est sur cette éthique que le patient s'appuiera pour déplacer son point de mélancolie en le sublimant: en créant des signifiants qui le dépassent et lui échappent forcément, qui le représenteront un peu mais jamais parfaitement. Car personne, ni Dieu ni homme, ni même le psychanalyste, ne peut répondre de ce sens que chacun a à produire. L'analyste qui soutient son éthique et son désir d'analyste donne les raisons de son savoir-faire en produisant un savoir universalisable: ce savoir, il l'élabore à partir du lieu où la connaissance est traumatique. C'est à partir de ce qui constitue pour lui un trauma indépassable que chaque analyste est forcé de réinventer la psychanalyse. Le patient à sa façon fera de même: là où ça ne peut pas ne pas faire mal, il n'aura pas d'autre solution que de sublimer. D'une façon ou d'une autre, il faudra bien qu'il intègre dans ses processus sublimatoires le point de castration auquel il espérait échapper, justement grâce à l'analyse.

Ainsi, c'est sur le plan de la dette symbolique que se gère la souffrance liée à la privation de sens. L'invention de signifiants, la production par chacun de son sens constituent le correspondant symbolique de ce plan du corps insu, lieu de l'instinct de vie, de ce savoir non-conscient qui court de génération en génération et permet que l'humanisation continue, de cette transmission de la vie qui n'a pas de représentant symbolique.

La fin de l'analyse, c'est ce qui permet que la représentation continue sans que l'acteur y disparaisse et que le sujet, bien que sachant ce qu'il en est, puisse tolérer de produire de l'autre qui prendra le relais tout en se différenciant.

Une contrainte énigmatique

Jean-Mathias Pré-Laverrière

> Et cet air enlise
> Dans le défoncé des divans
> Rembourrés d'eiders dissolvants
> Le Cygne du Saint-Graal, qui rame en avant![1]

La contrainte compulsionnelle, la *Zwang* freudienne est ressentie comme irrationnelle, incompréhensible, aliénante. Celui qui la subit en est l'objet, et non le sujet. Il lutte contre elle, et il est souvent vaincu. La force qui le contraint ne peut être dite acéphale, car elle s'exerce toujours dans la même direction et selon ce qui apparaît comme un principe, malgré son absurdité. D'autre part, elle n'est pas personnalisée et ne peut donc pas se constituer en pôle transférentiel: il est bien rare qu'elle puisse être renvoyée, sinon de façon subsidiaire, à une injonction parentale. Enfin, cette contrainte n'est pas la compulsion de répétition dans son sens destinal, car elle n'est pas perçue comme venant de l'extérieur; de plus, elle est consciente, et ses effets ne paraissent pas décisifs, en première analyse, sur la trajectoire singulière d'une existence. Cependant toutes les contraintes, même celles qu'on rencontre chez les obsessionnels, ne sont pas des *Zwang*.

Il s'intéresse à beaucoup de choses; il lit activement et intelligemment les journaux, notamment *le Monde*. Il repère les articles qui lui paraissent importants, puis il les découpe et les archive. Evidemment, il n'a pas le temps de le faire chaque jour, il attend parfois la fin de la semaine, mais il lui arrive de prendre du retard pour une raison ou pour une autre, et peu à peu le retard s'accumule. Son appartement est encombré, puis envahi par des piles de journaux: dans certaines pièces, il ne sait plus où mettre les pieds. Une ou deux fois par an, au moment des vacances, il prend une grande résolution et se met à

1 Laforgue Jules, *Petites misères d'hiver*.

ranger; mais il a trop attendu, la tâche est immense, et s'il réussit à mettre un peu d'ordre, il n'arrive jamais à neutraliser complètement l'invasion. Cette affaire lui encombre l'esprit, il y pense sans cesse; il vit un cauchemar, il a le pressentiment qu'il ne pourra jamais s'en sortir. On se demande quel est l'intérêt de ce cauchemar. Il ne serait pas difficile d'y échapper, se dit-on, soit en s'arrangeant pour apurer une bonne fois l'arriéré, et en prenant garde à l'avenir de ne pas laisser le retard s'accumuler plus d'une semaine, soit à accepter l'idée que le projet est trop ambitieux et à en rabattre quelque peu; mais rien de cela ne lui est acceptable, *ni même pensable*.

Nulle *Zwang* ici. La contrainte au rangement est subjectivée: celui qui y est soumis s'en veut l'acteur, et la rationalise. Elle a quelque chose de la contrainte morale, puisqu'elle est argumentée, et elle peut même relever de l'éthique, si celui qui la revendique se réfère à une échelle de valeurs qu'il peut reconnaître: l'ordre, dit-il, vaut mieux que le désordre, il permet de se repérer, de s'y retrouver. Néanmoins, malgré l'absence de contrainte compulsionnelle au sens strict — car on ne trouve pas trace d'un combat contre une injonction absurde ou excessive — si ce cas peut être considéré comme obsessionnel, c'est que le sujet, bien qu'il ressente la nécessité du rangement comme raisonnable, se trouve confronté à un tourment sans fin dont il nous semble qu'il devrait se dispenser, et dont nous avons à rechercher la raison.

La contrainte au rangement est de nature surmoïque. Ce surmoi est féroce et aliénant: il ne laisse pas de répit, il ne souffre pas la critique, il empêche de penser. Malgré d'éventuelles dénégations, il se révèle l'héritier d'une relation infantile pathogène à des adultes supposés éducateurs. Sa victime se trouve engluée dans des tâches de mise en ordre qui n'ont pas de fin, ce qui l'amène à vivre dans une gêne et dans une préoccupation perpétuelles.

Il faut noter que l'inefficacité de cette contrainte se double d'une grande capacité anxiogène et culpabilisante. Il est donc permis de lui attribuer une fonction de jouissance, la jouissance d'être soumis à une puissance despotique dont la nature est masquée par son apparente rationalité. Comme celui qui est ainsi contraint ne se résigne jamais à la prolifération du désordre, on peut dire qu'il est forcé, sinon à faire qu'il y ait de l'ordre, puisqu'il n'y arrive que d'une façon velléitaire et imparfaite, du moins à être perpétuellement préoccupé par cet objectif. Il lui semble que la vie pourrait enfin être clémente et légère s'il parvenait au terme de sa tâche. Il n'y arrive jamais, et, dès qu'il a réussi à assurer l'ordre quelque part, le désordre réapparaît aussitôt, ailleurs ou au même endroit.

Un autre cas, tout aussi typique, est celui d'une personnalité anale. L'appartement est dans un ordre parfait, impitoyable; seule la mort y règne, et le moindre déplacement du plus petit objet est vécu comme une catastrophe; les nécessités de la vie, même la plus réduite, font en effet que cet ordre est constamment mis en échec et doit être rétabli au plus vite, sous peine d'angoisse et de fureur contenue. Et pourtant... et pourtant, même si aucun événement fâcheux n'est venu le perturber, cet ordre se révèle défaillant, et l'on est étonné de découvrir que subsiste toujours dans l'ombre une petite zone de désordre et de saleté, en contradiction radicale, incompréhensible, avec le principe auquel est soumis l'ensemble.

Il faut se garder de dire qu'il s'agit d'une victime, poussée malgré elle à accomplir sans fin des tâches de rangement qui l'aliènent et dont le sens lui échappe. Son cas semble nettement moins pénible. Nul combat à livrer contre une force étrangère: l'ordre est considéré comme nécessaire et bienfaisant, et le sujet jouit consciemment de maîtriser le monde dans lequel il vit. Cependant cette maîtrise n'est pas absolue, puisqu'une zone de désordre subsiste toujours, mais, chose étrange, à la différence de l'obsessionnel, ce désordre ne le gêne pas, et d'ailleurs ne paraît même pas repéré.

Dans ces deux cas, le rangement, aisé ici, presque impossible là, a un effet anxiolytique et il est aisément légitimé; mais le sujet soupçonne souvent son caractère excessif, et que cet excès est de nature pathologique. Il semble donc que la contrainte au rangement occupe une position médiane entre la contrainte morale subjectivée et la *Zwang*. En réalité, cette position est confuse: d'une manière générale, en effet, quand quelqu'un est amené au cours d'une analyse à s'interroger sur son rapport subjectif à la contrainte, il découvre peu à peu qu'il y a plus d'aliénation dans la *Zwang* (le sujet tend à la reprendre à son compte en la rationalisant) et moins d'assomption dans la contrainte morale (son évidence et sa légitimation tournent court) qu'il ne le souhaitait.

Tout ceci est bien connu, mais ce qui l'est moins, c'est que l'un et l'autre sont soumis à une contrainte d'un autre genre, inconsciente, *la contrainte au désordre*. Elle n'est pas de nature morale. En effet, elle ne peut être assumée puisqu'elle n'est pas perçue; d'ailleurs, si elle l'était, elle heurterait la conscience. Elle ne relève pas davantage de la *Zwang*, puisque son statut inconscient empêche d'en voir la nature aliénante.

Evidemment, la force qui pousse au rangement peut relever d'un surmoi non pathologique, non aliénant. On peut souhaiter mettre de l'ordre de temps à autre sans nécessairement jouir d'être soumis à un impératif moral ou compulsif. Il est sain de considérer que le désordre a ses mérites, qu'il est le signe de la vie, qu'il peut avoir une valeur créatrice comme on le constate chez beaucoup d'artistes, et de penser en même temps qu'il doit comporter des limites, sous peine de rendre la vie trop compliquée et difficile. Nous qui n'avons pas besoin de ranger tout le temps, nous qui aimons goûter paisiblement les bienfaits du désordre, nous éprouvons à certains moments la nécessité raisonnable de le réduire quand il devient trop coûteux. Mais il arrive que nous butions alors contre une série d'obstacles internes ou externes dont l'insistance nous paraît étrange, et quand, à notre grand soulagement, nous atteignons enfin notre but, nous sommes bien étonnés de constater que la tâche était souvent moins longue et difficile que nous le supposions d'abord.

On commence à former un soupçon. Se pourrait-il que la jouissance d'être soumis à l'obligation du rangement et que la jouissance de le maîtriser en masquent une autre, qui voudrait que le désordre persiste de façon suffisamment énigmatique pour que sa cause ne puisse être décelée? Se pourrait-il que cette jouissance ignorée existe même si le désordre est accepté dans son principe comme possiblement bienfaisant? Et enfin, comment le désordre pourrait-il être source de jouissance dans les cas où il est ressenti comme gênant, confusionnant, angoissant?

De nombreux passages du cas Dora montrent que, chez elle, la sexualité est étroitement liée aux idées de souillure et de contamination. Deux ans après sa publication, Freud, dans *Les explications données aux enfants* soulignera ce que la sexualité a pour eux d'atroce, *grässlich*, et de dégoûtant, *ekelhaft*. L'affaire est bien entendu ambivalente, et l'intensité de l'ambivalence de la sexualité prégénitale apparaîtra encore plus nettement dans le *Journal de l'homme aux rats*. Tout le compte-rendu de cette analyse, que Freud regretta de ne pouvoir publier à l'époque, est ponctué par l'intrication entre l'horreur et la fascination sexuelle que provoque chez lui la vue de la nudité féminine, en tant qu'elle suggère des idées de contact et de contamination par les odeurs, les humeurs et les matières fécales.

Il apparaît donc que l'horreur et la fascination suscitées par la souillure, la contamination, le grouillement, la prolifération sont de nature sexuelle. Elles nous permettent de comprendre comment la maxime: *Il faut qu'il reste du désordre, quoi qu'il puisse en coûter* peut être l'effet de cette jouissance énigmatique. Cette maxime a ceci de particulier que, tout en étant efficiente, elle ne peut pas être énoncée, car, si elle l'était, elle serait aussitôt rejetée. La collusion avec le désordre se repère au fait que l'incapacité d'y mettre fin — qui suscite certes une réprobation moïque et surmoïque — n'entraîne que rarement la révolte (on l'observe brièvement au moment où les velléités de rangement laissent la place aux grandes décisions, jamais suffisamment maintenues).

Le désordre sain est reconnu comme venant de soi, et accepté; la condition pour qu'il soit assumé est qu'il puisse prendre place dans la représentation comme ce qui échappe à la représentation. En revanche le désordre pathologique, qu'il frappe la vue ou qu'il lui soit dérobé, protège toujours la vie de l'Ombre, qui est le secret même. L'analyse met en évidence la fonction de celui qui est sommé à grand bruit d'être un ordonnateur: que, dans la confusion, continue à vivre, à palpiter, à pulluler ce qui jouit purement du rapport de soi à soi, sans nécessité de repères, sans comptes à rendre.

Michel Foucault, dans *Les Mots et les choses*, avait insisté sur le rapport entre la défaillance de la représentation due à l'absence d'un blanc interstitiel qui puisse séparer et l'horreur du grouillement et de la confusion entre le Même et l'Autre. C'est sur l'importance de la mise en contact de ce qui est trop semblable que Françoise Héritier, dans un ouvrage récent[2], va s'appuyer pour élaborer la notion d'*inceste du deuxième type*. Le critère fondamental de l'inceste, qui permet, selon elle, de distinguer ce qui est incestueux de ce qui ne l'est pas, est la *mise en contact d'humeurs identiques*; ce critère, dit elle, met en jeu ce qu'il y a de plus fondamental dans les sociétés humaines, la façon dont elles construisent leurs catégories de l'identique et du différent. En tant qu'anthropologue, elle va examiner dans plusieurs de ces sociétés la logique sous-jacente aux interdits de contact prenant valeur incestueuse. L'identique et le différent sont des catégories essentielles de la pensée, issues du constat de la différence anatomique des sexes, et c'est leur utilisation qui va permettre, par le classement et la hiérarchisation qu'elles autorisent, de construire un ensemble réglé de jeu de forces dont le non-respect aura des conséquences néfastes.

Ces forces potentiellement dangereuses, Freud en parle dans *L'Inquiétante étrangeté*. Il nous arrive de nous trouver dans

---

2 Heritier F, *Les deux sœurs et leur mère*, Odile Jacob, Paris, 1994.

l'incertitude qu'une chose soit animée ou non: il s'agit d'*anciennes convictions* que nous pensions avoir surmontées. Ces *forces secrètes, mystérieuses, cachées, magiques* sont en relation avec *l'antique patrie des enfants des hommes, où chacun a dû séjourner*, le corps maternel. Elles nous renvoient à l'époque où le moi n'était pas encore nettement délimité par rapport au monde extérieur et à autrui.

Françoise Héritier, se référant à Frazer et à Freud, voit bien que, malgré ces dangers, la contamination par contagion, résultant de la confusion entre l'identique et le différent, suscite une ambivalence qui va nécessiter la mise en place de l'interdit de l'inceste. Cet interdit, qu'il soit du premier type ou du second, marque *de façon éclatante*, dit-elle, *le primat du symbolique*, fondé sur un discours structuré précisément par l'opposition entre l'identique et le différent. Lorsqu'il n'est pas respecté dans ses diverses modalités propres à chaque société, il induit des *rapports fusionnels* et la *confusion des sentiments.*

C'est ce discours qui est annulé par le désordre caché dans l'Ombre. Freud fait valoir dans *Inhibition, symptôme et angoisse* que «l'Eros veut l'attouchement, car il tend à l'union, à l'abolition des limites spatiales entre le moi et l'objet aimé». Ce qui est en désordre, en effet, ce qui n'est pas séparé par un espace possiblement hiérarchisant[3] gît dans l'abandon à une jouissance qui n'exige rien d'autre qu'elle-même. La fascination de l'horreur, de ce que ni le regard ni l'esprit ne peuvent centrer, de ce qui ne peut être mis en perspective, de ce qui échappe à la raison, à l'obligation, à la critique, est régressive.

> *Je me suis mis en situation de ne plus rien comprendre. Je sais que j'ai ma mère dans ma tête. Je peux bien penser ce que je veux: si j'ai accepté qu'elle rentre, tous les arguments peuvent se retourner.*

En clinique, dès qu'il s'agit du contact non licite avec ce que Françoise Héritier appelle *les humeurs du corps*, sang menstruel, sécrétions vaginales, sperme, vomi, on est renvoyé tôt ou tard à l'horreur de l'inceste.

> Pour le même analysant, le monde est comme *un big-bang de dégueulis: Comme s'il fallait que je rentre dedans. C'est pas par hasard que je parle de vomi: ma mère se considère elle-même comme de la vomissure, avec le paradoxe d'une vomissure féconde.*

---

[3] Le désordre des créateurs est, lui, possiblement hiérarchisant, sinon il n'aurait pas de potentiel créatif.

> Confronté à l'inceste maternel dans ce qu'il a de plus séduisant et de plus destructeur, un autre compare le monde à une *immonde matrice*, et associe *affection, infection, fusion* et *confusion*.

Il en va de même pour le grouillement, l'indénombrabilité, la prolifération des poils, des serpents, des vers et de la vermine, des germes:

> Un troisième montre comment il essaie de ce préserver de la contamination tout en la maintenant. Il parle de microbes, de mycose, puis de sa chatte: *J'avais une chatte qui s'appelait Microbe. Quand j'ai quitté Agnès, j'étais* vacciné *de la relation amoureuse, du besoin de la relation amoureuse. J'ai pensé, en la baptisant Microbe*: «*Mon vieux, il faut que tu puisses vivre seul*».

Si l'on définit l'inceste comme ce qui est déjà réalisé, à savoir la non-séparation originelle[4], alors le choix de la voie la plus régressive est celui de l'approximation de l'inceste. L'inséparation irréfragable de la chair comme horreur et nostalgie est présentée, rendue présente par le désordre dont rien ne vient à bout. Elle produit une jouissance secrète, fermée, impénétrable, dont Freud nous dit qu'elle est celle de l'*Unheimlich*.

> Dans la célèbre scène du jardin public de *la Nausée*, Sartre est confronté à l'horreur et à la fascination de cette inséparabilité: J'étais *la racine du marronnier* (...). *J'aurais voulu m'arracher à cette atroce jouissance, mais je n'imaginais même pas que cela fût possible; j'étais dedans* (...). *Je ne pouvais ni l'accepter, ni la refuser*.

C'est à cette jouissance que l'ordonnateur velléitaire est assujetti sans le savoir. La question se pose de savoir pourquoi une telle fascination s'exerce avec autant de force chez certaines personnes. Quand aucune exigence ne peut être pensée comme autonomisante parce que le surmoi à prétention maturante n'est que tyrannique, la seule voie pour s'en défaire est la plus régressive, celle de la vie indifférenciée, de la confusion. Il y a dans tout cela un paradoxe. Il vient du fait que pour échapper à un surmoi qui maintient un lien archaïque à des adultes prétendument éducateurs, on est réduit à consolider un lien incestueux encore plus archaïque. La révolte contre le principe anti-éducatif qui empêche d'utiliser le dynamisme pour avancer

---

[4] Pré-Laverrière J.M., «Une difficulté de pensée», *Patio*, n° 7, 1987.

dans sa voie propre, par l'ignorance qu'une exigence puisse être vitalisante, va maintenir l'adhérence à une jouissance régressive qui, en évoquant la vie indifférenciée des débuts, renverra finalement à la mort. La clinique montre en effet que le rapport secret au désordre est aussi bien soutenu par la jouissance de cette vie confuse qui se perpétue dans l'ombre que par la jouissance à ce que, en ce lieu, ce soit la corruption qui travaille au service de la mort.

Celui qui est contraint au désordre pour ne pas renoncer complètement à soi se trouve ainsi amputé d'une partie de sa vitalité. L'obsessionnel, tentant d'échapper à l'étouffement de l'obéissance, le met en évidence, mais bien d'autres structures révèlent aussi que le tribut payé au Dieu obscur est le prix de la révolte contre un surmoi tyrannique héritier des parents. L'hystérique, qu'il exprime avec ou sans provocation sa dilection pour la confusion et le désordre, va être pris dans une excitation amnésique qui, en rendant impossible tout projet suivi, va camoufler l'entropisation de son existence. La fureur classificatoire et épuratrice du paranoïaque laisse en arrière-plan des résidus qui, avec le temps, généreront la ruine du système. Quant au pervers, ses défis, ses transgressions, sa haine de l'ordre — comme l'œuvre admirable de Bataille le montre clairement — l'enlisent dans une répétition qui abolit les repères en lui donnant l'illusion de la liberté, mais dont la fascination pour la décomposition létale est la contrepartie obligée.

Mettre en ordre donne certes le pouvoir sur ce qu'on ordonne. Mais quand cette mise en ordre est l'effet de l'obéissance à une injonction oppressive, la jouissance du pouvoir est attachée à l'amour incestueux pour le tyran. Le choix du désordre est la voie qui permet de lui échapper, de lui refuser la jouissance qu'il en tire, et de renoncer à la jouissance de cette soumission. Le malheur veut que ce choix entraîne l'impossibilité de la conduite de sa propre vie, en produisant une conséquence non prévue et non perçue, la soumission à un autre surmoi, obscène, au Dieu obscur de la dédifférenciation, qui tire sa force coercitive de l'assujettissement à une jouissance incestueuse plus archaïque encore.

*

Que peut faire l'analyste pour éviter que l'alternative entre l'inféodation aux deux surmois ne soit indéfiniment reconduite? La contrainte à l'ordre, bien que la chose puisse prendre beaucoup de temps chez un obsessionnel, peut être assez facilement repérée par l'analysant, et, à partir de là, son caractère aliénant mis en lumière. Il en va de même pour le désordre pathologique, sauf si le sujet en tire une jouissance dont il se soutient. A cela pourront s'opposer divers types de rationalisations destinées à justifier, soit l'ordre, soit le désordre dans leurs excès. Un point stratégique sera atteint quand le sujet aura perçu qu'elles sont contraires à son projet de vie; il faut donc qu'il en ait un, ce qui suppose que l'analyse du désir soit suffisamment avancée, mais l'analyste se trouve en terrain connu. Une nouvelle difficulté surgit alors: l'analysant se demande s'il faut un peu plus d'ordre, ou un peu plus de désordre? Découvrir que la solution ne se trouve pas dans la réponse à l'alternative implique qu'on en arrive à l'analyse du surmoi et à la découverte de sa multiplicité.

Celui qui impose des exigences dévitalisantes sera d'autant plus difficile à déloger que l'idéalisation du parent qui en a été le porte-parole est forte. A la fin cependant le lien pourra être relâché si ce dernier n'a pas été trop séducteur, s'il n'a pas utilisé perversement l'amour que lui portait l'enfant pour camoufler ses conduites licencieuses derrière une rigueur supposée garantir la rectitude de la relation. Dans ce cas, l'affaire est extrêmement longue, et même si la nature perverse du lien est éclaircie, l'amour enfantin et les bénéfices qui y étaient attachés exigent que les effets destructeurs de sa persistance sur la vie actuelle de l'analysant soient inlassablement mis en lumière.

Mais la direction de la cure, au-delà du domaine de la contrainte au désordre, rencontre une difficulté particulière quand le surmoi archaïque qui exige la dédifférenciation se manifeste; il le fera avec d'autant plus de force qu'il aura été débarrassé de la gangue des autres surmois. Tout ce qui entrave le dynamisme le sert: un enfant qui joue, qui court, fatigue sa mère à la santé fragile, son père qui travaille tant et qui a besoin de repos; un enfant qui pense soulève des questions qui troublent la tranquillité familiale; un enfant actif, curieux, s'expose à des dangers et angoisse ses parents *qui se font du souci pour lui*. Il a tout intérêt à être tranquille en effet, *sage*, c'est-à-dire aussi mort qu'il le peut. Une mère ayant une dépression *post partum* peut amener le bébé à se mettre en veilleuse pour ne pas l'accabler davantage. Le danger du dynamisme se manifeste dès la naissance en cas de dystocie, et même avant dans les cas graves: le travail analytique met en évidence que les intoxications, les infections, les traumatismes intra-utérins, les tentatives d'avortement ayant entraîné un ralentissement ou un arrêt des mouvements fœtaux ont été vécus comme la sanction de l'activité vitale dans ses origines même. Ainsi chez un analysant, la jouissance maximum, indélogeable par quiconque, est obtenue au prix déprimant de *n'être rien*, ce qui le met dans la position de l'enfant idéal de parents idéaux.

Le travail de défouissement de la réalité historique étant suffisamment avancé, on peut passer à l'analyse de la vérité historique, de ce qui donne son efficience présente à ce surmoi, la jouissance horrible produite autrefois par l'inertie confusionnelle, et depuis constamment recherchée. Ses effets létaux ne sont pas très difficiles à mettre en évidence, mais en général cela ne suffit pas, car dans les cas les plus fréquents, cette jouissance se soutient de la relation à un adulte dont le pouvoir de séduction survit même à sa mort. Cette complicité est la plus longue à disparaître, même quand l'analysant a pris conscience de son existence et de la lourdeur de son coût. *Dans ces moments-là*, dit une analysante (les moments de prise de conscience), *il y a tout qui s'amalgame.*

La nécessité de la castration symboligène, la nécessité de renoncer à une jouissance et à une complicité coûteuses se heurte à un nouvel obstacle, celui de la commodité à se conduire en enfant irresponsable. Selon mon expérience, ce renoncement ne peut être mené à bien sans un travail de narcissisation, qui demande que se mettent en place, *pour le compte du sujet*, un moi idéal et un idéal du moi qui intègrent le dynamisme. Ceci n'est évidemment possible que si l'analyse de la haine, de l'agressivité et de la violence permet leur perlaboration, mais il faudra de plus que les conditions de leur légitimité soient posées et critiquées autant de fois qu'il sera nécessaire.

> *Si je bouge*, dit une autre analysante, *j'ai des jambes partout, des bras. L'idée qui surgit alors, c'est: il faut que mon corps disparaisse. Etre petite et grandir, c'est trop fatigant. Je pourrais m'allonger et dormir, mais c'est trop difficile. Aller sur le divan, c'est comme lâcher les jupes de ma mère. C'est comme si je parlais cachée derrière sa jupe.* Elle y va pourtant, pleure et se relève: *Je ne veux plus être là; c'est trop difficile. Soit je trouve de l'énergie pour me lever, soit je me fige et je n'existe plus: je me retrouve trop toute seule. Ce corps qui a bougé tout d'un coup, il prenait trop de place.* Elle précise que bouger était laisser tomber sa mère, elle ne veut pas être la cause de son effondrement. Elle glisse que, hier pour la première fois, elle a pu en dire du mal, et elle ajoute: *C'était ma mère qui était seule: déjà son mari la laissait tomber.*

La confusion entre mère et fille pour le danger de postures et de mouvements autonomes est clairement mise en évidence. Si grandir est fatigant, il faut entendre que c'est fatigant pour la mère. Le fait d'aller sur le divan et d'y dormir est permis sous la condition de l'inertie et de l'ennui, et ne sera sanctionné que parce qu'il vient d'une initiative du sujet et qu'il est la condition d'un dynamisme propre.

> La séance suivante, après avoir dit avec des larmes dans la voix: *C'est difficile en ce moment*, elle poursuit avec fermeté: *J'en ai marre de cette bonne femme qui m'étouffe!* Un mois après, elle avoue qu'elle se noie complètement dans le devoir. *Il ne peut rien y avoir de bien! Mais je sais bien que c'est faux! Je suis tirée en arrière, freinée. J'ai envie de tout casser pour sortir de ce carcan. Ma mère m'a attachée, ligotée, coincée! Je ne peux que me taper la tête contre les murs comme quand j'avais trois ans. «Elle finira bien par comprendre», elle avait dit.*

En deçà de l'attachement, l'analysante va approfondir le thème déjà esquissé de la confusion des corps. Pendant un long temps les thèmes récurrents seront en effet sa propre nullité et *le grand magma mère-enfant, le magma originel, le magma familial, le gynécée.* L'horreur du corps maternel, de ce qu'il y a dans le ventre des femmes — elle est gynécologue — est constamment présente. Le magma est solidaire de *ce qui n'est pas parlé dans la langue maternelle.* La tombe est ouverte et lui tend les bras. Elle a le ventre plein d'enfants morts. *Dès que ça bougeait trop, ma mère était débordée.*

> *Tout est mélangé, confondu, ensemble. Quand il n'y a plus de limites entre les corps et quand on se sépare: «Tu ne m'aimes plus», et c'est l'abandon.* Elle parle du corps maternel, *avec ses prolongements qui étaient les enfants.* Elle pense que cette non séparation est liée aux absences répétées du père: *Mon père n'était pas là. Et quand il était là, il se taisait: un mur de silence.*

La semaine suivante, il y a un retour en arrière, mais la séance permet l'alternance entre volonté d'hétéronomie et volonté d'autonomie.

> Elle se met sur le divan, et parle dans les larmes avec une voix misérable: *Ce n'est pas ma mère qui est folle, c'est moi! Je ne veux pas grandir! Je ne veux pas de nounours! Je ne veux rien! Je veux qu'on me laisse mourir.* Sa voix redevient normale: *L'extérieur grandit* (elle veut dire que son apparence extérieure est celle d'une dame), *mais l'intérieur ne grandit pas. A l'intérieur, il y a un bébé qui attend qu'on s'occupe de lui.* Je

lui communique ce que j'entends: si on ne s'occupe pas de lui, le bébé se croit fou. Il y a un silence de stupéfaction, puis: *C'est moi qui suis folle de m'occuper d'un bébé, ça pousse tout seuls, les enfants.*

On voit que l'objet transitionnel est refusé comme étape de la séparation, et que le refus de la séparation appelle le vœu de mort. La toute nouvelle capacité de prendre en compte la détresse du bébé lui permet d'utiliser son identification à sa mère pour commencer à donner un sens à l'abandon dont elle a été victime. Quelques semaines passent, et on aborde la naissance.

Il faut prendre des décisions pour les vacances. C'est compliqué pour moi de décider. C'est comme les décisions quand on est accoucheur: une décision, c'est presque un accouchement. Je suis nulle, toutes les séparations sont difficiles. Ma fille, j'ai l'impression que c'est pareil. Je lui dis: «Reste sous mes jupes, parce que tu ne vas pas y arriver. Ne va pas en Angleterre.»

Peu après, la séparation sera travaillée dans l'actualité transférentielle.

Dès son arrivée dans mon cabinet, elle me demande si elle peut s'en aller. Je l'interroge sur ce qu'elle en pense; elle prend la mesure qu'elle en a le droit et que ça ne compromettrait pas la poursuite de la cure. Elle dit qu'elle pourrait s'allonger, mais que ce serait se persécuter; je lui réponds que, dans ce cas, elle a bien raison d'y renoncer. Elle se rappelle alors brusquement qu'elle a fait un rêve très compliqué, désagréable, oppressant, dont elle ne se souvient pas. A ce moment de la séance, elle a l'impression que sa mère entre dans la pièce et lui dit de ne pas raconter ses rêves: *Comme si on m'enlevait tout ce que j'ai dans le ventre. Et pourtant je sais qu'il faut que je vive avec tout ça: mais ça grouille, la sexualité. Ça grouille dans tous les sens.*

Cette séance est importante, car, grâce au transfert, elle aperçoit que l'appropriation de son corps et de son imaginaire, dont la condition est la séparation, passe par l'appropriation du grouillement sexuel. Deux mois après, il y aura une nouvelle régression, mais le fait qu'elle puisse commencer à penser la létalité liée à l'aliénation maternelle dans ses dimensions de corruption, d'abolition des tensions et d'immobilisation lui permettra, grâce au transfert encore, d'aborder pour la première fois le thème de sa violence.

Je vais encore à rebours. C'est pour ça que je suis encore en retard. Je ne sais plus quoi dire. Laissez-moi croupir! Laissez-moi mourir! Laissez-moi dans mon coin! Je me sens une toute petite fille écrasée, et qu'il faudrait que je me révolte, et que je ne peux que dire: «Oui maman, je me tairai.» J'ai tellement peur de ma force... de ma violence.

Au retour des vacances, l'enjeu de l'analyse se précise.

Vous voulez me tuer à me faire revenir comme ça trois fois par semaine! J'y arriverai pas! Comme je relance l'idée que je veux la tuer, elle entend ce qu'elle vient de dire avec son oreille, et non plus avec celle de sa mère: *Vous voulez tuer la larve que je suis. Vous voulez tuer cette partie de moi... qui fonctionne mal, on pourrait dire: à laquelle je suis attachée.*

C'est grâce au fait que je peux assumer l'idée du meurtre qu'enfin son cramponnement à sa jouissance peut lui apparaître. La semaine suivante, elle comprend ce qui a noué la situation avant même qu'elle naisse.

Je ne sais pas si vous l'avez remarqué, mais celle qui vous a dit bonjour, c'était ma mère; ma mère enceinte de moi qui venait vous voir. Elle vient vous montrer ce monstre qui est à l'intérieur d'elle-même et qui lui prend tout. C'est un monstre, et elle n'en veut pas; et, en même temps, ça fait partie d'elle, et il ne faut pas l'arracher.

L'analyse de la jouissance létale, de la complicité, du moi idéal et l'idéal du moi doivent se poursuivre encore et encore dans une atmosphère de revendication asthénique. Un an après, elle avoue une erreur professionnelle qui n'est pas vraiment grave, mais qui n'est pas anodine non plus. La tentation de l'épisode dépressif irresponsable la saisit à nouveau, mais elle réussit à l'écarter, et grâce à la limitation du narcissisme par la castration, on entrevoit la possibilité que la sexualité commence à se dégager de l'horreur.

Après l'histoire d'hier, si j'étais revenue en larmes, effondrée, j'étais en terrain connu. Mais alors là, revenir en disant: «J'ai fait une erreur, je ne me suis pas effondrée, je ne suis pas nulle» c'est nouveau. Je lui dis qu'elle a pu lâcher les jupes de sa mère: *C'est inquiétant et grisant. Il serait temps d'être une adulte. Je sais que maintenant, je préfère cette situation, mais c'est tout nouveau. Voilà! Et tout ça me donne le vertige!* Et le lendemain: *J'ai vraiment franchi une étape. Je ne peux plus dire: «Ce n'est pas de ma faute. Je n'y comprends rien. Je ne suis pas là. Je ne suis responsable de rien.» Je ne peux plus dire: «Une vie sexuelle est permise aux autres, et pas à moi.»*

Ainsi il existe un type de contrainte, la contrainte à l'inertie, dont la contrainte au désordre est une catégorie, qui n'est ni la contrainte morale, ni la *Zwang* freudienne. Il semble que cette contrainte soit d'essence incestueuse. Elle sert à maintenir une jouissance horrible qui est celle de la vie indifférenciée des débuts; elle entretient la confusion, elle se satisfait du manque de repères, elle assure la complicité avec ce qui n'est pas humanisé. Elle instaurerait un autre type d'aliénation, représenté dans le dernier exemple par la fusion avec une mère qui paraît d'abord n'être que la mère abusive d'une petite fille, mais qui se révèle au fil de la cure comme la mère d'avant la naissance. Cette non figure archaïque représente le Dieu obscur, anonyme, qui jouit de la désubjectivation de l'autre en le maintenant dans la jouissance pure qui se suffit à elle-même et qui interdit le dynamisme. Heureusement il arrive parfois, mais pas toujours, que l'analyse puisse, en le remettant à sa place, en limiter le pouvoir.

Prendre soin de ce qui parle dans l'Autre

Le poème[1]

Parménide

Les cavales qui m'emportent, aussi loin que l'élan du cœur peut atteindre, avançaient. Elles m'avaient conduit sur la route riche en leçons de la divinité, route qui traverse les demeures des hommes pour porter celui qui sait voir. C'est sur elle porté que j'allais de l'avant, sur elle que, très avisées, m'entraînaient les cavales attelées à mon char, tandis que des jeunes filles guidaient la course. Et l'axe qui chauffe dans les moyeux jetait le cri strident de la flûte, pressé des deux côtés par le cercle des roues, quand les Filles du Soleil, une fois derrière elles les demeures de la nuit, hâtaient leur course vers la lumière, repoussant de la main les voiles qui couvraient leurs têtes. Là sont les portes qui ouvrent sur les chemins de la Nuit et du Jour, encastrées entre un linteau, en haut, et en bas un seuil de pierre. Elles brillent dans l'air de tout le plein de leurs vastes battants, et c'est Dikè aux puissantes rigueurs qui en détient les clés à double usage. En la flattant par de douces paroles, les Filles du Soleil ont trouvé l'art de la fléchir. Elle leur tire bien vite le verrou solidement fixé. Les portes s'envolent, laissant béant l'espace des battants. L'un après l'autre, venaient de pivoter, là où chacun se loge, les deux montants garnis de cuivre, tous deux armés de chevilles et d'agrafes. Et voici que, passant les portes, tout droit sur la grand-route, les jeunes filles guident le char et les chevaux. Et moi aussi, la Déesse m'accueillit, favorable. Elle prit dans sa main ma main droite. Voici ce qu'elle dit en le chantant pour moi: ô fils, toi qu'escortent d'immortels cochers, toi qui, au galop des cavales, atteins notre demeure, salut! Non, ce n'est pas un sort funeste qui t'a conduit à prendre cette route, elle qui passe loin des hommes et de leur chemin, mais Thémis, mais Dikè. Et voici maintenant qu'il faut t'enquérir de tout. Tant d'Ouvert-sans-retrait, bien encerclant, dont le cœur point ne tremble, que des avis chers aux mortels où rien n'a fond dans l'Ouvert-sans-retrait. Mais voici ce qu'encore tu auras à

[1] Traduit par Jean Beaufret (1982), Ed. Michel Chandeigne, Paris, 1984.

apprendre: comment ce qui, diversement, se donne à voir, il était dans son lot qu'il se montre à bon titre, lui qui, traversant tout, perce partout.

Allons, je vais te dire, et toi sois le gardien de la parole entendue, quels chemins et pas plus sont à penser pour la recherche. Le premier des chemins montre qu'*il* est sans qu'aucun interdit puisse porter sur être; aie confiance en ce chemin, fidèle qu'il demeure à l'Ouvert-sans-retrait. Quant à l'autre, à savoir qu'*il* n'est pas et même que dûment règne sur l'être l'interdit, sur ce sentier, je t'en avise, aucun pas ne saurait s'assurer. Car il est exclu que tu puisses savoir le non-être — sur lui on ne gagne rien — ni que le dise ta parole.

Le Même, en vérité, est à la fois penser et être. Mais ce qui à la fois est absent aussi bien que présent, sache-le voir, par la pensée, d'un regard que rien ne déroute; car jamais l'être ne coupera de l'attenance à l'être pas plus, ainsi qu'il sied, ce qui se disperse en tous sens que ce qui vient former un tout.

Cohérent à son terme est pour moi le départ; car c'est là qu'à nouveau j'aurai à revenir.

Qu'il soit donc, comme il sied, à lui-même laissé, qu'il soit tout aussi bien gardé tel en pensée, *étant-être*, en quoi s'ouvre la clairière de l'être, mais sans ouverture est le rien. Voilà ce que d'abord je te presse d'apprendre. Qu'avant tout de ce chemin-ci ton enquête reste à l'écart, mais de cet autre ensuite au long duquel, c'est clair, s'égarent les mortels qui ne savent rien voir, doubles-têtes; c'est à la vérité l'inexpertise qui mène dans leur cœur le sens en proie à la divagation; les voilà portés çà et là, sourds qu'ils sont et non moins aveugles, ébahis, engeance sans discernement, dont le lot est de dire aussi bien être que n'être pas, être même et ne l'être pas. Tous tant qu'ils sont, ils n'avancent jamais qu'en rebroussant chemin.

Point n'arriveras par aucun forçage à les niveler être et non-étants. De ce chemin d'enquête écarte bien plutôt ta pensée, et que l'habitude à la riche expérience n'aille pas te contraindre à s'y envoyer repaître un œil pour ne rien voir, une oreille pleine de bruit, une langue, mais, laissant être ce qui est, sache penser pour toi la différence, celle que met en cause l'épreuve de haute lutte qu'il appartient à ma parole de te dire.

Un seul chemin dès lors demeure ouvert à la parole, celui qu'elle nomme: il est. Sur lui se pressent des signes en tout à fait grand nombre montrant qu'ingénéré, l'être est non moins impérissable; entier, d'une seule venue, inébranlable aussi et sans cesse. Il n'était pas jadis, il ne sera jamais, puisqu'il est à présent, tout entier à la fois, d'un seul tenant, unique. Quelle génération pourrait-on lui chercher? Par où et d'où aurait-il bien pu croître? Du non-être? C'est ce que je ne te laisserai ni dire ni penser; car on ne peut ni dire ni penser qu'il n'est pas ni comment. Par quoi en vérité eût-il été tenu de poindre ou plus tard ou plus tôt, prenant issue du rien, pour déployer son éclosion? Il lui faut donc être, ou tout à fait, ou pas du tout. Jamais non plus la vigueur d'aucune assurance ne pourra concéder que, né du rien, quelque autre que lui puisse, à côté de lui, éclore; c'est pourquoi, ni de naître ni de périr, par nul relâchement de ses liens, Dikè ne lui donna licence, elle qui, au contraire, maintient. La question est dès lors tranchée: il est ou il n'est pas. Ayant ainsi tranché, il te faut à tout prix laisser l'un des chemins à l'impensable et au sans nom, car il est à l'écart de l'Ouvert-sans-retrait. L'autre, au contraire, s'ouvre. C'est lui le vrai chemin. Comment l'être ne se déploierait-il qu'ensuite? Comment pourrait-il être né? Car, s'il est devenu, il n'est pas, et il n'est pas non plus s'il doit un jour venir à être. Ainsi la genèse est éteinte et le déclin a disparu.

Il n'est pas non plus divisible, puisque partout pareil et aucun plus ne peut jamais lui advenir, rompant sa cohésion, ni aucun moins; mais il est partout au plein de l'être. Dès lors en lui tout se tient, car l'être est pour l'être au plus proche.

Et immobile aussi dans les limites de liens puissants, il est tel, sans commencement ni cesse, puisque naissance et destruction en ont été bannies tout au loin où les a repoussées, ouverte à l'Ouvert, l'assurance. Demeurant même en même état, il repose en lui-même et reste fixe au même endroit; car dans sa vigueur la Nécessité le maintient dans les liens d'une limite qui, de toutes parts l'enclôt, sans permettre jamais qu'il soit inaccompli; il est en vérité sans manque; n'étant pas tel, il manquerait de tout.

Le même est penser et au regard de quoi éclôt une pensée. Car à part de l'être, qui est le lieu de sa révélation, point ne trouveras le penser; rien n'était en effet ni n'est ni ne sera d'autre que l'être et à lui latéral, puisque le partage qui est sien l'a lié au statut d'une intégrité au repos; par là-même nom tout sera, autant qu'il soit, dans ce que les mortels se sont fixés à leur usage, confiants que plus rien ne demeure en retrait: aussi bien naître que périr, être là que n'y être pas, quitter sa place pour une autre et briller tour à tour d'une couleur changeante.

Mais si dernière est la limite, il est fini de toutes parts, présentant la tournure d'une sphère accomplie, à partir du centre, en tous sens, identiquement rayonnante; car plus étant ni moins il ne saurait être ici ou là; il n'est en effet rien de nul qui puisse l'empêcher d'aboutir au pareil, et l'être n'est point tel qu'il soit ici plus être et ailleurs moins, puisqu'il est partout à l'abri. A lui-même en effet de toutes parts égal, il rencontre à égalité ses propres limites.

Or voici maintenant que je mets fin pour toi à la parole sûre et au savoir qui cerne l'Ouvert-sans-retrait. A partir d'ici apprends donc à quoi s'en tiennent les mortels, attentif à l'ordre déroutant de mes dires. Ils ont bel et bien établi deux figures pour dénommer ce qu'ils avaient en vue dont l'une solitairement n'est pas admissible, en quoi les voilà divagants. Ils n'en ont pas moins opposé les caractères en les dissociant, et leur ont assigné des marques qu'il ont placées à part l'une de l'autre: ici le feu éthéré de la flamme, le feu favorable, toute légèreté, partout identique à lui-même, sans rien de commun avec l'autre, et là, lui faisant face, cette autre qu'ils ont aussi réduite à elle-même: la nuit obtuse, sans leçons, opaque et pesante figure. Un tel ajointement, en tant que de bonne venue, je vais te le dire en entier, afin qu'au grand jamais l'avis d'aucun mortel ne l'emporte sur toi.

Mais puisque tout se laissera nommer lumière et nuit, ces deux noms répondant aux portées respectives qui en situent, ici ou ailleurs, les domaines, tout est plein à la fois de lumière et de nuit sans lumière, l'une et l'autre à égalité, si rien à aucune des deux ne prend isolément part.

Mais tu sauras le déploiement lumineux de l'éther, tout ce qui, dans l'éther, fait signe, l'œuvre dévorante du soleil éclatant, pur flambeau, et d'où ils proviennent; tu apprendras aussi les effets et la circulation de la lune à l'œil rond et comment elle s'est formée. Tu sauras encore le ciel qui retient tout en l'entourant, d'où il est né, et comment la nécessité qui le dirige a fixé des limites à la course des astres.

comment la terre et le soleil et la lune et l'universel éther du ciel et la céleste voie lactée et l'Olympe le plus reculé et la brûlante vigueur des astres s'élancèrent vers la naissance.

Les anneaux les plus resserrés sont remplis de feu sans mélange; ceux qui viennent après sont pleins de nuit, mais, dans l'entre-deux, pénètre une portion de flamme. Au milieu la divinité qui gouverne tout, car c'est partout qu'elle est l'origine de l'enfantement par le Styx et de l'accouplement, envoyant la femelle s'unir au mâle et en retour aussi le mâle à la femelle.

Premier de tous les dieux, Eros, c'est lui qui fut songé.

Claire dans la nuit, autour de la terre errante, lumière d'ailleurs

toujours portant ses regards inquiets vers les rayons du soleil.

Répondant point par point au mélange que contiennent les membres si diversement remuants, c'est ainsi que du sens a son lieu chez les hommes. Le Même en vérité, lui qui leur permet, entre autres, d'être pensants, est leur éclosion physique, aussi bien chez tous qu'à propos de tout; à sa plénitude, elle est proprement la pensée.

à droite les garçons, à gauche les filles

«Nous sommes enchaînés par la vérité»

Jean-Toussaint Desanti

Je dois vous avouer que je ne suis nullement psychanalyste. Je ne suis pas, et je n'ai jamais été, analysant pas plus que je ne pratique la langue psychanalytique, bien que je la connaisse pour en entendre parler ou pour en lire. Mais ce n'est pas suffisant pour que je puisse la parler moi-même. Je vais donc parler ma langue d'usage qui est celle que j'ai apprise, à la fois en lisant et en pratiquant ce qu'on appelle la philosophie et les mathématiques. Lorsqu'on m'a appris que le thème de ce colloque portait sur «la contrainte», une phrase d'Aristote a traversé en un éclair mon esprit. Cette phrase se trouve dans *La Physique*, Livre I — vers la fin de *La Physique*, exactement en 1988 B.30 — Aristote parle des anciens philosophes et je suppose qu'il pense principalement à Empédocle. Il dit que ces penseurs ont mis les contraintes — tels que le chaud, le froid, le sec, l'humide, etc. — au nombre des principes mais «qu'ils l'ont fait sans en donner de justification et, pour ainsi dire, forcés par la vérité elle-même». En français, cette phrase, marquée par la langue un peu conventionnelle des traducteurs, peut passer pour anodine. On peut imaginer qu'Aristote pense que les anciens s'étaient laissés guidés un peu comme ça, par ce qui leur apparaissait, sans en connaître la logique, sans réfléchir sur celle-ci. Par contre, Aristote avait travaillé en compagnie de ses élèves pour aborder ce versant de la connaissance. Pourtant il ne faut pas, à mon sens, passer trop rapidement sur cette phrase: il faut au contraire chercher à l'entendre dans sa langue. Entendue dans sa langue, elle est étrange. Trois mots y sont rassemblés: le premier est ἀλήθεια soit «vérité», le second ἄνευ λόγου voulant dire «sans donner de raison» et le troisième αναγκη qui signifie «nécessité».

Dès lors la phrase grecque se présente ainsi: ἄνευ λόγου [...] ὥσπερ ὑπ᾽αὐτῆς τῆς ἀληθείας ἀναγκασθέντες. Deux petits mots sont importants: l'article qui se trouve devant ἀληθείας et le pronom déterminatif αὐτῆς. Je vous propose donc, pour commencer, d'étudier chacun de ces termes dans leur sens grec. Cela nous permettra d'envisager le champ qui s'ouvre en fonction de leur mise en connexion dans la phrase complète. Nous pourrons, de cette manière, introduire le problème qui, nous, nous préoccupe et qui concerne cette forme particulière de contrainte liée à l'usage du discours à fonction de savoir.

Le premier mot: ἀνάγκη, la nécessité, est fort intéressant et il convient de souligner la diversité de ses usages en grec. Dans Homère, par exemple, on trouve l'expression suivante: «ἦμαρ ἀναγκαῖος». Elle signifie le jour nécessaire, soit le jour de la servitude. De la même façon il existe un usage attesté qui montre que ce mot signifie la prison. Dans ce terme se trouve le sens de capturer, de se trouver capturé, d'être pris dans des liens, saisi, noué: par quoi?

ἀλήθεια, de son côté, est un mot bien curieux. C'est une expression négative qui commence par un *a* signifiant nettement la privation: ἀ-λήθεια qui veut dire privé d'oubli. Au sens propre c'est ce qui échappe à l'oubli. Le mot latin *véritas* est un terme positif, un mot de paysan, un mot rural: c'est ce à quoi il faut croire pour survivre, c'est ce qui est là. Le grec parle dans un autre registre.

Quant au terme λόγος, la référence citée plus haut marque son absence: «sans logos» dit-elle. Pourtant les anciens philosophes ne sont pas restés muets, puisqu'ils ont mis les contraires au nombre des principes. Ils ont donc parlé, mais d'une certaine façon, quelque chose comme une langue manquait dans leur langue. Sous-entendu: moi, Aristote, j'ai trouvé et je sais la langue qu'il faut parler. C'est la langue de la syllogistique que les anciens ne connaissaient pas encore. Mais que veut dire λέγειν au sens propre? Cela signifie choisir en vue de rassembler. Rassembler un troupeau pourrait se dire ainsi, comme rassembler des cailloux, compter des arbres.

Nous pouvons alors relire le texte en l'interprétant à partir de ces multiples éléments. Nous obtenons: «Ces anciens ont mis les contraires au nombre des principes. Ils l'ont fait, capturés par ce qui était manifeste mais sans pouvoir encore rassembler, recueillir, ce qui, ainsi, se manifestait peu à peu.» Ils ont donc manqué quelque chose (ἄνευ λόγου c'est-à-dire «sans possibilité de rassemblement»).

Restent ces petits mots qui peuvent passer pour tout à fait exorbitants dans le texte d'Aristote. Il ne dit pas «par la vérité», sans mettre de détermination. Au contraire il ajoute une détermination lourde, il dit «αὐτῆς τῆς ἀληθείας» — par la vérité en personne. Il affirme au total «que les anciens ont été capturés par le manifeste sans pouvoir rassembler. Ils ont été pris par le manifeste en personne, et non pas le manifeste indéterminé ou le manifeste à distance, mais par le manifeste qui était là (αὐτῆs), par ce qui ne se dissimule pas en personne. A quoi pense-t-il? Je ne sais pas. Pourtant, de mon côté, je note qu'Aristote va parler ensuite de Parménide et le critiquer. Car ce qu'il veut comprendre c'est le mouvement: il parle en physicien, en homme qui s'intéresse à la nature, à ce qui naît, à ce qui se développe, à qui croît et se détruit, à ce qui se maintient, à ce qui pousse... Pour lui la méthode de Parménide ne permet pas de comprendre quoi que ce soit. Cela éclaire peut-être ce qu'il écrit juste avant sur «la vérité en personne». Peut-être pense-t-il déjà à Parménide.

Cela nous amène à faire un court séjour dans le prologue du poème de Parménide. Il se révèle tout à fait utile à notre propos puisqu'il va s'agir d'essayer d'éclaircir la relation entre ce qui, dans le manifeste, peut capturer l'être parlant que nous sommes. Comment à partir du fait qu'il se voit capturé par le manifeste, cet être parlant se trouve capturé à nouveau, sous et sur-capturé si je puis dire, et sans cesse capturé dans l'exercice de sa nature d'être parlant. Il va être ainsi doublement capturé, c'est du moins ce que nous soupçonnons. A partir de cette phrase d'Aristote nous soupçonnons en effet qu'il va y avoir une capture, sinon à double couche, du moins à couches multiples.

Tout cela me fait penser qu'il semble utile de réfléchir à la façon dont Parménide présente son poème. C'est un récit allégorique et le récit d'une initiation. Il commence par expliquer que des Cavales l'entraînaient. Elles le portaient sur la route. Là vient se placer un adjectif tout à fait curieux: les Cavales l'entraînaient sur la route «πολύφημον». Ce terme est fabriqué à partir de «πολύ»: plusieurs et de «φῆμιs» qui signifie dire. Généralement cette expression est traduite par «la route fameuse», façon de faire qui ne rend pas le sens exact; il s'agit bien d'une route pleine de paroles, πολύφημον. Ces paroles sont-elles des paroles articulées? Non, ce sont des signes. La route est donc pleine de signes et sur ce chemin les Cavales emportent le narrateur. Ces Cavales vont être nommées elles-aussi et déterminées par un adjectif étrange. Celui qui raconte son initiation, vraie ou fausse, dit des Cavales qu'elles sont «πολύφραστοι». «πολύφημον» était déjà surprenant, utilisé à propos d'une route. Mais «πολύφραστοι» l'est encore bien plus, puisqu'il s'agit «d'expliquer en articulant». Voilà que ces Cavales sont pleines d'explications... Pourtant elles ne disent rien. Comment expliquer qu'elles s'expriment? Souvent les traducteurs tournent la difficulté en disant «les sages Cavales».

Mais le texte ne dit pas du tout cela. Il pose qu'elles parlent beaucoup, sans rien dire. Que faut-il croire? Il faut croire qu'à chaque pas de ces Cavales, violentes, empressées, et la violence du trajet est évoqué par le bruit de l'essieu portant le char, bruit et étincelles mêlées, cela s'accorde au θυμός au cœur du mortel, à son courage et à son désir, θυμός étant un mot qui contient beaucoup de sens. Les Cavales sont ainsi accordées au cœur du mortel et en même temps, à chaque pas, aux signes qui sont sur la route marquant déjà ce qui se trouve au bout de la route; là où est la porte qui sépare le jour et la nuit, là où se tient la Déesse. Cette route est la sienne et porte sa marque. Les Cavales portent tout autant sa marque.

Si le θυμός du mortel ne la porte pas il est cependant entraîné, presque malgré lui, au cœur même du chemin. Là, il découvre des signe et c'est pourquoi il nomme les Cavales qui l'emportent «πολύφραστοι»: elles disent pour lui sans rien dire. Elles ne disent rien et pourtant elles disent beaucoup parce qu'elles marquent la route.

Quant au mortel comment est-il nommé? Curieusement, on dit qu'il appartient à la race des mortels «εἰδότα», expression qui se traduit en général par «les mortels qui savent». Je pense qu'il s'agit des «mortels doués de vue»: des mortels qui voient, qui distinguent les signes et qui ont conscience de la relation qu'il y a entre le θυμός, leur ardeur interne et la force même des Cavales, ces Cavales qui dévoilent des signes à chaque pas et ouvrent la route.

Voilà les trois grandes déterminations: un chemin, un au-delà du chemin (un bout du chemin) avec Δίχη, la Déesse, et le mouvement, l'élan. En quatrième lieu il y a la mise en consonance du θυμός, du chemin, du char lui-même, du mouvement lui-même. Tout cela est mis en consonance et cela constitue l'initiation. Chose étrange, il y a des jeunes filles qui accompagnent ce voyageur. Que doivent-elles faire? La Déesse qui est derrière, au-delà du seuil qui sépare le jour et la nuit, doit être apprivoisée. Si elle n'est appelée au départ que la Déesse, à la fin on lui donne le nom de Δίχη. Il s'agit de celle qui dicte les décrets qui peuvent condamner, de celle qui dit les décrets qui enchaînent le monde, les dieux et les mortels. Elle est derrière. Mais il va falloir qu'elle ouvre la porte. Il va falloir la persuader. Les jeunes filles par de douces paroles persuaderont cette Déesse qui ouvrira effectivement les portes.

Et lorsque la Déesse apparaîtra elle fera le signe de l'alliance: elle tend la main, elle accueille et elle parle. Commence l'exposé du contenu de l'initiation: l'ἀλήθεια en personne va se dévoiler. Que va-t-elle dire? Cela va commencer par des reproches. La

Déesse a fait alliance, elle est apprivoisée, elle a cédé aux prières des jeunes filles, elle a accueilli le mortel et elle lui dit: «Mortel à deux têtes (δίκρανος)». C'est presque une injure. Tu as une tête tournée vers l'apparent, dit-elle, et une autre tournée vers moi qui te parle. Apprends quel est le chemin. Elle prononce alors ces paroles fameuses, qu'on retrouve dans Heidegger. Cela commence par le verbe χρὴ «il faut». Il faut dire et penser de l'étant son étant. On pourrait discuter à l'infini de cette traduction, mais admettons-la sous cette forme. Il n'y a plus d'ἀνάγκη. Il n'y a plus de capture. Nous sommes dans un autre registre. χρὴ signifie user de, se servir de, la chose dont on se sert. La chose au sens propre, la chose au sens fort se dénomme ainsi «χρῆμα». Chose doit être pris ici non seulement dans le sens de son utilité mais aussi de sa persistance. «χρὴ» signifie donc: il est de nécessité d'usage, c'est une nécessité d'usage de dire...

Le mot qui suit λέγειν doit d'ailleurs toujours être pris au sens fort: rassembler. Νοεῖν est formé à partir du substantif νόος, exactement comme πνεῖν, respirer est formé sur πνεῦμα: souffle. Νοεῖν c'est donc habiter l'élément du penser, de même que respirer c'est habiter le souffle. Cela indique une relation interne, substantielle, dont il faut faire usage, dont il y a lieu de faire usage. «χρὴ» renvoie donc au fait qu'il faut rassembler et habiter la pensée. Il faut reconnaître là que ce qui se montre étant, est dans son étant. Il est possible de discuter et de polémiquer à partir de ce poème.

A chaque fois qu'on le lit, on s'aperçoit que la syntaxe en est comme en suspens. C'est une syntaxe qui reste à la volonté de l'auditeur qui peut construire ce vers de bien des façons. Nous garderons celle, traditionnelle, d'Heidegger. Ce qui importe, ce n'est pas tant ce que dit la Déesse, que la façon dont le chemin qui mène à elle est identifié par celui qui en parle. Ce qui importe c'est la façon, pour celui qui va sur ce chemin, d'être non pas le mortel qui sait, mais le mortel qui sait voir, le mortel médusé, réduit à l'audition, à l'écoute. En étant ainsi réduit à cette écoute, c'est bien ce qui paraissait dissimulé et saisi seulement dans ses signes — et les Cavales douées de signification n'en sont que la métaphore — c'est cela même qui se dévoile sous la forme de ce discours qui contient en lui-même sa justification.

Quel problème se pose à ce moment-là? Il nous faut tenter de réfléchir à ce que peut signifier cette capture par le manifeste, à ce que peut signifier cette relation du λόγος manifeste, à ce que peut signifier ce manque de langue au sein du λόγος lui-même, à ce que peut signifier, enfin, cette manière d'être en personne du manifeste — qui pourtant le dérobe. Du côté du sujet parlant, d'où vient que celui-ci ait à se laisser capturer par le manifeste? Par quoi se laisse-t-il alors capturer? L'idée que je voudrais, sinon développer, du moins avancer, est que la fidélité au manifeste se déploie d'une manière que j'appellerai bifide, sous forme d'une fidélité à double face. On le voit bien dès l'origine quand la Déesse déclare: «Mortel à double tête». Qu'est-ce que cette expression vient exprimer? Il y a, d'une part, le déploiement du manifeste, ce qui se manifeste, se détermine comme tel: soit comme chose, soit comme parole entendue, soit comme bruit, soit comme complexe de choses de bruits et de paroles, soit parfois même comme surgissement, comme un éclair apparaissant et disparaissant. Tout ce qui survient, qui advient, qui se montre, qui persiste tout autant et se maintient.

Je parlais tout à l'heure de capture. Nous sommes capturés par le déploiement du manifeste qui demeure en son retrait. Supposons que nous nous promenions la nuit dans une forêt isolée, où personne ne se trouve. Si nous entendons un bruit quelconque nous nous disons certainement: «C'est un oiseau.» Nous nommons l'oiseau[1]. Vous pouvez ne plus penser à l'oiseau. Mais ce qui vous capture, c'est: *avoir entendu* le cri de l'oiseau. Cela se déploie dans la forme temporelle. Supposez que ce ne soit pas un oiseau, mais un prénom crié dans la nuit: Jean-François! Qui peut bien crier ainsi, alors qu'il n'y a personne? Cela prend valeur objectuelle. Me capture le statut objectal, nommable de la chose même qui se présente dans le déroulement temporel du discours. Il y a deux sortes de *captures*:

1) La *capture primaire*, qui est celle de la temporalisation immédiate. Elle est de l'ordre de ce qui se voit, se perçoit, se retient en disparaissant, αναγκη! Inévitablement. Avoir entendu le cri d'oiseau se déploie dans une forme temporelle et nous n'y pouvons rien.

2) L'autre capture est une *capture de la désignation*, du discours qui a déjà rassemblé. Ce n'est pas la durée qui nous retient ici, mais la désignation. La désignation montre que l'on est contraint de mettre en mouvement la capacité du sujet parlant, sinon le manifeste s'échappe.

Ce qui capture c'est cette unité du Logos qui rassemble et du manifeste qui se déploie. La relation est circulaire. Nous avons la forme du rassemblement temporel. Nous rassemblons le temps

---

[1] A cet endroit, le magnétophone a cessé de fonctionner. La suite de l'intervention de J.-T. Desanti a été reconstituée par Pierre Jacerme, grâce aux notes aimablement prêtées par Mmes Cécile Casadamont, Françoise Delbary, Nicole Guerpillon et Elise Guidoni.

en parlant. Mais le temps ne se manifeste qu'en fuyant dans son rassemblement. Capture, c'est aussi la capture des possibilités de rassemblement. On ne peut pas faire autrement que désigner ce qui se montre. Cavales pleines de mots: cf. texte de Parménide. Et c'est cela que j'appelle: «L'exigence de la *prise de soin*», car qui prend soin du manifeste? Faut-il qu'il y ait un «quelqu'un», un «qui»? Faut-il qu'il y ait un «sujet», un sujet qui se met *devant* les choses et qui devrait en prendre soin?

C'est plutôt le manifeste qui prend soin de lui-même en tant qu'il se déploie en *se* manifestant. S'il y a un sujet et une désignation possible, c'est en tant que le manifeste s'occulte. Le manifeste est ἄνευ λόγου, sans rassemblement, mais exigeant le rassemblement. Cette relation n'est cependant jamais totalement présente. L'ἀλήθεια exige la prise de soin dans le manifeste, en ceci qu'elle n'est «pas toute». Par essence. Jamais toute, mais «en personne» — en personne, jamais toute. Ce «en personne, jamais toute» se manifeste sur un second plan qui est cette quête d'ἀλήθεια. C'est cela la fidélité bifide: laisser venir les choses; les laisser venir et s'en aller. C'est la première fidélité, qui met toujours en danger la consistance du manifeste, qui exige d'être rassemblé. Cette fidélité, qui est fidèle au manifeste, en laissant ἀλήθεια en personne et non-toute, est en même temps en quête d'ἀλήθεια, contraignante et attirante, là et jamais là — «double face».

Ce qui est «en personne» est toujours au-delà de ce soi(n). C'est la «double face» qui exige la prise de soin. On doit prendre soin des possibilités de la fidélité bifide comme ἀλήθεια. On doit prendre soin des possibilités de langage que comporte l'usage d'une langue. Le soin que l'on prend du monde des choses exige toujours aprioriquement la prise de soin des possibilités de langue que comporte toute langue. Et ceci parce que le manifeste porte toujours d'avance, au premier coup d'œil du mortel, la marque de la parole de l'autre. Il n'y a pas de médiation vers la manifestation brutale des choses du monde. Il y aura toujours le détour langagier. Nommer, laisser la chose à distance, la laisser-aller; mais l'avoir nommée permet d'en disposer sur un autre registre.

On se retrouve en face de la question de l'arbitraire: je pourrais aussi bien dire autre chose (cf. *Septième Lettre* de Platon, problème de la rectitude de la dénomination, qui n'est jamais le redoublement de la chose). C'est là un moment dangereux. La langue, les possibilités de la parole vont devenir des «thèmes», s'objectiver. Et alors on entre dans le champ de la philosophie...

Tout autre est de se plier à cette fidélité bifide, se plier au mode de paraître de la chose, et au mode de son rassemblement. Mais, il n'y a pas de sujet prénormé! Il surgit du déploiement lui-même. Il y a un lieu des normes qui survole le manifeste. L'existence des normes surgit du déploiement de la manifestation elle-même, du fait de sa structure bifide, de l'excès du manifeste sur le logos, et de l'excès des possibilités du logos sur le manifeste. Le logos rassemble ce qui se laisse choisir, ce qui se laisse distinguer. Distinguer veut dire: étiqueter. Marquer. A ce niveau, le mieux est d'écrire, et de pouvoir re-marquer ce qui est marqué, et même constituer des chaînes de marquage, des chaînes linéaires. Les marques désignant les couches de «chaînes». Il y a constitution d'un réseau vertical, là où il y a du marquage. Ce qui est marqué ne peut pas ne pas l'avoir été. La norme, c'est celle du marquage, sans laquelle le manifeste s'échappe. Est-ce qu'il y a, là-derrière, une structure de «sujet» qui est là? Hypothèse non stupide, mais inutile. Supprimons les hypothèses qui coûtent trop cher. Tenons-nous en au manifeste et à la parole, à l'exigence d'avoir à parler, à l'exigence de tout ce qui se manifeste dans le champ de la parole, comme trou, mémoration, réminiscence, astreinte aux règles arbitraires, bouleversement des configurations symboliques locales.

Question de Françoise Delbary: Est-ce qu'on ne peut pas parler d'une capture par le «sujet», qui toucherait plus particulièrement les psychanalystes, qui ne cessent de parler d'«objet» (ce qui présuppose la domination par un sujet)?

Réponse de J.-T. Desanti: Le monde n'est manifeste que dans le champ de la parole. Le mortel, son lot, c'est de tourner dans le cercle des captures. Le mouvement de la capture est circulaire (cf. la circularité des flèches symboliques: but-source-but). Les bassins de capture sont instables. Le «sujet» se trouve machiné dans ce jeu de renvois symboliques, à la fois comme ce qui peut soit interrompre le mouvement en renforçant l'une des formes de captures, et c'est l'impérialisme de ce «sujet», soit en s'autorisant comme circulateur en se donnant le statut de l'ubiquité symbolique sans survol. Ainsi machiné, le sujet exerce deux fonctions, tour à tour renforçant et relâchant, mais pouvant se porter en n'importe quel point. Dans le premier cas, c'est le sujet contraignant. Dans le deuxième cas, c'est le sujet accueillant et surveillant qui, au besoin, redresse les formations symboliques compromises localement, ici et là.

Daniel Destombes cite la phrase de Blanchot: «Dire ne console pas de ce qui reste à dire.» Totalitaire: quelqu'un qui boucle, se console de ce qui reste à dire par du faux manifeste.

La contrainte, une écriture de l'emprise

Jean Cooren

Vous connaissez peut-être *Champ*, l'œuvre d'un artiste anglais Antony Gormley? Rassemblées dans une salle, placées côte à côte à même le sol, 42.000 pièces d'argile de la taille d'une main rencontrent le regard du visiteur placé en surplomb. Ces statuettes n'ont pas de bouche, seulement deux yeux figurés par deux trous pointés vers le haut.

L'on pourrait dire que cette douleur tragique de la masse attend la fascination par un chef, celui qui prétendra savoir et dire à la place des autres. En démocratie, les efforts de chacun visent à mettre une bouche ou à faire en sorte que l'on s'en serve. Car la parole produit la division du sujet et disperse la foule en tant que masse. Les dictateurs le savent d'intuition quand ils mettent en place une censure pour que chacun parle d'une seule voix, la leur, et avec un seul savoir, le leur. Si ces efforts démocratiques ont leur intérêt, nous savons aussi qu'ils se heurtent à de grosses résistances: ainsi la parole de certains semble inéluctablement fermer la bouche des autres (comme si leur parole tuait les possibilités d'expression: effet toxique ou pervers de certains discours); et puis il semble bien, hors toute idéalisation, que certains n'aient décidément «rien à dire» comme si leur parole était morte. Quels que soient les efforts communs dans le sens d'une plus grande participation démocratique, il s'en suit donc un peu à la fois, la production d'un reste qui, s'ajoutant aux précédents restes et à d'autres facteurs, crée des failles dans le discours social et politique (qu'il soit municipal, régional, national ou international). Et, de ces trous, surgissent des hordes terrifiantes, qui saccagent tout sur leur passage, plus rien ne les arrête, comme s'il n'y avait plus qu'une seule appétence: la jouissance à mort (banlieue, groupes professionnels, fanatiques, nationalistes de tout poil).

Devant *Champ*, l'œuvre d'A. Gormley, me sont venues deux questions à l'esprit.

Quelle est l'origine de cette douleur ou de ce tragique collectif? S'agit-il de la somme des tragiques individuels, ou bien y a-t-il une douleur propre à la langue, à la culture, à l'histoire?

Pourquoi cette douleur, au lieu de parvenir à s'exprimer de plus en plus fort et haut, devient-elle mutisme et supplique muette, comme si progressivement, dans certaines circonstances, se perdait la possibilité de penser et de parler. Comme si ça s'effaçait.

De telles questions s'alimentent évidemment de la pratique de la cure, dispositif singulier qui met en présence un tragique individuel et un «sujet supposé savoir» (l'analyste) qui, hors fascination par le regard, ne va avoir de cesse de déconstruire en lui-même ce à quoi le patient voudrait le conduire, savoir et dire à la place de lui.

Cadre, silence, présence et parole de l'analyste mettent à jour ce tragique individuel et vont tenter de le faire évoluer. Le processus analytique creuse une bouche sur les personnages de Gormley. Et cette bouche se met à parler dans et par le transfert. En principe, l'évolution de ce travail conduit à la résolution des conflits névrotiques, à la disparition progressive des symptômes et, par la constitution d'un sujet singulier et divisé, à la dissolution de la foule en tant que masse. En principe, car nous savons les uns et les autres que ce n'est pas si simple. Parmi toutes les difficultés rencontrées, il arrive que le processus analytique bute sans fin sur une douleur, d'abord associée à une relance de symptômes névrotiques, puis douleur isolée ou presque. Une douleur tenace, profonde, qui s'accompagne au début surtout de son émergence, d'une envie de mourir.

Je voudrais attirer l'attention sur les caractéristiques de cette douleur. Elle s'apparente plus à la douleur ressentie lors d'un accès mélancolique ou d'un deuil qu'à l'affect pénible éprouvé lors des moments dépressifs. Son réveil intermittent fait penser à l'ouverture et la fermeture temporaires d'une plaie. Il est essentiel que l'analyste entende cette douleur s'exprimer tout au long de la cure; et lorsqu'elle surgit tardivement qu'il ne la prenne pas pour un refus obstiné de terminer l'analyse. Elle est d'autant plus difficile à accepter qu'elle semble miner ou engloutir les progrès réalisés par ailleurs. La prolongation de la cure n'est pas la cause de cette souffrance. Elle signe plutôt l'émergence d'une souffrance mentale profonde et ancienne recouverte jusqu'alors par les conflits névrotiques. Elle indique que quelque chose de cruel reste inclus et continue à se signaler. Cette éventualité est loin d'être exceptionnelle.

Vous voyez, je préfère le mot «douleur» à celui de «souffrance». Pour son poids propre, la fulgurance imaginaire du mot, la relative censure dont il est l'objet. Je le préfère car il communique avec la douleur du corps, celle qui va chez le médecin, et avec la douleur dans la mélancolie, cette «douleur morale» que le psychiatre s'emploie à faire taire. Je le préfère aussi parce que, dans la cure, cette douleur est souvent censurée. En dehors des quelques hystériques et hypocondriaques qui font de leurs plaintes un métier de bouche, la douleur se tient souvent à l'oreille de l'analyste, derrière d'autres symptômes plus aimables: dépressifs, anxieux, pervers. Et il faudra un long, très long travail, de part et d'autre, dans la cure (cinq ans, dix ans, quinze ans...) pour que cette douleur soit repérable à l'état isolé et — à l'image de cette île noire qui surgit dans le film de Fellini: *Et vogue le navire* — pour qu'elle soit reconnue, supportée et déclarée comme telle par l'analysant, comme une douleur radicale, existentielle, la douleur d'un meurtre actuel de soi qui se maintient hors temporalité, dans une immobilité quasi mélancolique. C'est cette douleur qui contraint le patient à poursuivre l'analyse toujours au-delà.

Étrangeté de l'analyse, étrange analysant: car en dehors de la cure, et excepté le discours du poète et de l'artiste, qui donc continue de nos jours à nommer cette douleur? Pourtant nous la devinons partout, généralisée, cachée derrière les fêtes de famille, évacuée des institutions par les exclusions réciproques, exclue de l'entreprise au nom des contraintes économiques. Facilement aussi, elle se camoufle et travaille derrière religion et idéologies, militances, théories de toutes sortes, séductions, et même amour, tous ces lieux de contrainte. Et qui pourra encore la reconnaître derrière les justifications conduisant à la guerre?

Un collègue résumait un jour, de façon lapidaire, son expérience: «Parmi ceux qui viennent à l'analyse, disait-il, on peut distinguer après-coup deux types de patients: les analysants qui ont une histoire ou des parents à peu près "normaux", ceux-là font leur analyse presque tout seul et "ça marche"; et puis les autres, ceux qui ont une histoire lourde ou des parents à peu près fous, et là le résultat reste aléatoire.» Il ajoutait en forme de boutade: «Ce sont parmi ces derniers que se recrutent le plus souvent les analystes.» Il indiquait sans doute par là qu'en dehors du contingent des analystes «heureux», il en existe un certain nombre qui, malgré un très long travail personnel, continue à souffrir et pas seulement à cause de leurs patients ou de leurs soucis très actuels. Ces analystes reconnaissent volontiers ce que la psychanalyse leur a apporté mais ils gardent en eux-mêmes une sorte d'amertume. Plutôt que d'affronter une nouvelle fois dans une cure la répétition infernale d'un irreprésentable douloureux, ils préfèrent accepter l'idée qu'il n'y a plus de progrès possible. Certains s'engagent alors dans des conduites addictives de toutes sortes, y compris institutionnelle, pour se donner l'illusion d'aller bien.

Provisoirement je quitte le mot «douleur», il va aller son chemin en vous. Nous retrouverons plus loin son questionnement. En attendant, laissons pendre quelques bouts de fil irrésolus, orphelins, sous forme d'interrogations (sans réponses immédiates, ce qui ne veut pas dire sans gravité).

Première interrogation: La douleur, celle qui vient border et travailler toute contrainte serait-elle déjà une façon d'exister, d'écrire quelque chose, devant une béance, un trou, une incision, sur les bords d'une plaie de mémoire; dans les systèmes de représentation, dans le Symbolique?

Deuxième interrogation: La cure, cette contrainte acceptée, serait-elle le seul cadre théorico-clinique existant où peut se risquer le déplissement de cette douleur mélancolique fondamentale? Son procès, le procès de ce qui la sous-tend, à savoir la «chose meurtrière» dans l'individu, sa famille, son histoire, sa culture, son environnement, sa langue?

Troisième interrogation, subsidiaire: Cette découverte conduit-elle à une responsabilité nouvelle de la psychanalyse devant l'histoire: éclairer la nature des contraintes? Mais peut-on faire l'économie de la cure? Peut-on transmettre dans le collectif ce qui a été découvert ainsi, individuellement, par un travail personnel, sans prendre le risque de répéter ailleurs d'autres formes de contrainte, sous forme, par exemple, d'une terreur devant une dénonciation «sauvage» de l'inconscient?

Nous savons que Freud était préoccupé, et pour cause, des résultats de la psychanalyse. Face à l'énigme de la souffrance sans fin, il a apporté tout au long de son œuvre deux types de réponse qui sont complémentaires l'une de l'autre. Premier axe: il faut se résigner à cette épreuve, c'est le propre de l'humain, «nous souffrons», dit le poète, il n'y a pas d'humanité sans violence, il y aura toujours des guerres, etc. Deuxième axe: dans la cure, il ne faut pas se résigner; il faut reculer les limites de l'analysable, interroger les modes de figuration de certaines expériences précoces, supporter que le patient les répète dans le transfert tant qu'il ne les a pas élaborées, etc.

La synthèse de tout ceci a été d'abord l'apparition en 1920 du concept de «pulsion de mort»; concept qui rend compte de l'innommable universel travaillant vers la mort indépendamment du principe de plaisir; concept, aussi, libérant l'analyse de la recherche d'un événement traumatique précis (telle une scène de séduction) et mettant l'accent sur des processus actifs de déliaison, d'effacement, de déconstruction. Désormais le mental apparaît travaillé par deux forces, pas nécessairement antagonistes dans la mesure où elles parviennent à se lier l'une à l'autre par le Symbolique et dans le sexuel, mais dont le but est radicalement différent, l'un tourné vers la vie, l'autre vers la mort.

Cette dénomination générale de «pulsion de mort» recouvre des phénomènes très différents. Ainsi en est-il entre l'idée du «vivant en tant qu'accident de la mort» (*Au-delà du principe de plaisir*) et puis ce qui peut se transmettre de meurtrier, par répétition, d'une génération à l'autre; cette «torture en héritage» disait une patiente. Or l'expérience de la cure, et de l'actualité, nous conduit à penser que, à côté du sexuel, la «volonté de mort» (Nathalie Zaltzman) est une réalité psychique incontournable. Douleur, mélancolie, culpabilité, répétition du tragique, en seraient-ils la trace infinie, chez un patient «qui ne veut pas guérir», qui épuise l'analyse de tous les symptômes qui servaient de cadre à son désir, qui se remémore et élabore encore, et pourtant se heurte toujours au retour de cette douleur. Un patient qui répète dans le transfert quelque chose qu'il n'arrive pas à se représenter.

Freud, en 1922, dans «Le Moi et le Ça», reprend la question. Il interroge ce vécu douloureux d'«être malade». Il évoque alors la persistance de «sentiments inconscients de culpabilité», reste d'une aliénation d'amour abandonnée et «proche de ce qu'on observe dans la mélancolie». Il remarque combien il est difficile de combattre ces sentiments de culpabilité et va jusqu'à émettre l'hypothèse d'un «troisième inconscient», non refoulé, logé dans le Moi, et dépourvu de préconscient[1].

L'on sait les développements que N. Abraham et M. Torok ont donné en France à cette notion en construisant l'hypothèse d'une crypte logée dans le Moi, dont la paroi serait tapissée des restes signifiants incorporés d'une scène traumatique forclose mais reconstituable par l'analyse. En suivant cette piste, et en tenant compte de l'introduction par Freud du concept de pulsion de mort, il est possible de considérer que le traumatisme pour Éros et pour la psyché ne réside pas forcément dans une scène sexuelle traumatique précise, mais dans la confrontation générale avec une intention meurtrière, dans le fait de devoir reconnaître et élaborer comment l'objet d'amour idéalisé et investi érotiquement a été aussi le grand pourvoyeur de mort,

---

[1] Freud S (1922), «Le Moi et le Ça», in *Œuvres complètes*, t. XVI, P.U.F., Paris, pp. 262-263 et 293.

que ce qui a été à l'origine de la vie a pu être en même temps cause de mort (transposition de ce que Freud décrit très bien dans la mélancolie), et que précisément alors la pulsion de mort, «qui efface la trace de sa propre trace» (Derrida), prive le sujet de la possibilité de se représenter ce meurtre: meurtre dans le système des représentations de choses et de représentations de mots, meurtre dans le processus primaire et secondaire, meurtre dans le système préconscient-conscient?

Privé de toute possibilité de remémoration directe, l'analysant ne peut que répéter encore et toujours, c'est sa contrainte douloureuse[2]. Il répète sans cesse dans le transfert pour tenter de se représenter malgré tout, à partir de quelques indices, ce qui est irreprésentable dans l'absolu. Et il a bien raison. Le Roi est nu, mais il n'est pas seul: avec le couple transfert-contre-transfert, s'est forgé un outil exceptionnel pour reconstituer ce qui n'a pu se représenter.

En effet, ensemble, un peu à la fois, analyste et analysant vont s'approcher de ce qui est ressenti comme un «trou», un trou dans le système de représentation, quelque chose qui est marqué par du manque, un trou qu'on ne verrait pas, mais dont on percevrait quelque bordure. A partir d'indices répétitifs, de bribes de souvenirs, de signifiants épars, énigmatiques et d'affects intolérables, se profile un peu à la fois une incision dans les systèmes de représentation, incision qui a marqué à jamais le sujet dans la constitution de son désir et dont la douleur serait l'affect. De cette incision et de cette bordure, je parlerai plus loin en termes d'écriture.

Cette incision est l'effet d'un «meurtre» non déclaré, un meurtre mental qui ne recevra jamais de sanction judiciaire mais qui sera le point de départ d'un procès interminable. Dans nombre de cas, il apparaîtra que le lieu et le temps de ce meurtre ne sont pas réductibles à un événement précis mais s'étendent à une volonté générale d'emprise sur l'enfant et la constitution de son désir.

Dans cette première partie, j'ai attiré l'attention sur les relations entre le fond tragique de l'humanité et la douleur mélancolique observée dans certains moments de la cure et sur laquelle butent souvent les analyses sans fin. J'ai indiqué comment un peu à la fois s'impose l'idée d'un irreprésentable traumatique en relation avec des intentions meurtrières. Enfin j'ai montré l'intérêt d'accompagner dans la cure la répétition qui écrit sur les bords d'un trou, d'une écriture irrégulière, ce qu'il

---

2 Freud S, «Remémoration, Répétition et Perlaboration», in *De la technique psychanalytique*, chapitre X, P.U.F., Paris, 1953.

en a été d'un meurtre non déclaré. Quittons maintenant un moment le champ théorique pour aller respirer la clinique. Nous reprendrons plus loin en détail ces divers points.

J'évoquerai trois situations. Je serai bref et descriptif pour les deux premières. Henri, dix ans, et Angèle, soixante ans. Je serai un peu plus long pour la troisième, Simon, quarante ans, dans la mesure où cette cure permettra d'introduire aussi d'autres perspectives théoriques.

La pratique conjointe des analyses d'adultes et des thérapies d'enfants a quelques avantages: elle ouvre les oreilles sur une réalité en marche, à savoir la constitution de la psyché. Sans préjuger pour autant de leur après-coup chez l'adulte, nous découvrons des situations que nous estimons anormales et dommageables pour l'enfant ou l'adolescent, et ce, en contradiction avec une société qui les tolère parfaitement. Il faut alors toute la force de la psychanalyse pour amener à les mettre en question, pour faire en sorte que les yeux, les oreilles et les bouches s'ouvrent, que se dégage le côté destructeur de certains parents qui ont des comportements et des «paroles qui tuent». Et qui tuent parfois toute possibilité de représentation du meurtre lui-même. C'est le cas notamment quand le psychisme de l'enfant est immobilisé par «la volonté de mort» de l'un des parents, ou des deux parents, dans un rapproché mental et physique où se mêlent manifestations excitantes et châtiments. A l'emprise des parents répond alors non l'agressivité mais la culpabilité de l'enfant. Nous aurons l'occasion d'y revenir.

Je n'ai pas le temps ici d'entrer dans le détail des variantes que nous offre la psychopathologie de la vie quotidienne. Il m'apparaît que certains enfants y laissent leur vie, leur santé et leur intelligence (sans aucune intervention du judiciaire puisque l'amour est déclaré et l'inceste non réalisé). D'autres enfants, plus chanceux ou plus doués, vont parvenir, au prix d'un florilège de symptômes à se constituer une névrose qui sauvegarde la possibilité de leur désir singulier, mais c'est alors une névrose plombée par l'âpreté du combat qu'ils ont dû mener pour se défendre. Nous les rencontrons souvent bien tard dans l'analyse, c'est le cas d'Angèle; mais parfois assez tôt, alors que la réalité psychique semble mobilisable, c'est le cas de Henri.

Henri, dix ans, a le visage émacié, le crâne rasé, l'air profondément triste des enfants rescapés des camps de la mort. Il est amené par sa mère pour des difficultés scolaires. Le contact est distant. L'enfant est bougon, mutique, volontiers hostile. Il est en fait très déprimé, à un point tel que me viendra plusieurs fois à l'esprit la possibilité d'un suicide. La thérapie va consister d'abord en un travail d'apprivoisement de l'enfant et de sa famille. J'apprendrai un peu à la fois leur histoire. Mais pour y parvenir, il me faudra convoquer le père, revoir souvent la mère, tenir bon face à des souhaits maintes fois exprimés d'en rester là, mener un véritable travail d'investigation auprès de chacun. Au bout d'un an, j'apprendrai un fait présenté comme anodin mais qui illustre bien le climat familial: depuis sa naissance, Henri dort, encore et toujours, dans la chambre de ses parents; soit avec sa mère quand le père est au travail de nuit, soit dans un lit près de celui des parents, soit avec le père quand la mère se sent «trop fatiguée» — les parents ne feront aucune difficulté pour reconnaître que cette situation évite à monsieur de se disputer avec sa femme et à madame de devoir faire l'amour avec monsieur. Ils s'étonnent que je m'étonne de l'usage fait ainsi de leur enfant. Ils mettront encore plus d'un an pour lui aménager une autre chambre. Ainsi, à douze ans, j'obtiens enfin que Henri ne soit plus pris physiquement en otage par ses parents, qu'il ait un lit à lui, une chambre à lui, une vie à lui. Mais entre-temps, grâce aux entretiens, dans l'esprit d'Henri, les choses ont évolué. Que je lui reconnaisse le droit de rester un enfant avec des préoccupations et des responsabilités d'enfant lui a permis de retrouver le sourire; les maux de tête ont disparu, les cheveux ont repoussé, le travail à l'école a repris. L'interdit ayant été situé, le fonctionnement topique a pu reprendre son cours normal; Henri peut se mettre à penser, rêver, désirer, en dehors du regard d'emprise de ses parents. Il est redevenu un enfant comme un autre. Avec des problèmes d'enfant. Reste à travailler ensemble, dans la thérapie, les effets inconscients, ou sur l'inconscient, de cette emprise.

Angèle a quarante ans de plus qu'Henri quand je la rencontre pour la première fois. Elle m'est adressée par son médecin traitant pour des manifestations d'angoisse et de dépression. Elle est célibataire et très dévouée à des parents vieillissants et exigeants. S'amorce alors un très long travail, d'abord en relaxation, car la demande est limitée et le terrain m'apparaît peu sûr; en cinquante ans, en effet, le temps a fait son œuvre; hystérectomisée jeune sur une décision concertée entre ses parents et le chirurgien, elle est devenue obèse, hypertendue, diabétique, colopathe, rhumatisante et j'en passe. Mais la relation parvient à s'instaurer avec moi et le travail va se poursuivre en analyse. Le passé d'Angèle est assez proche de celui d'Henri. Je découvre des parents particulièrement dominateurs et sadiques qui ont culpabilisé chez leur fille toute velléité d'indépendance. Terrorisée par le regard dominateur de son père et par le chantage à l'amour de sa mère, elle a dû faire le serment de s'occuper d'eux jusqu'à leur mort. Tâche dont elle va s'acquitter d'ailleurs avec un extrême dévouement. Cette femme qui est cadre, redevient une esclave dès qu'elle rentre chez elle. Ainsi son père, handicapé, la frappe et l'injurie si elle est un peu en retard. Elle reste longtemps sourde et aveugle devant le comportement totalitaire de parents idéalisés et incorporés. La mort successive de ses parents ne change évidemment rien à l'accablement produit par leur emprise. Celle-ci revient totalement dans l'imaginaire; c'est la Toussaint tous les jours, la culpabilité, les moments mélancoliques, la contrainte sous tous ses états. Cependant l'analyse qui dure alors depuis cinq ans commence à produire des effets: Angèle a établi la cure en tant que lieu d'un procès, procès des parents qui vont être amenés à comparaître de façon répétitive, procès aussi d'une autre partie d'elle-même, on pourrait l'appeler «surmoi», ou moi identifié aux parents; car il est toujours prêt à les excuser, à expliquer leur comportement, à pardonner, à effacer, à mettre en doute l'évidence, et à retourner contre soi les souhaits de mort. Le procès dure encore dix ans. Aujourd'hui, Angèle va beaucoup mieux: les troubles physiques se sont stabilisés ou ont régressé; la dépression a disparu; de fille soumise, elle est devenue une femme vivante. A 65 ans, cependant, le bilan paraît bien lourd! De ma place d'analyste, je dirai qu'il est «meurtrier». Ce qui n'exclut nullement, vous le savez, la reconnaissance du «plaisir», le plaisir diabolique du meurtre accompli sous les auspices du prince du plaisir.

Simon. C'est pour avoir été confronté à une envie de mourir que Simon se décide un jour à engager une cure. Son parcours avait été sinueux. Confronté à un fond dépressif et à des souffrances corporelles multiples (maux de tête, maux de ventre, insomnie...), longtemps banalisées et médicalisées, il était néanmoins parvenu à établir une vie familiale et sociale de qualité. Un peu à la fois, dans et par le transfert, se précisèrent les contours d'un personnage maternel redoutable, une personnalité complexe, d'allure paranoïaque ou perverse, avec des moments psychotiques; cette mère entendait exercer vis-à-vis de son entourage, de son mari et de cet enfant, une domination absolue. Attirant Simon dans son lit, jouant avec ses sentiments et ses désirs, elle lui fait subir un chantage permanent pour qu'il adopte son point de vue, notamment à l'encontre du père. Dans cette cure très longue (plus d'une dizaine d'années) se dégagèrent les deux points cités plus haut:

1) L'importance de la douleur, d'allure mélancolique. A mesure que les conflits s'élaboraient et que se révélait le mode d'emprise maternelle, les algies chroniques devinrent le lieu de

la répétition, puis s'atténuèrent et disparurent. A la place se profila une douleur morale très vive, accompagnée d'une insomnie qui le maintenait longtemps éveillé dans la contemplation immobile de ses pensées: «Je n'ai plus mal nulle part, il n'y a plus que cette douleur en moi.» Voici comment, vers la cinquième année d'analyse, Simon décrit cette douleur: «Ça a la consistance d'un désespoir, je souffre horriblement et je cherche comme je peux à gagner l'autre rive. Ça dure deux jours, trois jours, une semaine et le brouillard se lève, je reprends vie, confiance, gaieté, l'horizon change. Entre-temps, j'ai ramé comme j'ai pu pour ne pas me laisser aller, faire cesser une fois pour toutes cette douleur en moi. Cette envie de mourir, je la manipule en moi-même avec précaution. Quelque chose est là, je ne veux pas céder, je dois ruser.» Malgré cette douleur, Simon continuait à vivre, à travailler, à aimer comme auparavant. A peine ses proches auraient-ils pu percevoir un léger changement en lui, un regard plus sombre, tragique, fuyant, une phrase plus rare. «Un mur tombe en moi pour deux fois rien», disait-il, «ça me donne envie de quitter la scène.»

2) Le deuxième point que je voudrais souligner, concerne le mode de travail accompli par l'analyse; cette élaboration, rendue possible par l'établissement du transfert et par la répétition a porté sur le noyau mélancolique grâce à la mise en évidence très précieuse dans la sphère corporelle d'un «théâtre hystérique» associé: ce qui se parlait dans le corps. Des malaises corporels énigmatiques, jusque-là négligés, se sont mis à dialoguer dans le vécu de la cure, à la manière de pièces à conviction primitives brandies dans une plaidoirie. Il fallut beaucoup d'années pour saisir un peu à la fois, de l'intérieur, que le temps du désespoir et des douleurs pouvait être celui d'une sorte de procès. Un procès de Simon envers lui-même. Un procès qui se déroulait à huis clos, inlassablement, par audiences successives et imprévisibles, dont il ne découvrait le motif de convocation qu'après coup à partir d'un fait anodin, une parole, un anniversaire, une situation précise. Dans le procès, il tenait tous les rôles: juge et inculpé, partie civile et avocat de la défense, juge d'instruction et juge d'application des peines, gardien de prison et détenu. Mais désormais, dans le transfert, l'élaboration à partir de la scène corporelle, des rêves et des souvenirs en fit apparaître l'enjeu dramatique: vivre ou mourir. Ce procès interminable qui tenait davantage d'un procès en cours d'assises s'entretenait d'une mise en doute radicale par le patient de ses propres opérations de pensée et de jugement à l'égard du personnage maternel décrit plus haut. Comment se plaindre en effet de quelqu'un si on lui donne en même temps

raison, si on lui offre toujours des circonstances atténuantes, si on veut le garder comme lieu possible d'amour. Il lui fallut beaucoup de temps pour se convaincre, et d'une certaine façon me convaincre dans le contre-transfert, qu'il n'y avait pas lieu d'annuler les reproches, qu'au-delà des fantasmes, il avait bien dû, étant enfant, faire face à une situation irrespirable. Séance après séance, Simon dressa les pièces accablantes d'un procès qu'il n'avait jamais pu soutenir. Le plus difficile fut de découvrir l'incorporation en lui du regard destructeur de sa mère, incorporation qui l'amenait à s'accuser et à se punir, comme pour donner raison à cette mère et maintenir son emprise sur lui. Cela pouvait donner l'illusion d'un rapproché œdipien, alors que derrière cette apparence se mettaient réellement en acte des souhaits de mort. Mais quelque chose avait échappé à l'emprise maternelle, un ancrage indissoluble au père, un arrimage auquel il se cramponna très tôt dans la vie et qu'il ne lâcha plus ensuite, un ancrage à ce qu'on pourrait appeler aussi «parole» ou «désir». Cela lui permit un peu à la fois de se placer sur l'orbite des pères et mères rencontrés dans le social, orbite éloignée de la trajectoire mortelle qui, logiquement, issue du seul regard maternel, aurait dû lui échoir. Car le désir de l'enfant avait réellement été menacé de mort. L'analyse nous permit de comprendre aussi comment, avec une intuition sûre, une force, une ruse, un génie qui lui étaient propres, «lui-l'inconscient» parvint à sa propre sauvegarde, veillant jalousement sur sa propre topique pour échapper à son effacement et à la dissolution du désir. Placé dans des conditions extrêmes, l'inconscient n'avait eu de cesse que de s'auto-différencier, s'auto-défendre, y compris par la production de symptômes qui désormais ne se justifiaient plus. Tout se passait comme si, en lui, avait existé une lutte permanente entre d'un côté, le registre de l'effacement actif des représentations, de la déliaison, de la production et de l'élargissement d'un trou, et puis de l'autre, l'ordre du refoulement constitutif de l'inconscient, un inconscient tenu relativement à l'abri derrière le système défensif et sauvegardant son désir. La névrose s'était mise au service de la vie.

A travers la prise en compte des histoires singulières de Henri, Angèle et Simon, la psychanalyse a permis ainsi à trois des personnages de Gormley de s'écarter un peu de la masse, de sortir de cette fascination par le regard, de se mettre à parler, et de comprendre ainsi la nature de leur douleur. Cette douleur est, hypothèse que j'avancerai, comme la mémoire d'une motion meurtrière, mémoire soit de l'incision d'un meurtre dans le tissu des représentations (là où est le meurtre, là la représentation ne peut advenir?), soit d'une tentative douloureuse pour représenter quand même en bordure l'irreprésentable de ce meurtre.

A partir des situations d'emprise décrites chez Henri, Angèle et Simon, je laisserai pendre une interrogation sur la famille en tant que structure naturelle d'engloutissement dès lors que la contrainte incestueuse y est active (rencontrés en tous milieux et toutes confessions les points communs sont l'absence de barre entre générations et le tout-pouvoir que s'arroge l'un — au moins — des parents sur le devenir de l'enfant). J'élargirai l'interrogation aux autres familles d'esprit, les familles institutionnelles, y compris psychanalytiques, dans lesquelles circulent — à l'insu de presque tous — des trafics d'héritage. Et bien entendu enfin, à la patrie, cette famille forgée par l'histoire, la langue, les guerres, les trafics d'influence: «travail, famille, patrie» a été le slogan d'une tradition qui en d'autres temps a permis la collaboration, et qui de nos jours autorise toutes les formes d'exclusion vis-à-vis de l'étranger.

Je voudrais dissiper quelque ambiguïté sur l'usage du mot «emprise» en le reliant clairement à la «pulsion de mort». Pour cela, je ferai un détour par Derrida, j'aime sa façon oblique d'aller à l'essentiel. Dans *La Carte postale*, J. Derrida, nous forçant à relire Freud dans «L'Au-delà du principe de plaisir» (1920), éclaire singulièrement l'importance pour la psyché de la pulsion d'emprise car, écrit-il, d'une part, elle se tient au plus près de l'irrepérable de la pulsion de mort, cette chose «qui efface la trace de sa propre trace»; d'autre part elle se met au service du «prince du plaisir», tout en donnant en même temps à ce «principe du plaisir» la possibilité d'exister. Faisant retour sur toute pulsion, la pulsion d'emprise la «bande», la constitue dans sa «différence»; la pulsion d'emprise, c'est donc le «pulsionnel» de toute pulsion, c'est cette «stricture» (pourrions-nous dire cette «contrainte») qui permet la substitution des processus secondaires aux processus primaires et le maintien dans l'«irrésolution» de la spéculation.

Autrement dit, si l'on suit Derrida lisant Freud, il n'y aurait pas de «désir» s'il n'y avait eu, au préalable, emprise; il n'y aurait pas de «sujet» non plus puisque celui-ci se constitue au hasard des «angles» que la pulsion de mort fait avec elle-même, donnant le sentiment que le sujet tarde à mourir d'une mort qu'il aura d'une certaine façon «choisie». Résumons cette lecture: emprise communique tout à la fois avec mort, plaisir, pulsions, pensée, désir et sujet.

Cette généralisation théorique de l'emprise mise ainsi à l'orée de la vie mentale, rejoint notre expérience commune: il n'y a pas de vie sans emprise. Mais nous le disons autrement. Ainsi, par exemple, sur chaque enfant s'abat l'implacable et singulière inscription dans l'ordre du langage, cette structurante «violence de l'interprétation» (Piera Aulagnier) qui introduit l'infans dans l'ordre du discours maternel. Et derrière toute emprise, même éducative, il y a de la mort possible. L'emprise est au plus près de la mort. Au point que la clinique nous autorise à déconstruire le concept de pulsion de mort, en le mettant au pluriel — il existe *des* pulsion*s* de mort. Une façon comme une autre de ne pas justifier «le meurtre» et d'être ainsi fidèle et à Freud, et à Lacan, et à Derrida.

Dans une troisième partie, je vais tenter de mieux préciser les relations entre emprise et inceste comme figures du meurtre, inceste étant pris ici non pas dans sa réalité d'acte passible de sanctions judiciaires, mais dans la réalité psychique (perceptible parfois seulement par l'analyste) de prise de possession mentale de l'enfant par l'un de ses parents (ou des deux) avec exclusion du tiers. C'est l'incestueux ou l'incestuel (Racamier). Et là où est l'incestueux, le sujet ne peut advenir...

Par emprise incestueuse, je désigne, bien sûr, les situations de l'enfance (telles celles d'Henri) dans lesquelles l'exercice du pouvoir parental apparaît démesuré, abusif, totalitaire, entraînant ce rapproché exclusif et permanent, mental et psychique, quel que soit d'ailleurs le sexe de l'enfant. Je désigne surtout *ce qu'il en subsiste* comme effets chez l'adulte (tels chez Angèle et Simon) et qui sera révélé par l'analyse.

Dans les trois exemples cités, il est question de psychose non déclarée au moins pour l'un des parents. Aussi pourrait-on parler ici d'emprise délirante au lieu d'emprise incestueuse: l'enfant est pris en otage, il est l'objet sur lequel, ou à travers lequel, le parent incriminé exprime sa relation délirante au monde. Je préfère pourtant garder le terme d'emprise incestueuse. Il met mieux l'accent sur le noyau incestueux présent dans toute relation d'emprise, donc sur la potentialité meurtrière dans tout lien parent-enfant et dans toute relation d'autorité. Nous avons en effet tellement de mal à penser comment une relation entre humains peut devenir meurtrière, et ceci encore plus quand ça se passe dans une famille... et sous la bannière de l'amour parental.

Si certains enfants en succombent d'une manière ou d'une autre, d'autres parviennent à s'en débrouiller. Il est intéressant alors de découvrir chez ces adultes comment le mental s'est organisé pour survivre et se déployer. Cela nous permet d'accéder à certaines difficultés rencontrées dans les cures classiques. Cela nous convie aussi à rechercher de quelle façon cette mort potentiellement présente en chacun communique avec ce qu'on pressent comme catastrophe possible dans le collectif.

J'ai pour ma part suivi en analyse outre Angèle et Simon, plusieurs patients, qui avaient pour caractéristique d'avoir été en conformité dans leur enfance avec ce regard d'emprise totalitaire. Longtemps, ils avaient oscillé dans leur jugement sur cette emprise, la considérant tantôt avec lucidité et tantôt avec complaisance, annulant à mesure leurs griefs, excusant, pardonnant et continuant à entretenir ainsi avec leur bourreau mental une relation de soumission. Une fois parvenus à l'âge adulte et s'étant en apparence quelque peu libérés de ces liens, ils avaient gardé en eux-mêmes cette soumission par un équivalent surmoïque cruel. L'analyse de ces patients s'est toujours révélée longue et difficile. Il m'est apparu un peu à la fois que je ne devais pas me laisser duper par l'allure faussement «œdipienne» de cette problématique, et qu'en tout cas je devais modifier mon approche théorique.

Ainsi ai-je commencé à y voir plus clair et à devenir plus patient moi-même quand j'ai compris qu'étant enfants ces analysants avaient multiplié les mécanismes de défense, les contre-investissements, les symptômes, afin de tenir séparés *deux inconscients* de nature différente: d'un côté, ils avaient mis à l'abri derrière la barrière du refoulement ce qui était compatible avec l'organisation de leur désir, ce qu'on pourrait appeler l'Inconscient (ICS ou «l'inconscient proprement dit»); de l'autre, ils avaient neutralisé ou exclu, par projection, annulation, isolation, clivage, etc. et rendu ainsi «inconscientes» toutes les traces excitantes de ce qui n'était pas compatible avec leur désir. Or, *ces deux inconscients n'ont en commun que l'inconscience*. Ils ne sont pas de même nature. Du côté de l'inconscient proprement dit, on peut regrouper le désir, les signifiants qui l'organisent, la liaison pulsion de vie/pulsion de mort, et la première topique. Pour l'autre inconscient, il s'agit d'un ensemble dispersé de traces excitantes (et excitables notamment par les forces de mort) qui vont constituer et se maintenir en une sorte de regard intérieur dominateur et destructeur de soi et éventuellement des autres; on l'appellera aussi surmoi (ou surmoi archaïque). Ce sont des inclusions inconscientes dans le Moi, résultat d'incorporations peut-être au sens de Ferenczi.

Pendant la cure, l'analyste a le sentiment d'avoir affaire à deux personnalités différentes: l'une capable et dynamique, l'autre écrasée par un surmoi terrifiant. En simplifiant, on pourrait dire: d'un coté la *névrose*; de l'autre, le *traumatisme*. Si pour la première, le retour du refoulé suit la procédure classique, pour le second, en revanche ce qui a été mis de côté ne sera accessible que par la répétition, la remémoration et la perlaboration à partir de la douleur, la mise en place du «procès», et l'analyse progressive des sentiments de doute quant à la «réalité» des intentions meurtrières.

Un peu à la fois par la psychanalyse, trouvent leur expression naturelle dans le transfert, et par là se distinguent mieux, quelques phénomènes prévalants et caractéristiques que je vais décrire en les regroupant autour de quatre points: importance de la répétition, nature particulière des représentations, type d'organisation surmoïque et intensité de la culpabilité. Grâce à la qualité du transfert, ces phénomènes vont pouvoir se repérer, s'analyser, s'élaborer et évoluer vers une symbolisation ou une sublimation. Ce travail devient possible quand l'analysant découvre que l'urgence n'est plus «sauver le désir», mais «constituer le sujet dans sa vérité».

Le premier point concerne la *compulsion de répétition*. Il faut souligner ici l'excellent (et paradoxal) travail fourni dans la cure par la répétition; elle se révèle une alliée fidèle, toujours dévouée à sa tâche, capable de remettre sans fin en circulation dans le psychodrame du transfert ce qui n'a pu jusqu'alors être symbolisé. Par rapport aux défenses et aux processus secondaires, elle a un effet déstabilisateur «tout azimut». Porteuse de tout et de rien, sinon avant tout de sa propre pulsatilité, elle remet en scène de façon anarchique les traces excitantes, créant une confusion dans l'horizon du Moi. Peut-être même devrait-on parler ici d'une double compulsion de répétition, l'une liable à ce qui constitue le désir dans la première topique, l'autre plus anarchique, débridée, davantage au service de la mort. Rappelons ici ce mot de J. Derrida dans *La Carte postale*: par la répétition, la pulsion de mort fait angle avec elle-même, au bénéfice de la pulsion du propre; autrement dit, elle fait l'essentiel du travail de déconstruction au profit de la constitution du Sujet.

Le deuxième point distingue la *nature des représentations*, c'est-à-dire de celles qui sont lentement mises à jour, au-delà de la douleur, par le transfert et la répétition. Un peu à la fois vont apparaître, à l'oreille de l'analyste, des représentations énigmatiques, éparses, encloses dans l'entrelacs des représentations de mots, à la limite du dicible et du tolérable. Elles seront critiquées par l'analysant. Il lui faudra un long usage de la cure pour se rendre compte qu'il peut en parler sans dommage ni pour lui ni pour l'analyste et en tirer profit. Ces «représentations folles», longtemps tenues à l'écart, surgissent souvent juste avant, ou juste après la séance, ou pendant un silence. Entourées d'un halo de perplexité, elles sont vécues comme inquiétantes et étrangères. Elles concernent la personne de l'analyste ou son environnement immédiat qui apparaissent anormalement modifiés, toujours dans le sens d'une destruction, d'une hostilité, d'un vieillissement, d'une tristesse, d'une maladie. Ces images sont critiquées comme le sont des hallucinoses, et il est essentiel que l'analyste les entende comme telles. Mais elles peuvent aussi concerner la personne de l'analysant: phénomènes de dépersonnalisation (corps tronqué, disloqué, éviscéré, morcelé, etc.); effroi subit, tristesse incommensurable, images mentales peu élaborées (par exemple un couteau) ou terrifiantes et fixes (par exemple une agression mutilante contre soi). Ces représentations énigmatiques peuvent être comparées à des hiéroglyphes: pictogrammes ou idéogrammes, à la limite donc du sensoriel, du phonème, ou du signifiant verbal, elles constituent la trace de ce qui n'a pu se mentaliser autrement du fait d'un haut potentiel destructeur, ou de l'immaturité psychique.

Le troisième point concerne la *prévalence du regard dans l'organisation du surmoi.* Ici ce n'est pas une parole qui interdit, c'est un regard qui immobilise. Ce regard s'étend bien au-delà du visuel, il comprend tout ce qui, dans la sensorialité, est susceptible de capter, de traquer, de surveiller. Dans la relation transférentielle, son surplomb se matérialise chez l'analysant par la posture corporelle, une attitude sur le qui-vive, un silence de mort — ou par des réactions méfiantes ou hostiles à l'égard de l'analyste, de son visage, de son regard. Avec ses effets d'effacement, de censure, d'immobilisation, ce surmoi sera reconnu un peu à la fois comme l'instance de mort, le grand pourvoyeur de cette «volonté de mort» dont il a été question plus haut, ce «panopticon» (à la fois le meurtrier et la prison elle-même). Cette instance fonctionne indépendamment et à l'encontre du désir, mais ses effets n'en sont pas moins érotisables comme tout ce qui est psychique. Elle est à l'origine donc de l'auto-érotisme, des fantasmes sadomasochiques, des passages à l'acte mêlant violence et sexe, des perversions, mais aussi du redoutable masochisme moral qui contribue efficacement au maintien des conditions de l'emprise.

Le quatrième point révèle l'intensité des *sentiments de culpabilité*, qui prennent parfois l'allure d'auto-accusations écrasantes proches de la mélancolie. Elles se nourrissent de l'idée que c'est le patient enfant qui aurait été lui-même à l'origine des réactions autoritaires et incestueuses, qu'il aurait tout exagéré et qu'ayant profité sur le plan érotique et affectif de l'adulte, il se trouverait en dette éternelle vis-à-vis de ce dernier. D'une manière générale, j'ai été amené à remarquer combien l'emprise incestueuse faisait souvent signer le crime par la victime: celle-ci passe de l'autre côté du miroir et s'accuse à son tour plutôt que de découvrir l'intention meurtrière chez l'Autre. Peut-être cela est-il favorisé par le fait que, dans les premières inscriptions la psyché a beaucoup de mal à réaliser que l'effraction puisse venir d'autrui, elle s'imagine plutôt en être à l'origine[3]. Aussi bien chez Angèle que chez Simon, il m'est apparu que la contrainte du lien affectueux et de la soumission filiale était cimentée par un éprouvé de dette ressentie comme insolvable, et que cette dette n'était pas produite par des sentiments fondés de gratitude, mais par l'incision d'une emprise meurtrière. La dette était venue à la place de la reconnaissance de l'intention meurtrière si difficilement représentable.

Cet insolvable dans la dette, le non solvable (ce qui est non payable, non restituable) relance sans fin, en chacun, à son insu, et le meurtrier, et l'emprise, et la douleur.

Avant de dire quelques mots sur cet insolvable et pour l'introduire, je ferai un petit retour par le «plaisir» et je poserai la question du coût de ce plaisir. Freud nous dit dans «L'Au-delà du principe de plaisir», que le prince du plaisir veille à ce que le plaisir surgisse en quantités à peu près constantes. Les orgies sont fatales. Or, la clinique nous apprend qu'il existe beaucoup de courts-circuits pour la «jouissance». Celle-ci se moque éperdument des conditions par lesquelles l'excitation parvient à surgir et à se satisfaire. L'ordre constant du surmoi est «jouissez, jouissez», y compris par les bon sentiments («Républicains, encore un effort!»). Les voies du meurtre sont innombrables. L'excitation sexuelle prend facilement le taxi, et ceci bien souvent de façon contraignante. Aussi, la question la plus cinglante à laquelle chacun, homme ou femme, est soumis en son for intérieur, est de savoir comment cette jouissance — le ticket — va être obtenue: soit répétition (effective ou dans l'imaginaire), sans égard pour l'autre (en tant qu'autre) de scènes «meurtrières» monotones organisées par exemple selon le modèle «on bat un enfant», soit soumission de l'excitation aux exigences libératoires de la constitution du désir, à travers la Loi et la castration symbolique. Schématiquement, l'emprise incestueuse produit le premier niveau: l'excitation; l'interdit de l'inceste, le second: le désir. Quel est le coût individuel,

---

[3] Cf. les caractéristiques du pictogramme originaire de Piera Aulagnier.

transgénérationnel, social de ce court-circuit jouissif? Et quel est son rapport à la mort?

Dans la cure, longtemps, luttent ces deux parties distinctes de l'être, d'importance inégale selon l'histoire propre de l'individu. Un peu à la fois, grâce à la répétition, les deux niveaux apparaissent en des temps différents, réouvrant progressivement un chemin pour la symbolisation. De plus en plus, c'est *l'inconscient névrotique de l'analysant qui mène le procès de la «chose meurtrière»* et ce, à partir de la *répétition* inlassable dans le transfert (et à condition que le contre-transfert de l'analyste n'y fasse pas obstacle) de l'émergence des liens les plus difficiles à dénouer, les liens meurtriers. Car ce sont eux qui maintiennent fermement les relations incestueuses entre générations. *La «chose meurtrière» constitue l'insolvable de la dette, celui qui, par la répétition infinie des contraintes individuelles et collectives, tente malgré tout d'en écrire la trace.*

Il existe deux sortes de sentiments de dette:

1) Ceux qui correspondent à des *dettes véritables*, de celles qui exigent restitution et peuvent s'honorer d'une manière ou d'une autre (et toute cure est émaillée de reconnaissance de dette parfois totalement inattendues; au minimum, la dette au langage).

2) Ceux qui *s'inscrivent comme dettes*, parce que quelque chose de meurtrier a été donné au sens de «on donne la mort»; mais elles ne sont pas solvables parce qu'on ne «rembourse» rien de la mort, même par la vengeance, et rien de l'intention meurtrière, même lorsqu'elle a produit de l'excitation, du plaisir, de la jouissance.

Tout au long de la cure, la difficulté pour l'analyste d'abord, puis pour le couple analyste-analysant, est de devoir travailler chaque instant en dissociant les oreilles; l'une est attentive au monde névrotique qui est, au fond, le seul monde humain où les choses peuvent prendre sens (sous le signe du sujet, du désir et de la castration); l'autre oreille doit être attentive au reste, c'est-à-dire aux quatre phénomènes que je viens de décrire et qui à certains moments de la cure prennent le devant de la scène, reste d'expériences anciennes, mais aussi d'expériences plus récentes, rencontrées pendant l'enfance, l'adolescence et au-delà.

Ces quatre phénomènes sont tenaces. Il n'est pas facile d'oublier ce qui a été soi ou ce qu'on a constitué comme soi. Deux mémoires distinctes se relancent sans cesse l'une l'autre à l'infini comme pour entretenir le débat, et ce dans l'attente de l'émergence d'un Je capable de mener le procès jusqu'à son terme. Le prix en sera l'exil, conséquence du travail de deuil rendu enfin possible parce qu'à la place de l'Autre, porteur de mort, est venu du symbolisable. Ces quatre phénomènes délimitent dans l'espace analytique, si on les réunit de point en point, un ensemble d'*écritures* bien singulière, qu'on pourrait appeler écriture de l'emprise, écriture de l'inceste, ou écriture de la mort. Le terme écriture n'est pas innocent, il communique avec ce que Freud a écrit dans *Le Bloc-Notes magique* (1925), mais également avec les développements qu'en a donné Derrida dans *Freud et la scène de l'écriture*. Peut-être devient-il alors possible de mieux distinguer (et non d'opposer) une écriture qui tenterait de représenter quelque chose de la mort à une parole qui serait plutôt dans le registre du désir.

L'écriture qui nous intéresse ici, celle que l'analyste et l'analysant auront le privilège de déchiffrer dans le transfert grâce à l'interaction entre leurs propres systèmes de représentations, est l'*écriture d'un meurtre* (ou plus précisément de ce qui a été meurtrier pour la psyché). Elle est une interface avec la mort. Avec ce qui a été meurtri et qui continue à produire de la mort. C'est donc aussi une écriture *du* meurtre. Cette écriture n'est pas neutre; ce n'est pas une mémoire morte. D'une part, nous l'avons vu, elle constitue un horizon interne méconnu de la névrose qu'elle attaque secrètement, obligeant les conflits à se relancer. Mais d'autre part, elle se transmet en silence de génération en génération, hors parole, hors Loi, hors sujet. Enfin elle communique dans le collectif avec ce qui prolifère chez les autres de ces meurtres non déclarés. Cette écriture du meurtre est prédatrice, elle efface les interdits, banalise la parole, gêne la symbolisation. Elle est incestueuse par nature et elle reproduit et de l'inceste et de l'emprise, indéfiniment. Le «meurtrier» appelle le «meurtrier», hors parole, hors justification, hors représentation. Cette écriture en creux, trace de l'«irreprésentable», plaie dans la mémoire, nous avons besoin de lui *donner de la consistance* pour mieux pouvoir la penser. Car face à ce qui est meurtrier on ne parvient pas à penser le meurtre, il faut déjà avoir fait un pas de côté. Et dans la relation entre le meurtrier et sa victime, *l'autre n'est rien*, toute protestation est «délire».

Chez Angèle et Simon, enfants, l'emprise mentale et l'emprise incestueuse se confondaient, se recouvraient, s'entrelaçaient. Elles procuraient excitation et jouissance. Les enfants y trouvaient du plaisir et cela servait de justification sociale. Ce plaisir-là aurait pu les conduire à la mort mentale ou physique s'ils n'avaient sauvegardé les conditions de leur désir dans le double système de représentation.

La cure, ce modèle de lecture irremplaçable pour tout ce qui peut se représenter, nous permet de lire entre les lignes ce qui demeure en filigrane, mais encore bien plus, de déchiffrer ce qui tend à faire disparaître la représentation, c'est-à-dire à déchiffrer la force meurtrière, celle qui travaille à l'encontre de toute représentation.

La pratique de la psychanalyse nous autorise-t-elle à aller plus loin encore, au-delà de l'individuel et à chercher dans le collectif ce qui communiquerait entre l'un et l'autre d'une écriture silencieuse de la mort? Ainsi par exemple, y aurait-il profit à tenter de repérer dans ce collectif les quatre phénomènes que nous avons décrits à l'interface de la mort: répétitions, signifiants énigmatiques, regard surmoïque, sentiments de culpabilité et de dette. Et, les ayant repérés parfois sous d'autres noms, à tenter de déconstruire, au moins pour soi-même, dans la discrétion l'écriture du meurtre qui les sous-tend et réalise une capture du sujet par une emprise qui, dans le collectif, revêt toutes les formes aveuglantes du totalitarisme (politique, idéologique, religieux...). Il va de soi que ce travail concerne aussi nos familles et nos institutions psychanalytiques.

Me voici arrivé au bout du fil. J'ai indiqué comment, à mon avis, à partir d'une matrice meurtrière constitutive se réalimente sans fin l'oscillation entre dette et douleur: par une fausse dette qui reconsitue dans l'inconscience les conditions de sa genèse. Cette force meurtrière littéralement sans objet est le ressort de la contrainte. Et c'est sur elles que danse l'humanité depuis ses origines... et qu'elle continue à être créative. Au prix d'un double déni:

— «l'amour sans fin» qui sert de contrepoids vacillant à «la mort sans fin»;

— la guerre sans fin qui vise à placer le conflit en dehors de soi et imagine toujours pouvoir remettre les compteurs à zéro.

Quel est le prix de ce déni? *La psychanalyse suit la seule voie possible*: celle qui par la parole constitue le désir et le sujet en sa double division. Sa chance est de demeurer — ou devenir — subversive, en apprenant à déchiffrer encore mieux l'écriture meurtrière, individuelle et collective et en gardant un point de vue rigoureux sur l'impardonnable de la chose meurtrière.

La promesse de l'aube

Irène Diamantis

Si mon choix s'est porté sur un tel titre, c'est que la promesse est en soi un enjeu, une espérance, quelque chose qui pourrait arriver, elle témoigne à la fois d'un engagement d'un vécu, elle est assortie d'une déclaration. Quant à l'Aube elle est à la fois attente, promesse du jour, lieu où tout s'éclaire et séparation d'avec la nuit, là où rien ne se distingue.

«*C'était sûr*, écrit Romain Gary, *mais je ne le savais pas. Ce fut seulement aux abords de la quarantaine que je commençai à comprendre. Il n'est pas bon d'être tellement aimé, si jeune, si tôt. Ça vous donne de mauvaises habitudes. On croit que c'est arrivé. On croit que ça existe ailleurs, que ça peut se retrouver. On compte là-dessus. On regarde, on espère, on attend. Avec l'amour maternel, la vie vous fait à l'aube une promesse qu'elle ne tient jamais. On est obligé ensuite de manger froid jusqu'à la fin de ses jours. Après cela, chaque fois qu'une femme vous prend dans ses bras et vous serre sur son cœur, ce ne sont plus que des condoléances. On revient toujours gueuler sur la tombe de sa mère comme un chien abandonné. Jamais plus, jamais plus, jamais plus. Des bras adorables se referment autour de votre cou et des lèvres très douces vous parlent d'amour, mais vous êtes au courant. Vous êtes passé à la source très tôt et vous avez tout bu. Lorsque la soif vous reprend, vous avez beau vous jeter de tous côtés, il n'y a plus de puits, il n'y a que des mirages. Vous avez fait, dès la première lueur de l'aube, une étude très serrée de l'amour et vous avez sur vous de la documentation. Partout où vous allez, vous portez en vous le poison des comparaisons et vous passez votre temps à attendre ce que vous avez déjà reçu*»[1].

Le «jamais plus» indique que quelque chose est éternellement abandonné et ne se retrouvera plus jamais, et dont la quête

[1] Gary R, *La promesse de l'Aube*, Folio Gallimard, Paris, 1980, pp. 38-39.

cependant sera la raison de vivre de Romain Gary. Le «poison des comparaisons» marque, ainsi que nous le verrons, ce à quoi tout humain est contraint pour créer son identité, c'est-à-dire reconnaître de l'identique qui projette à l'extérieur ce qu'il avait déjà reçu. «Il n'y a que des mirages»: le trajet de l'humain est cette mémoire qui se projette virtuellement à partir de la «totalité des thèses», celles que l'être apporte en naissant.

Le terme même de contrainte implique un retour aux sources du système primaire; il définit un ensemble de règles ou de passages obligés qui entrave la liberté d'action, de pensée, du dehors ou du dedans. Le système primaire pour la théorie psychanalytique est par définition ce qui contraint le sujet à l'identité. Comment cette contrainte du système primaire fait-elle irruption dans la psychopathologie de la vie quotidienne? Il s'agit, pour le système primaire, d'a-ssujettir le sujet — le verbe assujettir indique suffisamment la contrainte, le «a-» privatif venant marquer qu'il est ici question de la contrainte du mouvement pulsionnel.

La contrainte du système primaire est celle d'un *système où l'on ne peut qu'affirmer*. Ceci me semble la définition la plus freudienne du système primaire: en effet, Freud fait état d'un jugement primaire, hors de tout système cognitif et même si, dans son œuvre, il utilise à maintes reprises le terme de «train de pensée», pour une plus grande clarté dans son expression, il convient de réserver le terme de pensée au système qui dispose de la possibilité d'objecter. S'il fallait traduire ces mots, ce qui, par définition, ne peut l'être, on pourrait avancer la formule: «c'est tout à fait ça». Cette dernière a l'avantage d'éclairer le «ce n'est pas ça» de Lacan qui marque l'inscription du désir... En revanche si le «c'est tout à fait ça» confirme, le «ce n'est pas ça» appelle d'autres «Encore».

Sans l'outil d'un langage qui exclut, pour que parler veuille dire quelque chose — langage dont Lacan rappelle qu'il ne peut venir qu'après le refoulement, il n'y a, dans un premier temps, pour le petit d'homme que la possibilité de confirmer tout ce qu'il reçoit. Attester, certifier, tenir pour vérités éternelles ce qui ne peut être contredit, tel est le passage obligé de l'identification primaire. Le jugement primaire repose sur une intime conviction qui se joue dès les premières relations de la mère avec son enfant. C'est là une strate psychique où il n'y a pas la possibilité de contredire: si vous êtes contraints de confirmer «Tout» ce que l'on vous dit ou Tout ce que l'on vous fait, vous êtes assujettis. Tout devient possible puisque rien n'est encore exclu.

C'est ainsi qu'avant l'aube le petit enfant a peur du noir, non parce qu'«il pense» que ses parents sont en train de faire l'amour dans la chambre à côté — interprétation visant à une pédagogie de l'inceste — mais parce que, pour des analystes, le noir, objet inséparable où rien ne peut être distingué, *séparé par le regard,* vient métaphoriser et pointer que «d'eux il est séparé» et donc que, dans l'inséparable de l'obscurité, tout peut arriver.

Ce qui dans l'univers pulsionnel du regard se «dévoile» ainsi est un défaut d'objection; rien ne peut être opposé, distingué, nommé, reconnu, identifié; au travers de cette masse opaque, «rien encore n'est pas», tout est, éternellement; ainsi règne en maître l'absurde: le rideau devient fantôme et la peluche, loup-garou, on assiste dans le noir et souvent chez l'adulte à ce que j'appelle une véritable «hémorragie de l'imaginaire». Le regard se trouve dans l'impossibilité de *séparer,* de reconnaître.

L'objet pulsionnel, regard où rien par définition ne peut être distingué, émerge à la place de la peluche qui n'aurait rien dû être d'autre que ce qu'elle est. Le regard laisse échapper du non-sens, de l'absurde. Ainsi va, chantant très fort pour se donner du courage, l'enfant que l'on envoie chercher quelques objets le long du corridor, le chant, la voix, le son viennent tenter de trouer de séparer l'opacité et l'inquiétant trajet; *la voix tente ici de séparer ce que le regard ne peut contenir* et de rétablir du sens où de gommer, de maîtriser l'hémorragie de l'imaginaire qui risque de se produire.

Ainsi nous constatons comment le langage, ce qui doit être séparé, vient reprendre métaphoriquement l'interdit de l'inceste. Le langage inscrit que tout n'est pas possible et que l'on peut communiquer, ailleurs, avec d'autres, et créer d'autres alliances.

On remarque dans notre expérience la façon dont certaines mères se satisfont d'un langage qu'elles sont seules à comprendre et à interpréter; et si cela est une étape naturelle dans la relation mère-enfant, certaines prolongent indéfiniment ce dialogue qui les laisse pour longtemps seules médiatrices entre le monde et leur enfant. Ainsi va l'enfant, mis à mal dans sa communication avec autrui. Le zozotement est souvent un symptôme, certes mineur, de ce désir incestueux.

Dans *Les études sur l'hystérie,* Freud explique l'agoraphobie de la façon suivante: il s'agit pour lui d'une défense contre un fantasme sexuel, en l'occurrence celui d'être une fille des rues. Le symptôme impossibilité de traverser une place constitue ici une défense contre cette identification. L'expérience psychanalytique démontre le peu d'efficacité de ces interprétations. Il faut remonter à l'intrication pulsionnelle en jeu dans l'agoraphobie pour aborder les choses d'une manière plus constructive, en nous interrogeant sur ce qui menace, lorsqu'une place paraît effrayante et insurmontable à traverser ou à franchir. Quelque chose vient à manquer du côté du regard et menace l'identité. Il n'y a plus de point de repaire distinct, tout comme dans la peur du noir. La place est vécue comme un espace sans fin, sans nom, sans limite, le sujet par le regard s'identifie tout entier à ce lieu. L'objet pulsionnel vient prendre la place de l'identité, rien n'est reconnaissable, ni la place, ni le sujet lui-même. La place devenue anonyme perd de son identité en même temps que le sujet perd la sienne et se sent près de s'évanouir. Que la place soit déserte ou grouillante de monde, elle paraît vide de sens et la foule anonyme; anonyme car nul n'est distingué et reconnu, et la personne a l'impression à son tour qu'on ne la reconnaît pas: elle risque de s'y perdre. Rien ici ne vient faire obstacle, ne peut être objecté à ce sentiment de panique extrême qui la fige. Loin de cette place terrifiante, cette sensation sera reconnue comme absurde, voire honteuse. Il y a chez l'adulte une honte et une difficulté à reconnaître ses peurs en dehors du moment où elles se produisent comme si cela n'était que le lot de l'enfance. La honte et l'oubli de ces états de panique sont de même nature que ceux qui ont trait à la masturbation; le sujet, l'instant d'après, ne se reconnaît plus. Ceci indique assez le lien à la culpabilité, lié à l'émergence du domaine de l'absurde.

L'univers pulsionnel domine dans l'agoraphobie et la panique surgit d'un regard qui, à l'infini, ne peut s'arrimer, ni s'identifier à aucun objet/sujet identifiable: *le sujet s'assujettit dans son regard*; il est son regard, le regard de cet instant là, cet anonymat de lui-même et du lieu renvoie au fait que si rien n'est identifiable, *tout devient possible*. Ce «tout devient possible donc tout est absurde» caractérise l'émergence et la contrainte du système primaire; le refoulement est ce qui vient garantir que tout ne peut avoir lieu.

L'irruption dans le système conscient de l'absurde «tout est possible», avec sa connotation du côté de la perversion «tout peut se faire», renvoie aisément à la culpabilité: il y a selon l'expression de Pierre Baas «un danger pulsionnel». Dans le système conscient, la culpabilité apparaît lorsqu'il n'y a pas la possibilité d'objecter. En effet, à quoi conduit la possibilité d'objecter, sinon à l'aveu de la faute? Ce sentiment de faute surgit immanquablement, à «tous les coups»: c'est ainsi que la phobie défend la perversion; il s'agit tout comme le démontre la mécanique des procès totalitaires, de faire surgir la culpabilité;

Que se passe-t-il dans ces sortes de procès? Le processus mis en place aboutit, de façon systématique, à la preuve infaillible de la culpabilité, quoi que dise le prévenu, quels que soient les faits évoqués. Tout confirme sa culpabilité: tout ce qui peut être dit et fait devient absurde et perd de son sens s'il n'y a pas la possibilité d'objecter. Quoi que le sujet dise, une chose ou bien son contraire, tout confirme sa culpabilité. Chaque énoncé perd de son contenu et vient assujettir le coupable. C'est ainsi qu'il convient d'entendre l'interdit de l'inceste, du point de vue métapsychologique, comme la séparation d'avec un «tout est possible» — ou encore comme la séparation d'avec un absurde qui vient faire obstacle au processus civilisateur.

Le domaine pulsionnel, parcours et mouvement de l'objet chez Lacan, est l'expérience originelle du système primaire; il s'agit d'un parcours orienté vers *l'identité de mémoire* et non vers l'identité de pensée, cette dernière ne pouvant opérer que dans un système disposant des outils de la contradiction. L'univers pulsionnel relève de la mémoire, celle qui apprend à reconnaître des expériences comme identiques. L'identité de mémoire reconnaît sans qu'intervienne le refoulement; deux traces mnésiques dans une série d'expériences font «sens» parce que perçues comme identiques — du deux, au plusieurs, une série se constitue sous la forme du «c'est pareil», «c'est identique», «c'est tout à fait ça». Si la répétition nous échappe constamment c'est qu'elle ne relève pas du domaine du rationnel et ne se reconnaît pas en «conscience». A chaque histoire, un trait masqué est à l'identique d'un trait non reconnu dans l'histoire antérieure. Le début de la relation amoureuse est centrée, concentrée sur la recherche de ce trait identique qui échappe au sujet.

Dans les formations de l'inconscient, Lacan énonce que «le moment décisif du passage de la mère à la réalité, à partir d'une symbolisation tout à fait archaïque est le moment où la mère peut donner *n'importe quoi*»[2]. La contrainte n'est pas dans ce qui est donné ou soustrait, mais dans le «n'importe quoi».

Ce que l'enfant reçoit d'abord comme non-sens sera perçu par lui comme pur arbitraire. A partir de cet absurde de ce «n'importe quoi» (dans un second temps) l'enfant sera conduit à «supposer» le désir du premier objet de soins, à l'occasion la mère; c'est ici que se situe l'amorce de l'identification secondaire. Ce que j'appelle «la séduction précoce» est ce que la mère donne, refuse ou diffère et qui lui échappe, en deçà de ce

---

[2] C'est moi qui souligne.

que consciemment elle voudrait donner; c'est au travers de cette supposition, premier dialogue, que l'appareil psychique se met au travail. Au travers de besoins somatiques s'engage, au moyen de la supposition, du suspens et de l'hésitation, l'amorce d'une négociation dialectique. Ce parcours est orienté de l'anonymat (l'inséparable) vers l'identification. Il s'agit là d'une stratégie orientée vers la coïncidence: si telle chose... alors telle chose.

Une certaine quantité d'énergie psychique — pour reprendre une terminologie freudienne — vise à identifier et à s'identifier. Ce travail du processus primaire vise à l'identité de mémoire: à ce stade, le psychisme est assujetti par de l'univers pulsionnel à travers sa première relation à l'autre. Assujetti car rangé sous son arbitraire, attaché, capté, capturé, contraint, charmé, conquis, séduit: le pire comme le meilleur (plaisir-déplaisir) s'y côtoient sans s'exclure, et c'est ainsi qu'il faudrait entendre le terme de jouissance dans la théorie lacanienne.

La contrainte du système primaire confond dans un même mouvement les deux sens du verbe «(s)identifier». Le sujet de la séparation rendra consistant l'objet de la séparation. Un sujet se dessine en même temps qu'il identifie un parcours, une séquence, l'autre, une place. Il n'y a pour le psychisme, à ce stade, que des identifications partielles mais qui permettent d'en identifier la totalité.

L'identification secondaire consistera à identifier des équivalences. C'est «l'objet a» ou mouvement pulsionnel qui, sous couvert du besoin, engendre le procès d'inscription. Ces objets, causes de besoins désignés comme premiers dans un après-coup, pourront devenir des objets cause de désir, cause de «ce n'est pas ça». Il s'agit de la définition *stricto sensu* que Lacan a donné à l'objet «a». Le système primaire est donc contraint par les outils dont il ne dispose pas (absence de négation) à négocier, répertorier, identifier de l'identique. Il relève ici du principe d'identité.

Le *système primaire réduit le n'importe quoi* (non sens) *à l'identique* (c'est tout à fait ça). Il convient ici d'introduire la notion de temporalité logique et non chronologique pour une meilleure compréhension. Une première fois n'apparaîtra comme telle que dans l'après-coup lorsque, anonyme et non identifiée comme telle, elle sera authentifiée comme la même séquence qu'une première fois, lui conférant ainsi dans l'après-coup son statut inaugural. C'est la répétition du même qui va révéler une séquence antérieure comme étant la première soit l'acte d'ouverture. Ici nous constatons bien que l'identité ne saurait être que de mémoire.

La comparaison des inscriptions entre une ou plusieurs séquences constitue déjà un moyen de les reconnaître entre elles, de les désigner, de les sortir de l'anonymat. Reconnaître comme identique est déjà une amorce de sens et un remède premier à l'absurde et une ébauche de la séparation; être deux, deux à avoir peur, deux à s'aimer, qu'importe: si l'on peut comparer c'est déjà moins absurde.

C'est à cette croisée du non sens et de l'amorce de sens, au moyen de la métaphore du «nous sommes les mêmes», «nous nous reconnaissons l'un à travers l'autre», que se comprend la rencontre amoureuse. Le non-sens de la rencontre et son absurdité ne se montrent pas d'emblée comme tels, mais apparaissent sous le masque de la certitude: l'autre est moi-même. La traduction de l'absurde dans le système conscient se fera sous couvert de reconnaissance.

Reconnaître, identifier comme identique relèvent de l'expérience du temps logique auquel nous contraint la comparaison.

La contrainte du singulier

Françoise Delbary

Les impasses du discours clinique

C'est dans la pratique clinique que réside le foyer vivant de toute élaboration psychanalytique. Sans doute cette conviction est-elle ce qui anime la réserve de bien des analystes à l'égard de la psychanalyse appliquée, dans les formes contemporaines que nous lui connaissons parfois, réserve qui touche aussi les spéculations plus abstraites, visant, peu ou prou, à constituer une nouvelle «vision du monde» ou de l'«homme» à partir de l'inconscient et de sa dynamique propre.

Pourtant, il ne suffit pas de parler d'une cure, ou de qualifier de cliniques les réflexions que nous inspire le travail d'une séance pour qu'il soit vraiment légitime d'y voir une pensée clinique. Et l'on peut même éprouver un certain malaise à l'audition de tel ou tel récit de cure, même si celui-ci reste fragmentaire. Comme si le souci d'une parole clinique était mis à mal dès lors qu'il se met en œuvre. Car il n'est pas rare que les discours qui se veulent explicitement cliniques échouent à surmonter deux difficultés majeures, qui deviennent souvent de véritables impasses.

La difficulté surgit d'abord d'une croyance qui a la peau dure: les faits parleraient d'eux-mêmes, et il suffirait de les rapporter devant un public adéquat et avec le vocabulaire ad hoc pour que clinique il y ait.

Certes, ce terme de «clinique» désigne bien, initialement, ce qui s'observe directement auprès de celui qui est couché (*klinein*) et sans recours à des artifices techniques.

Mais l'œil qui observe est un regard qui s'oriente et structure son champ perceptif sur fond d'imperceptible et grâce à lui. Cet imperceptible relève des catégories de notre pensée et en conséquence aucune clinique n'est «pure» d'abstractions théoriques. L'opposition de la clinique et de la théorie ne tient pas un instant.

«Je regarde la rue, d'une fenêtre, et je ne manque pas de dire que je vois des hommes», écrivait Descartes à la fin de la *Seconde Méditation*. Et cependant, ajoute-t-il: «Que vois-je de cette fenêtre, sinon des manteaux et des chapeaux qui peuvent couvrir des spectres ou des hommes feints qui ne se remuent que par ressorts? Mais je juge que ce sont de vrais hommes; et ainsi je comprends, par la seule puissance de juger qui réside en mon esprit, ce que je croyais voir de mes yeux.»[1]

Ainsi, nos prétendues «observations» sont bel et bien des «inspections de l'esprit»; et c'est d'ailleurs ce qui nous permet de nous parler et d'espérer, au moins pour une part, nous comprendre.

La puissance de juger, mise à sa juste place et déployée comme il convient, devrait nous permettre d'échapper aux impasses d'un empirisme naïf qui n'est pas totalement absent, pour le moins, de nos échanges. Dépasser l'empirisme, n'est-ce pas ce qui aujourd'hui peut nous rendre si attentifs aux «structures»; et ce qui nous fait tenir, avec passion parfois, à la nette distinction des organisations névrotiques d'avec celles qui relèveraient de la psychose?

Mais cette «puissance de bien juger», ou encore, selon les voies actuelles, l'appréhension structurale du «matériel» peuvent conduire, si nous n'y prenons garde, vers un autre obstacle tout aussi redoutable que le précédent, si du moins la visée reste de constituer une clinique proprement psychanalytique.

Pour ne pas en rester au récit d'une cure, il s'agit, dit-on, de procéder à l'élaboration du «cas». Théoriser la cure, produire la théorie de la cure, sans oublier la sienne propre. Nous convoquons la pensée abstraite et comment en effet ne pas le faire?

Ici la difficulté est de deux ordres. Elle tient d'une part à nos catégories de pensées et, d'autre part, à la forme logique elle-même. Nos concepts qui visent à constituer une espèce de sémiologie psychanalytique, restent pour une large part sous la dépendance de la sémiologie psychiatrique, dont la psychanalyse n'est nullement dégagée à l'heure actuelle. Le vocabulaire que nous employons bien souvent est là pour en témoigner. Il ne s'agit pas de le dénier, mais bien plutôt de prendre la mesure de ce qu'il impose à notre pensée. De quelle façon oriente-t-il et cadre-t-il, à l'avance, le champ de nos interprétations? «Avec les hystériques, ça se passe toujours comme ça», dira l'un; «on n'allonge pas un paranoïaque sur un

[1] Descartes, *Méditations métaphysiques. Seconde Méditation*, Ed. de la Pleiade, Paris, 1953, p. 281.

divan», dira encore un autre. «Soyez vigilant avec un pervers», recommande le bon contrôleur. «Les pervers suscitent toujours des passages à l'acte chez l'analyste et la cure est alors inévitablement paralysée.» Bien sûr, il y a de la pertinence dans ces propos. La question est pourtant de savoir s'ils font signe vers la clinique du psychanalyste.

Examinant la possibilité d'une clinique psychanalytique, Jean Clavreul, dans un livre qui, un peu ancien, n'a pourtant rien perdu de son actualité et même, au contraire, en arrivait à dire que parler d'une clinique psychanalytique relevait véritablement d'une gageure[2]. Impossible pourtant de ne pas s'y efforcer, sauf à jeter aux orties l'héritage freudien. Sans doute faut-il commencer par prendre acte de la jeunesse de la psychanalyse, mais aussi de l'extrême difficulté de la tâche qui consisterait à élever la clinique à la dignité à laquelle elle se doit.

Vers une clinique du transfert

Kandinsky, au moment du Bauhaus, faisait apparaître que tout peintre avait à chercher une forme qui serait réellement propre au champ de la peinture. Cette forme, qui est aussi une forme de pensée, ne peut surgir que du tableau lui-même et non pas de l'un quelconque des objets que l'on peut vouloir représenter sur une toile. Un seul guide ici: l'acte même du peintre, lequel requiert l'espace de la toile, le jeu des couleurs et leur articulation à la dynamique des lignes qui se tracent. D'où cet immense travail des peintres de l'abstraction sur ces éléments premiers sans lesquels la peinture ne serait pas. D'où aussi ces rejets violents de toute toile figurative.

Avançons qu'une analogie est possible avec la question qui nous occupe. Nous aurions ainsi à resituer notre exigence clinique dans la perspective de ce qui est la condition même de possibilité pour que psychanalyse il y ait. A formuler les choses ainsi, la réponse s'impose d'elle-même: c'est le champ du transfert, dans ses multiples modalités, qui constitue pour nous et la toile et la palette, par rapport auxquelles s'ordonne nécessairement notre acte.

Et de même que la peinture ne pourra jamais se passer d'au moins une surface, de même un psychanalyste ne saurait être, sans l'espace où se nouent le transfert de son patient et le sien propre. Nouage qui fait de toute clinique psychanalytique une clinique du transfert, c'est-à-dire une clinique qui déploie une

---

2 Clavreul J, *L'Ordre médical*, ch. 12, Le Seuil, Paris, 1978.

pensée de transfert et qui reste sur ce terrain spécifique de toute cure.

Ce n'est certes pas nouveau. Aussi s'agit-il d'aller un peu plus loin et, pour se frayer un chemin, de se demander à quelles contraintes de pensée une clinique du transfert, si elle est possible oblige le psychanalyste.

Paradoxe des paradoxes, l'amour de transfert, qui est bien de l'amour véritable comme Freud finit par l'admettre, se porte sur la personne même de l'analyste, alors que celui-ci demeure quasiment inconnu de son analysant. C'est dire qu'il est, dans sa singularité, le terrain du transfert (et qu'il y ait là méprise n'est pas ici ce qui nous retiendra). Ce terrain du transfert est celui sur lequel, dans l'analyse, se remporte la victoire. Précisément parce que «nul ne peut être tué *in absentia* ou *in effigie*» selon la formule célèbre qui conclut l'article sur la dynamique du transfert[3].

Il n'y a pas alors à s'étonner que Lacan, dans le Séminaire sur le Transfert, consacre de si longs développements à l'histoire que Socrate raconte aux convives du *Banquet*, et qu'ainsi résonnent à nos oreilles ces noms propres qui émaillent le texte platonicien: Pausanias, Phèdre, Aristophane, Agathon et Diotima, la prêtresse. Car le transfert est une affaire de noms propres, autant dire de singularités. Le terrain du transfert est celui de la singularité et ainsi se désigne la contrainte à laquelle le psychanalyste est requis de se soumettre: c'est la contrainte à penser la singularité.

La contrainte du singulier

Nous sommes enchaînés par la vérité, rappelait Jean Toussaint Desanti, citant Aristote, lors du colloque sur la Contrainte. Pour y prendre un appui, nous pourrions dire qu'il n'y a de pensée clinique en psychanalyse qu'enchaînée à la vérité du transfert, c'est-à-dire enchaînée à la contrainte du singulier.

Celle-ci revêt deux formes qui signent en même temps pour nous deux exigences. Celle d'abord de ne pas déserter ce champ où se manifeste la singularité. La chose n'est pas si facile et peut-être n'est-il pas inutile, ici, que nous nous laissions, nous aussi enchaîner, un peu comme Ulysse au mât de son esquif, entre Charybde et Scylla, passe dangereuse s'il en est. Quelles seraient ici nos sirènes pour ne pas en rester à la métaphore? Elles auraient nom «ineffable» et «intelligible» probablement.

---

[3] Freud S, *La Technique psychanalytique*, P.U.F., Paris, 1972, ch. 7, p. 60.

Car dès lors que se présente l'exigence de penser le singulier, il semble difficile d'échapper au dilemme classique: ou bien l'ineffable d'une parole qui s'attache à dire le singulier, un singulier qui, seul et unique (*singularis*), pourrait seulement alors être désigné d'un nom propre avant de réduire au silence et à ses impasses; ou bien l'intelligibilité de l'universel qui n'est, elle, possible qu'au prix d'effectuer une réduction du singulier à son genre et de subsumer ce qui lui est propre, et en constitue l'originalité, sous de plus vastes catégories; opération où le singulier se métamorphose en «cas», et ainsi s'abolit comme tel.

S'il n'y a de connaissance que du général, comme le disait Aristote à ses auditeurs, y a-t-il alors une connaissance possible de la singularité? La difficulté est extrême lorsqu'il s'agit de penser le «to dé ti», le «ceci que voici»; ou, ajoutons «ce qui tombe ensemble», le symptôme[4], dans l'histoire de quelqu'un, et qui ne se reproduira jamais, pour personne d'autre, de la même façon.

Quand elle était en âge de virevolter par les chemins de sa belle campagne natale, sa sœur, un peu plus âgée qu'elle, fut très soudainement frappée de polio. Finis les concours de bicyclettes et les courses folles dans les près, qui donnaient lieu et donnaient un lieu aux multiples formes de l'amour et de la haine entre les deux sœurs. «Heureusement que c'est à moi que c'est arrivé», se mit à penser et à répéter, à qui voulait l'entendre, la sœur aînée, désormais immobilisée; «elle, elle ne l'aurait jamais supporté».

C'était assez pour que «elle», ma patiente, l'entende au point d'immobiliser en elle ce qui, dans le corps et la pensée, pouvait inscrire la puissance du désir, qui est le mouvement même de l'existence. Du coup, paralysée, elle l'était bien plus que sa sœur, sous de multiples formes dont la description n'a pas ici sa place.

Hystérique, identification hystérique, aurais-je pu me dire et ai-je pu me dire au sortir de séances qui donnaient de l'eau au moulin de ce diagnostic. La maladie brutale de sa sœur et les bouleversements qui en avaient résulté dans l'existence de ma patiente avaient pris valeur d'un événement mémorable et, bien sûr, traumatique. Mais cet événement mémorable, survenu dans sa vie au retour de vacances et après une visite, mémorable elle aussi, à Oradour-sur-Glane — événement qui cristallisait autour

---

4 C'est Claude Rabant qui, dans un exposé à Sainte Anne du 17 avril 1990, faisait remarquer cette intéressante etymologie. Voir «Qu'est-ce qu'un symptôme?», *Cahiers du Cercle Freudien*: «Qu'est-ce que la clinique psychanalytique?».

de lui et en lui, bien d'autres choses qui la concernaient plus directement — comment pouvait-il trouver à se perlaborer dans son analyse? A quel travail psychique me convoquait-elle en me faisant le récit de ses difficultés? Pouvais-je orienter ma pensée, mes associations par rapport à ce concept d'hystérie, si justifié et cependant si insuffisant pour offrir à sa cure le cadre approprié, un cadre qui lui permette de prendre son allure? A la voir se déplacer avec quelque arrêt intime de ses pas, à l'entendre associer d'une voix qui parfois devenait étrangement rauque, pouvais-je l'entendre seulement comme «une hystérique»? Ce repérage catégoriel et l'horizon perceptif et interprétatif qu'il commande, était-il en mesure de permettre l'accès à ce point où se jouait son absence à elle-même? Pouvait-il rendre possible qu'elle se permette d'habiter vraiment son corps et sa pensée?

Certes, j'avais bien en mémoire les classiques de la clinique habituelle, ce qui permet de reconnaître l'hystérie, et dans une présence plus insistante, je n'oubliais pas Freud et Dora, et aussi ces remarques si lumineuses de Lacan dans le Séminaire XI: l'hystérique ne peut soutenir son désir que sur le mode de ne pas le satisfaire; son désir ne peut donc que glisser, dans une sorte d'infinité répétitive.

Mais bien plus précieux encore me semble avoir été dans cette cure ce qui m'était «tombé» entre les mains, dans le moment même où débutait l'analyse de ma patiente: une reproduction d'un collage de Picasso dont les lignes, comme brisées dans un élan qui ne pouvait trouver son aire, n'étaient pas sans donner à voir l'espace d'immobilité qui lui avait été assigné, mais aussi à quelle immobilité elle condamnait parfois sa cure. Forcément.

Après coup, cette reproduction de Picasso, qui ne quittait plus mon agenda, me semble avoir pris une place réelle dans ce travail. Comme si elle avait participé pour une large part à la constitution d'un lieu psychique pour cette cure. Lieu psychique au sein duquel s'entrecroisaient ses associations et les miennes propres. Lieu psychique, ou champ flottant, pour emprunter à Michèle Montrelay la formulation qu'elle propose, pour nommer au plus juste l'espace spécifique du travail analytique.

Le lieu psychique comme champ flottant

Prenant l'exemple du rêve, voici ce qu'elle écrit: «A la règle de la libre association répond celle de l'attention flottante, tout aussi fondamentale, puisqu'elle caractérise le travail de l'analyste. L'expression forgée par Freud peut prêter à un malentendu. Comme flotter c'est se laisser porter — ici au gré de ce que l'on entend — on peut en déduire que l'analyste n'a pas à prendre d'initiative, et qu'il lui est demandé d'accueillir plus que d'agir. C'est oublier l'autre terme de l'expression. Freud se sert du mot d'attention, qui est celui que les philosophes choisissent pour désigner l'activité d'une conscience appliquée intensément à ses objets. Et ce mot n'est pas si mal choisi pour désigner le travail qui est ici requis. On nous en fait le récit. A partir de ce contenu, dit manifeste, un double travail a lieu: celui du rêveur sur ses propres associations, celui de l'analyste, où la rigueur et la logique vont de pair avec un exercice constant de l'imagination. Il faut s'attacher au mot à mot, déplier les implications de tel son, de telle image ou de tel sens, mais aussi ne pas craindre de fantasmer, extravaguer, bref associer soi-même à propos du matériel présent; enfin se préoccuper de ses propres réactions, mouvements, inhibitions, aller contre sa propre inertie pour finalement la mettre en mots. En mobilisant de la sorte ma propre imagination, n'est-ce pas moi, mon histoire et mes désirs qui passent au premier plan, s'inquiètent les "jeunes" analystes? Il faut bien se poser la question, et cependant un moment vient où mieux vaut la laisser en suspens. Se servant de lui comme d'un instrument de recherche et de déchiffrement, un analyste ne peut décider, au moment où il associe, si telle pensée lui appartient ou si elle est à l'analysant. Ce n'est pas qu'il y ait fusion, non, il existe bien deux sujets, mais la pensée circule entre eux, définissant ce champ flottant hors duquel aucune mutation psychique ne peut avoir lieu.»[5]

Si l'espace associatif est bien un champ flottant et si l'exigence clinique ne le cède en rien au souci de rigueur théorique, alors nous avons à effectuer, pour notre compte, l'analogue de cette «révolution copernicienne de l'objectivité» dont nous parle Bachelard dans *Le Nouvel Esprit scientifique*. Et refaire par conséquent, en notre domaine, l'exigeant travail de remaniement conceptuel, dont les théoriciens de la relativité ont montré à quel point il était dans la science physique tout à fait indispensable. Inventer d'autres mots pour la psychanalyse, parce qu'ils ouvriraient un autre espace associatif. Et inventer d'autres mots serait aussi nous décrocher d'une conception cartésienne de l'espace, insuffisante pour penser le cadre de l'analyse; ce serait également, dans le frayage de Lacan, continuer de chercher une autre logique, libérée de l'emprise que constituent nos catégories de «sujet» et «objet». Toutes

[5] Montrelay Michèle, «Lieux et génies», *Confrontation*, automne 1983, pp. 111 à 116.

choses qui, à notre insu, infiltrent notre pensée et rendent très difficile de construire vraiment la théorie de notre acte.

«Au fait, qu'appelle-t-on comprendre?» demandait Michèle Montrelay au début de son article. «Pourrions-nous comprendre une pensée, en tirer une information-connaissance, si d'abord elle ne nous comprenait, c'est-à-dire si nous n'étions pas partie prenante de son organisation?»[6]

Une parole réservée

Partie prenante, voilà le point nodal. Car l'on ne peut être partie prenante qu'en son nom propre, en son acte absolument singulier. C'est aussi vrai pour l'analysant que pour nous. Quelle immobilité ou quel mouvement, peut-être insu de moi, ma patiente avait-elle perçu, pour qu'après d'autres tentatives d'analyse, rapidement avortées, nous puissions plusieurs années durant soutenir ensemble les exigences du travail analytique? N'y a-t-il pas là un point qui fait limite à toute généralisation? Peut-on universaliser ce qui se construit dans un espace associatif? Peut-on le détacher du champ transférentiel qui le rend possible, fut-ce dans le souci louable de transmettre? Il n'y a de transmission qu'en contrebande, faisait entendre Jacques Hassoun dans un livre récent[7]. Alors, révolution copernicienne aussi de nos modes de transmission? Sans doute.

La psychanalyse nous contraint à inventer des formes de transmission qui respectent le secret des cures et fassent place au «devoir de réserve». Une transmission réservée, en tous les sens de ce terme. Tel pourrait être aussi le propre d'une pensée clinique en psychanalyse. Une pensée réservée qui oblige aussi à une parole réservée et parvienne à respecter l'intimité d'une cure. Est-ce encore possible lorsque s'imposent, comme aujourd'hui à tous niveaux, le besoin de publicité et l'impératif d'exhiber (ses connaissances ou ses capacités de clinicien)? Comment, pourtant, ne pas en soutenir le pari? En tous cas, ce n'est là ni s'engager dans la voie de l'ineffable qui conduit au mysticisme, ni dans celle, apparemment inverse de l'intelligible abstrait (dont la formalisation est l'un des fleurons) et qui ouvre la voie aux formes modernes de la domination du savoir et des individus.

Ne pas déserter le champ où se manifeste la singularité, disions-nous plus haut. Mais cela ne suffit pas. Encore faudrait-il parvenir à dissiper le flou et la confusion qui, ordinairement,

---

6 Montrelay Michèle, op.cit., p. 116.

7 Hassoun Jacques, *Les Contrebandiers de la mémoire*, Syros, Paris, 1994.

font rempart à celle-ci et empêchent qu'elle soit conçue comme l'exigerait la clinique.

Singularité logique et singularité historique

En ce point, permettons-nous un détour par la philosophie critique, celle de Kant en l'occurrence. Pourquoi un tel détour? Sans doute parce qu'il y a un usage de la philosophie qui *ouvre* d'autres possibles pour la pensée. N'est-ce pas ce qui se joue lorsque Kant fait porter le questionnement sur les voies que nous suivons dans l'effort de la pensée? Si la connaissance d'un objet quelconque est possible, c'est à certaines conditions *a priori* qu'il faut élucider, dit-il. Telle est la question dite «critique». Ainsi, puisque tel est notre objet, à quelles conditions une pensée de la singularité est-elle possible? A quelles contraintes notre pensée doit-elle, dans son exercice, se soumettre, si nous voulons nous efforcer vers l'idée d'une singularité?

A travers cet exemple particulier, nous sommes conduits là au centre d'une question que Kant ne cessera de travailler. Elle est celle qui, en 1763, commençait de s'élaborer dans ces deux textes inséparables que sont *L'Essai pour introduire en philosophie le concept de grandeur négative* et *L'Unique Fondement possible d'une démonstration de l'existence de Dieu*, et qui trouvera à s'accomplir dans les développements de la *Critique de la raison pure*. Cette question n'est autre que celle du pouvoir de la pensée logique; que pouvons-nous, par la pensée logique atteindre?

L'objet réel correspond-il à mon concept, interroge Kant. Que peut nous donner le concept? La pente naturelle de notre esprit est de croire qu'une chose existe par cela seul que nous la pensons. Cela signifierait alors que le réel ne contient rien de plus que le simple possible, soit ce que nous pensons comme non contradictoire dans le concept; l'abstrait équivaudrait au concret.

«Cent thalers réels ne contiennent rien de plus que cent thalers possibles», écrit Kant. Pourtant, «je suis plus riche avec cent thalers réels qu'avec leur simple concept.» Et il ajoute plus loin: «Nul homme ne saurait, par de simples idées, devenir plus riche de connaissances, pas plus qu'un simple marchand ne le deviendrait en argent, si pour augmenter sa fortune, il ajoutait quelques zéros à l'état de sa caisse[8].» Si je suis affamé, je ne

[8] Kant, *Critique de la raison pure*, Livre 2, chapitre 3, P.U.F., Paris, 1963, p. 631.

peux me nourrir avec l'idée de ce qui pourrait constituer mon repas.

Exemples parlants, s'il en est, mais qui ne peuvent suffire. D'où l'intérêt d'une note du même chapitre: «Le concept est toujours possible, quand il n'est pas contradictoire. C'est le critérium logique de la possibilité et par là son objet se distingue du *nihil negativum*. Mais il n'en peut pas moins être un concept vide, quand la réalité objective de la synthèse, par laquelle le concept est produit, n'est pas démontrée en particulier [...]. Cela nous avertit de ne pas conclure aussitôt de la possibilité [logique] des concepts à la possibilité [réelle] des choses[9].» Ne pas conclure trop tôt de nos catégories abstraites, des définitions de nos livres à la présence sensible des phénomènes et des choses.

L'on ne peut dire plus clairement quelle distance il y a depuis la sphère de nos pensées jusqu'à celle où nous sommes *provoqués à la pensée* par *la rencontre effective* avec les choses de la réalité, dans l'énigme et la singularité qu'elles présentent. C'est dire la limite de la pensée conceptuelle qui est impuissante à nous donner la réalité de la chose qui n'est pas idéelle. Ou, comme l'énonce Kant dans le langage de la *Critique*, toute proposition d'existence est synthétique. Elle oblige à sortir hors du concept. N'est-ce pas à cela que nous invite toute séance d'analyse?

Ne confondons pas le pensable, que nos catégories générales nous permettent d'appréhender et/ou de construire logiquement, avec ce qui appartient au champ d'une réalité, elle, inséparable de l'expérience. Tout objet qui se présente aux sens n'est pensable rigoureusement qu'à partir de la nette distinction de l'existence de la chose d'avec son simple concept.

C'était bien ce qui, déjà en 1763, avait conduit Kant dans *L'Essai sur le concept*, à explorer la différence entre l'opposition purement logique et l'opposition réelle, cette dernière si opérante dans la physique newtonienne, laquelle ne pouvait, paresseusement, s'en tenir aux catégories abstraites de l'époque pour rendre compte de l'expérience.

Sur ces bases, qui mériteraient d'être appréhendées bien plus précisément et longuement, il est désormais possible de faire retour vers la contrainte du singulier. *Singularis* — seul, unique — «qui désigne ou représente un individu», énoncent les dictionnaires. Passer du singulier à l'individuel, soit, mais de quel individuel s'agit-il? Là est la difficulté et la source des confusions. Car l'individualité peut être seulement logique. Par

---

9 Kant, op.cit., p. 428.

exemple le nombre zéro. Il est bien singulier puisque seul et unique en son genre numérique. Et il n'est besoin, pour l'appréhender, que d'une construction de son concept dans la pensée pure. Mais l'individualité peut aussi être entendue comme cette singularité concrète dont l'unité, indivisible en effet, s'élabore peu à peu au cours de l'histoire personnelle d'un «être» qui, lui, ne saurait relever du simplement logique. Cette singularité-là est nécessairement en excès par rapport à tout ce que nous pouvons à l'avance penser d'elle. Sans doute, cet excès est-il ce qui peut parfois nous conduire à l'inquiétante étrangeté, ou encore aux surprises du transfert. C'est de cette singularité-là, *existante*, qu'il est seulement question dans une clinique psychanalytique et, rappelons-le, l'existence est position hors du concept. Comment *penser*, sans le réduire, cet «hors de», ou encore cet «excès»? Voilà pour nous, une question inévitable.

Il resterait bien sûr à savoir quel est au juste le registre épistémique des catégories dont nous sommes amenés à faire usage. Gageons qu'un Kant aurait répondu: Les catégories cliniques ne sont pas à prendre pour des concepts de l'entendement, mais pour des idées régulatrices de la raison pure, dont on sait avec quelle réserve il convient d'user.

Qu'est-ce que s'orienter dans la pensée psychanalytique? Sans doute est-ce ne pas perdre de vue ce *pôle* d'une singularité existante et historique qui, me semble-t-il, rend seul possible qu'il soit pris soin, dans l'analyse, de la souffrance et du désir.

De la contrainte au texte

Du palindrome et de ses sens

Jacques Jouet

Un jour, je suis entré à la boulangerie et j'ai demandé une *mie de pain*. C'était un lapsus pour un *pain de mie*. Un lapsus de plus ou de moins ne tire pas à conséquence et l'ébahissement de la boulangère — assez bel à voir — n'était pas un spectacle suffisant pour s'appesantir. Mais il se trouvait que ce lapsus était un palindrome de mots et que cette observation venait apporter de l'eau à un moulin que j'avais dessiné, naguère, dans un livre intitulé *Des ans et des ânes*[1]. J'y avançais que «l'inconscient est constitué comme un texte sous contrainte». Et voici que cette proposition imprudente se mettait à résonner.

Un palindrome est un énoncé lisible, lettre à lettre ou mot à mot, de gauche à droite et de droite à gauche. Dans certains cas, l'énoncé est le même dans les deux directions: *Et Luc colporte trop l'occulte*; dans d'autres, chaque direction donne un énoncé différent: *Roma — amor*. Parmi les contraintes que la tradition littéraire a rajoutées à celles de la langue, le palindrome est l'une des plus sévères, l'une des portes les plus étroites pour le faufilement du sens.

La langue nous contraint. Je suis, par exemple, dans un pays dont je ne connais pas la langue du tout. J'écoute parler. Je lis. Je ne comprends rien. Je suis libre de tout comprendre ou alors rien. Ces sons, ces signes sont libres. Si je me décide à apprendre cette langue, je vais devoir mettre de l'ordre et semer la discipline. Je m'interdirai des possibles jusqu'au seul possible vrai. Je jouirai enfin d'ambiguïtés. Apprendre la langue, c'est assimiler ce sévère système de lois sévères. Qu'est-ce qu'un écrivain, sinon celui qui connaît ce système jusqu'à la nausée, jusqu'à l'idée de crime?

Il y a deux types de criminalité littéraire contre le code inscrit de la langue, ou du moins deux types d'intentions criminelles. La première est l'intention libertaire. Comment peut-on être sauvage? Je ne sais pas la décrire, parce que je n'y vois

[1] Paris, Ramsay, 1988, épuisé par pilon.

qu'illusion: l'habitude et la postérité tendent à rendre naturelles la langue et ses contraintes, la littérature et ses contraintes additionnelles, mais encore mieux, l'intention criminelle se fonde aussi sur la naturalité du refus. Isolement, liberté, régression, sauvagerie, héroïsme égalent la figure d'un Rimbaud, dont la prose d'*Une Saison en enfer* ou des *Illuminations* ne serait plus de la matière et de la forme, mais de la pure innocence. Malheureusement, la question n'est pas de reconnaître une prétendue victoire de la nature, mais de reconnaître un conflit. Quand le vers dit libre ou le dit poème en prose sait sur quoi il cogne (une prosodie présente jusqu'à la nausée) le vers libre ou le poème en prose témoigne d'un conflit. Mais s'il parvient à faire disparaître corps et biens cette initiale prosodie, son adversaire, il devient sous les doigts du lecteur aussi foireux qu'une vesse-de-loup.

L'autre intention tient, elle aussi, que la langue nous contraint, mais qu'on peut faire subir à la langue des retours de contrainte. C'est, par exemple, la stratégie de la liberté oulipienne. Oulipo, Ouvroir de Littérature potentielle, groupe d'écrivains et de mathématiciens, voués à la recherche et à la pratique des contraintes en littérature, au risque et à l'inquiétude de la contrainte, tombant à bras raccourcis sur le naturisme de la forme. L'écrivain oulipien, par la contrainte, met de l'huile sur le feu de la langue. Les contraintes réduisent le champ des possibles. Elles cherchent, sans doute désespérément, le dernier mot de la langue, celui au-delà duquel rien ne peut plus se dire. Mais il y a toujours quelque chose qui échappe à la négativité de la contrainte. Parfois, c'est de la littérature.

La langue est un système complexe de lois. Si l'on dérange le système, que se passe-t-il? Encore un conflit, lisible en tant que tel. C'est pourquoi je ne peux comprendre le souci, tellement souvent recommandé par le discours ambiant, d'avoir à masquer les contraintes fabricatoires d'un texte. Exemple, le lipogramme; statistiquement, la langue française utilise 26 graphèmes différents. Mais l'énoncé de langue française: *Porte ce vieux whisky au juge blond qui frime* se force à n'en utiliser que 25 sur la distance la plus courte. Le texte s'impose une loi dure qui s'affranchit d'une autre loi. La lecture n'en est plaisante qu'en toute conscience de ce conflit de lois.

Il ne s'agit pas, quant au matériau, de durcir pour durcir. Il ne s'agit pas non plus que la contrainte se limite à être une pharmacopée de la page blanche. La contrainte n'est pas qu'un dopage ou des vitamines, ou de l'engrais. La contrainte est un moyen et un principe.

Si je reviens à ma mie de pain et à mon pain de mie du début, je me souviendrai d'une loi de ma langue établissant l'ordre progressif ou direct du français: chaque élément est précisé par le suivant. Soit une phrase à verbe transitif à un complément:

N(sujet) / V / N(complément)

Exemple 1: Rien d'autre que les eaux / recherche / l'assoiffé.

Donc, aussi bien (et que la tournure de l'exemple fraîchement fabriqué soit, statistiquement, une exception ne m'intéresse pas) la langue m'offre ici:

N(complément) / V / N (sujet)

ce qui me permettrait de lire l'exemple 1bis

L'eau / recherche / l'assoiffé.

selon les deux directions du palindrome de syntagmes: l'eau recherche l'assoiffé; l'assoiffé recherche l'eau.

Il doit être possible de chercher dans ce sens, lire et écrire, soumettre la lecture, comme l'écriture, à la contrainte. Axiome: la syntaxe est palindromique. La poésie doit être faite par tous (par tous les sens [de lecture]). Attention, la contrainte est violente, lourde de conséquences. Elle heurte le sens commun. Un dicton anglais dit: «Ne laisse pas la queue remuer le chien» (Don't let the tail wag the dog).

Exemple 2: Narcisse / contemple / Narcisse.

Cette phrase parle d'elle-même. D'elle-même parle cette phrase.

Exemple 3: Tristan / aime / Iseut.

Cette phrase (contrairement à la précédente qui est un palindrome d'elle-même) est un palindrome d'une autre phrase, laquelle — Iseut aime Tristan — d'un point de vue sémantique ne choque pas la tradition. Souvent la syntaxe est palindromique. Palindromique est la syntaxe souvent.

Exemple 4: Antiochus / aime / Bérénice.

Ici, la lecture-retour cause quelque perplexité. Révélation ou simple hypothèse? Exercice: relire Bérénice muni de cet axiome. Il faut assumer les lois du palindrome: d'un point de vue palindromique, il ne peut exister d'amour à sens unique. Le palindrome est la perfection du bonheur. Du bonheur, la perfection... etc.

À la dernière page de *Sylvie et Bruno* de Lewis Caroll, «SYLVIE WILL LOVE ALL» est écrit à l'avers d'un médaillon, tandis qu'au revers: «ALL WILL LOVE SYLVIE». Sylvie aimera chacun. Chacun aimera Sylvie. Gilles Deleuze (*Logique du sens*, 1969) relève derrière celle-ci quatre autres phrases du même type dans les pages de Lewis Caroll.

Exemple 5: La marquise / sortit / à cinq heures.

A n'en pas douter, la marquise, ici, sort à dix-sept heures. Mais la phrase contient aussi sa lecture reverse: *À cinq heures sortit la marquise.* A cinq heures du matin, sort, ici la marquise, à n'en pas douter. (Comment expliquer autrement la dramatisation induite par l'inversion?) Valéry et Breton à sa suite auraient eu toutes les raisons, à compter de cette ambiguïté, de ne pas renâcler devant cette phrase.

Exemple 6: Les plus désespérés / sont / les chants les plus beaux.

Sans commentaire.

Exemple 7: De bonne heure / je me suis couché / longtemps.

C'est là une stupéfiante auto-prémonition d'un Proust écrivain grabataire. Le temps perdu ne saurait être le temps révolu, mais bien plutôt le temps qui advient. Proust est à la recherche du temps perdu d'avance, qui est un livre, qui est du papier, et qu'a-t-il fait d'autre, sur ce papier, Proust, que d'y coucher lui-même (y aliter) ses propres potentialités?

Exemple 8: Un coup de dés / jamais / n'abolira / le hasard

J'ai toujours pensé que c'était là l'un des possibles syntaxiques du Maître de Philosophie (ce que Mallarmé est peut-être bien) et que Monsieur Jourdain aurait d'abord proposé à son arrangement: «Un coup de dés n'abolira jamais le hasard». A quoi bon dès lors, dans le texte mallarméen, le déplacement de ce *jamais* s'il n'était l'indice d'un autre plus grave, à savoir la permutation de la fonction sujet et de la fonction complément d'objet que la syntaxe autorise?

Un coup de dés / jamais / n'abolira / le hasard

entendu comme

Le hasard / n'abolira / jamais / un coup de dés

Plus question de pessimisme ou d'optimisme mallarméens, de victoire ou d'échec. L'aboutissement du sens est à ce point d'équilibre et de fragilité et de culmination où l'exercice du livre et de l'écriture démasque le néant comme support de son inscription, le temps d'éclatement d'une fusée sur fond de ciel noir.

Un coup de dés n'abolit pas le hasard puisqu'il le met en lumière.

Le hasard n'abolit pas un coup de dés qui demeure l'exploit. Comme le poème, le match est nul.

Il ne s'agit surtout pas de choisir l'une ou l'autre des deux directions. Le palindrome de syntagmes ouvre à la conscience d'un parcours libéré de la lecture, par la contrainte, de deux sens possibles où peuvent se glisser avec bonheur toutes les affirmations/dénégations imaginables sous la plume d'un auteur, comme sous les pupilles d'un lecteur (et si le lecteur lit par-dessus l'épaule d'une orpheline mineure qui est sous sa tutelle, ça fera cinq pupilles, si je sais encore compter).

La lecture est un art simple, et tout d'instrumentation. Le palindrome ici était l'instrument. L'instrument était ici le palindrome.

Du labyrinthe

Catherine Doroszczuk

Rien n'est plus difficile sans doute que de savoir dénouer ces liens tissés d'obligations réciproques que les hommes créent entre eux, en dissimulant la violence et la complexité de la contrainte sous les usages d'une civilité transformée en source de plaisir.

Le loup solitaire et affamé de la fable de La Fontaine est d'abord attiré par la beauté «polie», par l'embonpoint affable du dogue qui le fait rêver d'un sort meilleur; ce dernier est d'ailleurs très évasif sur ses obligations — a-t-il vraiment conscience des ordres qu'il reçoit? —, très précis en revanche sur les avantages de sa situation, «force reliefs de toutes les façons»: la domestication de l'ordre passe par la nourriture et la flatterie. Ce n'est qu'en s'approchant de très près que le loup aperçoit «le col du chien pelé», cicatrice des liens dont l'animal soumis affectait de ne pas sentir l'entrave.

Les *Rêveries* sont un texte dédié à la promenade et au détour. Sans doute est-ce pour cela qu'elles analysent tant ces mille liens qui, m'attachant parfois spontanément à l'autre, finissent par m'enfermer dans cet étrange labyrinthe dont je cherche en vain l'issue. La sixième *Promenade* est le récit d'un détour. Le promeneur s'aperçoit, chemin faisant, qu'en sortant de Paris il évite comme malgré lui la barrière d'Enfert, où il avait plaisir naguère à donner l'aumône à un petit enfant infirme. Ce plaisir, répété, s'est peu à peu transformé en devoir, puis en contrainte insupportable quand l'enfant, de passif qu'il était au début, n'invoquant le passant que du troublant silence «de sa misère et de sa nudité»[1] est devenu quémandeur, allant jusqu'à appeler le bienfaiteur de son nom propre, le faisant ainsi entrer — par la flatterie, par la familiarité — dans l'espace étouffant du couple devoir/reconnaissance. Comment échapper au «poids des bienfaits» autrement que par le détour; comment échapper au

[1] Lévinas E, *Totalité et infini, Essai sur l'extériorité*, M. Nijhoff Publishers, La Haye, 1980, p. 175.

détour dès lors que le désir s'est mué en une «gêne presque insupportable[2]». L'omniprésence du quémandeur, l'insistance personnelle de sa demande sont autant de pressions contre lesquelles je peux difficilement me révolter, car elles n'ont pas la franchise de l'ordre ; elles appellent le lien que l'on ne laisse que faussement aller — la laisse — et suscitent en moi un désir de fuite: «La contrainte d'accord avec mon désir suffit pour l'anéantir et le changer en répugnance, en aversion même pour peu qu'elle agisse trop fortement, et voilà ce qui me rend pénible la bonne œuvre qu'on exige et que je faisais de moi-même dès lors qu'on ne l'exigeait pas[3]».

Le don n'est un bonheur que s'il échappe aux pressions sociales, loin des relations obligées et des «chaînes d'engagements successifs»[4] qu'il suscite d'habitude. Invité au château de la Chevrette, et comme toujours déplorant sa position de «faufilé parmi les riches et les gens de lettres»[5], Rousseau raconte, dans la neuvième *Promenade*, une étrange scène de don à laquelle il a été contraint de s'associer: les «riches», dans une sorte de rituel d'ostentation, jettent au peuple assemblé, qui se précipite au risque de s'estropier, des pains d'épice. La fête, bien sûr, envenime les différences, les «riches» se moquant bientôt ouvertement de ces «manants» qui se bousculent pour attraper une friandise. Le promeneur malheureux quitte alors la bataille pour aller recréer, à sa mesure, un scénario de don plus paisible: distribuer, dans un coin du jardin, quelques pommes à «cinq ou six savoyards», se souvenir surtout d'un moment plus doux où, en compagnie de Thérèse, il avait offert des «oublies» à un groupe de petites filles, dans le bois de Boulogne, n'ayant d'autre marque de reconnaissance que le visage souriant d'un enfant - pourquoi avoir quitté ce rivage où le don était si léger. L'oublieur tente d'échapper un moment à la perversité du bienfait, à la source il est vrai des plus grandes fractures de sa vie.

Car Rousseau n'a cessé — son statut bâtard d'homme de lettres, autodidacte sans fortune ne lui laissait guère le choix — de secouer le joug de relations de protection voilées sous le visage riant et précieux de l'amitié. Il avait prévenu Madame d'Epinay, en s'installant à l'Ermitage, la priant de ne pas «faire un valet d'un ami» (10 mars 1756); mais comment faire

---

2 Rousseau J-J, *Rêveries du Promeneur solitaire, Œuvres complètes*, éd. de M. Raymond et B. Gagnebin, Gallimard, La Pléiade, Paris, 1959, t. I, p. 1051.

3 Rousseau J-J, op.cit., p. 1053.

4 Ibid., p. 1051.

5 Ibid., p. 1092.

entendre à la femme d'un fermier général que tout don est, pour le bénéficiaire, un pas de plus dans le «labyrinthe obscur» de la dépendance, et qu'il n'y a, comme le dit l'*Emile*, que des «bienfaits à usure»[6], autrement que par le cri de révolte («Je ne suis pas à vendre»), et le départ, ou le rêve, dont on connaît par avance l'esprit chimérique, d'un autre lieu: contre le lieu tortueux de Dédale, Rousseau ne cesse de s'inventer des espaces de bonheur. Il y a l'île bien sûr, mais aussi la cellule («six mois avec vous en tête à tête»), où l'on réapprendrait le langage désuet de l'amitié, et, plus tard, quand le problème se pose encore avec les Luxembourg, le château insulaire où «Jean-Jacques Rousseau point auteur, point faiseur de livres, mais ayant un esprit médiocre et un peu d'acquis» retrouverait «Monsieur de Luxembourg, point duc, point maréchal de France, mais bon gentilhomme de campagne habitant quelque vieux château[7]». L'idylle du face à face est une première échappée.

«La contrainte d'accord avec mon désir suffit pour l'anéantir»: ce qui est vrai du don l'est aussi bien sûr de l'échange amoureux. Dans la Venise du XVIIIe siècle, capitale aimable de la luxure, Rousseau est entraîné, malgré son «dégoût pour les filles publiques», dans un rendez-vous galant. La belle Zulietta, qui le rendait la veille «ivre ou plutôt furieux»[8], attend l'écrivain *in vestito di confidenza*. Tout est là, enfin, pour une scène d'amour: la douceur des nuits vénitiennes, la beauté incomparable de cette «fille enchanteresse» au déshabillé suggestif, l'atmosphère de début de roman de leur rencontre; c'est un fiasco. Pris d'un «froid mortel» qui le pétrifie, le jeune amant médusé fixe le «téton borgne» de la courtisane et, qui plus est, va même jusqu'à lui en parler - on connaît la réplique piquante de l'italienne qui faisait tant rire Stendhal: «*Zanetto, lascia le Donne, e studia la matematica*»[9]. Le sein pourtant est, pour notre écrivain, l'objet de tous les désirs, et le sein cicatriciel de Mademoiselle de Menthon, bien loin de lui inspirer de la répugnance, l'entraînait dans des délices imaginaires de volupté[10]. Mais à nouveau comment donner sous la contrainte; que faire de ces insinuations tacites qui viennent,

---

6 Rousseau J-J, Emile, *Œuvres complètes*, éd. cit., t. IV, p. 521.

7 J-J Rousseau à M. de Malsherbes, *Œuvres complètes*, éd. cit., t. I, p. 1146.

8 Rousseau J-J, *Confessions*, *Œuvres complètes*, éd. cit., t. I, p. 318.

9 Rousseau J-J, op.cit., p. 322.

10 Ibid., p. 189: «Je ne crains rien tant dans le monde qu'une jolie personne en deshabillé [...]. Elle avait au sein la cicatrice d'une brûlure d'eau bouillante qu'un fichu de chenille bleue ne cachait pas extrêmement. Cette marque attirait quelquefois de ce côté mon attention, qui bientôt n'était plus pour la cicatrice.»

au for de mon intimité, faire entrave à mon désir et m'obligent, pour finir, à le sublimer toujours davantage: «Je l'aimais trop pour vouloir la posséder»[11]; mais pourquoi posséder Sophie, brisant ainsi l'ivresse folle, insupportable et délicieuse qui fait l'unicité de cet amour, quand on sait que déjà la même possession est venue ternir ce «calme ravissant», cette union des esprits et des corps qui échappait à la dénomination, lors du grand amour heureux avec Madame de Warens? Car l'autre ne me contraint pas seulement à faire, mais aussi à nommer. Ce qui m'appartient en propre — mon histoire — doit alors venir s'ajuster aux dénominations d'usage — «un tas de vieux chiffons pas à prendre avec des pincettes» dit le poète —; et il faudrait accepter de voir réduit, déformé, défiguré, ce qui pour moi était le bonheur même, l'amour fou.

Un jour d'automne, en 1749, Rousseau, sur la route de Vincennes, est pris de vertige, d'un «étourdissement semblable à l'ivresse»[12], en lisant une question posée par le *Mercure de France*. L'«illumination» le laisse en larmes, auteur d'un fragment — tout le reste semble s'être perdu — qu'il soumet à son ami Diderot: «et dès cet instant je fus perdu»[13]. Quel instant? Non pas celui des larmes, du ravissement, du fragment écrit comme malgré lui; l'instant au contraire où Diderot l'«exhorta à donner de l'essor à [ses] idées et à concourir au prix»[14], bref, à écrire. Par la suite, pris dans les sinuosités de l'écriture, du travail, de l'état d'auteur, il faudra inlassablement dissocier ce «moment» (quatre textes y sont consacrés), ce «feu intérieur»[15] — la contrainte interne, la presse du désir — de l'engagement infernal qui lie chaque jour davantage l'écrivain à sa tâche, qui le rive à son destin. Ce qui est funeste, ce n'est donc pas tant l'illumination — le don, l'amour — que l'acte d'écrire, qui non seulement se déploie dans un temps et un espace honnis (les gens de lettres), mais impose le recours aux signes d'institution. Ce qui est funeste, ce n'est pas l'illumination, mais la décision de la transformer en discours; le passage obligé de la spontanéité créative à la démonstration éloquente se fait sous contrainte (les mots, le libraire, les enchaînements nécessaires, le scandale, les réactions, les lettres à écrire sont les premiers murs du labyrinthe au centre duquel

---

[11] Ibid., p. 444.

[12] J-J Rousseau à M. de Malsherbes, *Œuvres complètes*, éd. cit., t. I, p. 1135.

[13] Rousseau J-J, *Confessions*, *Œuvres complètes*, éd. cit., t. I, p. 351.

[14] Ibid., p. 351.

[15] Rousseau J-J, art. «Compositeur», *Dictionnaire de Musique*, *Œuvres complètes*, Furne et Cie, Paris, 1851, t. III, p. 644.

— en est-il le monstre ou le créateur ingénieux? — l'écrivain est peu à peu contraint de s'enfermer).

De l'extase sanglotante à la rédaction du premier *Discours*, il y a toutes ces nuits d'insomnie où Rousseau, inlassablement, remâche ses longues périodes afin de retrouver, s'il se peut, l'éclat de la vérité première.

«Pour soulever un poids si lourd,
Sisyphe, il faudrait ton courage!»

dira Baudelaire. Il y a d'abord la lutte contre l'oubli: «je les déposais dans ma mémoire jusqu'à ce que je pusse les mettre sur le papier, note l'écrivain: mais le temps de me lever et de m'habiller me faisait tout perdre, et quand je m'étais mis à mon papier, il ne me venait presque plus rien de ce que j'avais composé»[16]. La force, l'«effervescence» qui présidaient à l'illumination n'accompagnent plus celui qui tente de la retranscrire; l'oubli semble lui dire qu'il ne faut pas prolonger cette route: Dédale enfermé dans le labyrinthe à son tour ne trouve plus son chemin, ou plus exactement la seule issue pour lui est l'envol; s'abstraire d'un lieu dont il n'a plus les clés, ni le fil qui, naguère, guida Thésée. Quelle étrange idée, plaisante Borgès qu'«une maison faite pour que les gens se perdent»[17]... Entre les deux chemins: chercher, une fois la parole révélée, à en atteindre à nouveau la vérité par la réflexion — retrouver le chemin perdu — ou s'en dégager, oublier — effacer les chemins —, Rousseau hésitera longtemps; mais s'il se résigne presque à accepter la contrainte de l'écriture, il n'a de cesse de se révolter contre la contrainte savamment dissociée qui pèse sur l'état d'auteur et vient pour lui altérer pernicieusement la pureté fragile de l'exigence d'écriture (l'espace du dedans).

L'écriture, qui émane pourtant de la contrainte intérieure la plus forte qui soit — elle surgit, dans la dramaturgie de la création littéraire, comme une force qui rend l'écrivain étranger à lui-même — ne saurait s'exercer sous la contrainte. Comme le désir, elle échappe aux définitions d'autrui, et elle non plus n'est pas à vendre: «Il est trop difficile de penser noblement quand on ne pense que pour vivre. Pour pouvoir, pour oser dire de grandes vérités il ne faut pas dépendre de son succès[18]». Ces déclarations d'indépendance — qui ne sont jamais qu'une sublimation de l'écriture —, Rousseau ne cessera de les

[16] Rousseau J-J, *Confessions*, *Œuvres complètes*, éd. cit., t. I, p. 352.

[17] Borgès J-L, *Le Livre des êtres imaginaires*, trad. de F. Rosset, Gallimard, L'Imaginaire, Paris, 1987, «Le Minotaure», p. 154.

[18] Rousseau J-J, *Confessions*, *Œuvres complètes*, éd. cit., t. I, p. 403.

multiplier, au risque bien sûr de jeter le trouble dans les esprits plus dociles du temps - la fable de La Fontaine ne dit pas comment réagit le dogue au départ du loup; mais on peut imaginer les réactions indignées qu'engendrèrent les sentences lapidaires que le citoyen de Genève jeta sur ses contemporains: «On s'imaginait que je pouvais écrire par métier comme tous les autres gens de lettres, au lieu que je ne sus écrire que par passion[19]». Dérober l'écriture à l'espace social, refuser de vivre de sa plume, c'est encore vouloir que l'essentiel échappe à la contrainte. De même que Rousseau dissocie l'«individu» et le «sexe», doublant constamment la stabilité affective, ou conjugale (Thérèse) de ses rêves d'amour fou, de même il sépare l'activité d'écriture, passionnelle, vraie, du travail de copiste qui fut le sien, et dont il prétendit vivre sa vie durant. Ici l'effervescence du désir, la violence immédiate de la création; là la tâche répétitive, la ritualité de l'inscription, la fatigue, la contrainte acceptée, pourvu que du lieu essentiel elle soit définitivement chassée: «Je vends le travail de mes mains, mais les productions de mon âme ne sont point à vendre[20]». Et de fait, lorsque Malesherbes propose à l'écrivain, pourtant affamé lui aussi, une place au *Journal des Savants*, avec «un honoraire de huit cents francs» pour «deux extraits par mois», Rousseau refuse («Mon indifférence pour la chose eût glacé ma plume et abruti mon esprit»[21]). Il ne s'agit donc pas tant de refuser la contrainte, que de pouvoir la limiter, la circonscrire, devenant maître, du moins, de ses frontières. Mais chaque jour, semble-t-il, les murs effrités sont à reconstruire; on écrit aussi pour être lu, et, parce qu'on est lu, on écrit encore, l'œuvre se doublant de toutes sortes d'annexes qui ne sont en fait que les antichambres de la maison monstrueuse: la correspondance, les réponses, la continuation nécessaire de ce qu'on l'on a dit, sans parler bien sûr du discours autour de l'œuvre, des salons, des lieux publics où elle est peu à peu déportée, commentée, ajustée elle aussi à l'esprit du temps. L'auteur se double d'un acteur qui doit se plier aux contraintes d'une représentation: chaque métier a ses usages, son rituel, ses passages obligés; refuser que l'écriture soit un métier n'allège pas nécessairement la tâche: encore faut-il justifier ce refus, expliciter les raisons d'un exil à vrai dire incroyable. Et l'exigence centrale, qui consistait à dire, se double d'un commentaire sans fin sur cet acte: pourquoi écrire, mais aussi pourquoi avoir voulu quitter ceux dont la

---

19 Ibid., p. 413.

20 Rousseau J-J, *Dialogues*, *Œuvres complètes*, éd. cit., t. I, p. 839.

21 Rousseau J-J, *Confessions*, *Œuvres complètes*, éd. cit., t. I, p. 840.

tâche s'apparentait à la sienne...: «J'ai fait des livres, il est vrai, mais jamais je ne fus un livrier»[22] déclare à bout de souffle celui qui se sait désormais contraint à expliciter constamment le sens de ses démarches, les parcours empruntés.

On n'échappe pas à la contrainte; on tente, la plupart du temps, de la contourner - chercher l'issue — et, à défaut, de la fuir — s'en libérer. La fiction est le contour le plus généralement utilisé. Rousseau dit qu'il ne vit pas de sa plume, qu'il n'est donc pas astreint à une production; il sait pourtant qu'il vit — et ce sera de plus en plus le cas — de la vente de ses livres et du réseau complexe de relations complices qui lui assurent la possibilité du métier de copiste qu'il pense avoir pratiqué librement. L'autofiction se double d'ailleurs constamment de fictions extérieures: dans l'utopie de Clarens par exemple, les hommes ne sont pas astreints à un état; les domestiques ne le sont qu'occasionnellement et quittent leur livrée quand bon leur semble; Saint-Preux est, naturellement, un précepteur non rémunéré. Quand le Paradis est verrouillé, on tente de l'atteindre par la porte de service.

La seconde parade à la contrainte est la fuite; il y a plusieurs manières de fuir: on peut décider de rompre, et, à l'instar de Dédale, de s'envoler. La fable du chien et du loup se termine par une fuite qui ressemble à un envol (le loup court encore); mais sans doute la fuite n'est-elle possible que pour le loup. La Fontaine ne dit pas si, le dogue ayant brisé ses chaînes, il trouverait moyen de panser ses cicatrices, encore moins s'il pourrait oublier ses plantureux repas. Nous savons tous où est le bonheur, dans une barque à la dérive où, lentement bercés par les eaux, «on se suffit à soi-même comme Dieu». C'est toujours par un gauchissement accidentel que nous sommes déviés de ce que nous aimons, pris au piège inlassablement refermé de nos désirs, de nos ambitions, de nos démangeaisons. La plupart du temps, ce n'est qu'après coup, une fois engagé, que je mesure l'étendue de la soumission. Le désir de fuite me fait vivre alors éternellement sur le mode de l'exil, et du regret, qui a la vertu perverse de se renverser: je voulais partir, et je découvre que "là bas" était ma patrie véritable; je voulais agir, et je ne rêve qu'inertie et vacance, léthargie. A l'infini, le regretté se noue avec le regrettable, «J'aime la liberté, et languis en service»... Quand Rousseau a compris que l'écriture était sa prison, qu'il n'était pas parvenu à l'exempter de la contrainte, il a écrit contre elle une fable du départ. Le texte se trouve dans les *Dialogues*, et imagine des êtres incapables de devenir écrivain:

---

[22] Rousseau J-J, *Dialogues*, *Œuvres complètes*, éd. cit., t. I, p. 840.

ce sont les «habitants du monde enchanté». A la différence des gens de lettres, ils n'écrivent que quand ils y sont «forcés par un stimulant plus fort que l'intérêt et même que la gloire», et puis ils cessent. Rousseau est plus explicite que La Fontaine et soutient — mais c'est un rêve bien sûr — que «quand chacun aura dit ce qu'il avait à dire, il restera tranquille comme auparavant, sans s'aller fourrant dans le tripot littéraire, sans sentir cette ridicule démangeaison de rabâcher, et barbouiller éternellement du papier, qu'on dit être attachée au métier d'auteur[23]». Plus de cicatrice donc, de souvenir de gloire non plus qui fassent regretter, dans la fable du moins, à l'écrivain sa servitude. Rousseau pourtant ne partira jamais.

Cet homme, qui n'a de cesse de dénoncer l'écriture comme un investissement destructeur, n'en écrira pas moins jusqu'à la fin de sa vie. Le texte ultime des *Rêveries*, texte de la promenade et du retour sur soi, n'est finalement que l'analyse des contraintes successives acceptées une vie durant, et dont il faut, avant de mourir, se détacher par l'écriture. On peut fuir en rompant — mais seul Rimbaud aura réellement cette force —; on peut fuir aussi, comme Thétis dans les bras de Pélée, comme Protée, en se métamorphosant. «Rien n'est si dissemblable à moi que moi-même»[24] disait déjà le jeune écrivain «caméléon», sentant sa liberté menacée par la figure inquisitoriale du lecteur, mais l'ultime métamorphose désirée, une fois épuisées les palinodies d'une singularité provocatrice, est bel et bien l'inexistence. C'est dans ce texte étrangement consacré à l'infime, à l'anecdotique, à l'oubli, que surgit le désir, paradoxal pour un écrivain, de l'effacement, de la disparition. Dans la sixième *Promenade*, celle-là même qui interroge les rapports du désir et de la contrainte, apparaît la figure énigmatique de Gygès, possesseur de l'anneau d'invisibilité. Ce pourrait être l'ultime ruse de Dédale; et sans doute ne sort-on du labyrinthe que par l'absence. Comment d'ailleurs échapper autrement à ce qui, dans le mythe, est moins un édifice qu'un lieu énigmatique, qui n'est décrit que par sa forme sinueuse et ses entrelacs, parcours inextricable qui est probablement la représentation spatiale de la notion d'aporie.

Quand la contrainte a été si pressante qu'elle est venue enlacer, prendre dans ses liens, ce qui pour moi était fondamental — le don, l'amour, l'écrire —, il faut trouver une échappée: «je voudrais être mort dans la mémoire des

---

23 Ibid., p. 673.

24 Rousseau J-J, *Le Persifleur, Œuvres complètes*, éd. cit., t. I, p. 1108.

hommes[25]. Et ce «n'être plus» est moins un désir de mort qu'un ultime effort pour se reconnaître, l'obligation enfin d'être soi, quitte à ne plus rien être pour autrui. Dans l'étrange histoire que raconte I. Calvino, il faut une volonté de tous les instants au chevalier pour demeurer dans le monde des apparences ; à la fin du roman, Algilulfe se perd dans la forêt, et Rimbaut peut le supplier, «les pièces de l'armure n'arrivent pas à tenir ensemble, le heaume roule par terre[26]»; le héros est parti pour une autre existence.

Les hommes qui agissent par ordre — cet ordre fût-il intériorisé comme dans le cas de la contrainte — sont capables des plus terribles actions; ayant toujours obéi sans savoir exactement où s'arrêtait leur propre volonté, ils ne savent plus très bien quelle part ils ont prise dans l'action, et ne reconnaissent pas toujours leurs actes. Car la contrainte déforme mes désirs, et la reconstruction que j'opère contre elle — je ne suis pas celui que vous croyez; ou pire, je n'ai fait là qu'exécuter des ordres — finit par m'absorber dans une identité incertaine, confuse. C'est cette confusion, sans doute, que je dois, sous peine de me perdre, savoir avant tout déjouer. D'où les inévitables retours sur soi, les interminables autobiographies, qui ont parfois la splendeur de savoir ne pas finir, mais retourner, c'est le cas des *Rêveries*, au visage aimé (Madame de Warens) dépouillé pour jamais des événements insignifiants — avait-elle été sa maîtresse et comment — pour retourner à la vérité du sujet. A défaut d'échapper à la contrainte, on peut espérer parvenir, fût-ce au terme d'un périlleux voyage, «à démêler ce qu'il y a du [sien] dans [sa] propre conduite[27]», à n'être enfin assujetti qu'à ses propres attachements.

---

25 J-J Rousseau à F.H. d'Ivernois, 28 juin 1766, *Correspondance Complète*, éd. de R.A. Leigh, Institut et Musée Voltaire, 1965-89, t. XXXII, p. 11.

26 Calvino I, *Le Chevalier inexistant*, trad. de M. Javion, Le Seuil, Paris, 1962, p.143.

27 Rousseau J-J, *Rêveries*, *Œuvres complètes*, éd. cit., t. I, p. 1099.

Les palmiers sauvages

Une étude
Captures de l'altérité dans ce roman de William Faulkner

Elise Guidoni

Je me trouve tout d'abord devant la tâche difficile de faire surgir le texte, au moins un peu, pour ceux qui ne l'ont pas lu. Difficile, parce que ce qu'il faudrait restituer, c'est l'effet d'effraction, l'effet traumatique pourrais-je dire de la première lecture. On est dans le trop vivant, le trop fort, on est immédiatement dans la dimension de l'excès. La seconde raison est que ce livre, au-delà de ce qui y est raconté, les récits, est sa texture même, et la structure de son agencement, structure et texture se redoublant et se répondant. Faulkner n'éprouve pas ici le besoin de tourmenter la langue comme il le fait parfois, c'est la structure qui porte le poids, la charge de capturer l'indicible, la langue et les récits sont sobres, simples de lignes, comme les corps, sobres et simples dans le plus grand danger, ne disent pas l'impossible auquel ils sont en proie.

Je ne vois pas d'autre moyen de tenter de le faire surgir, que de l'exposer brièvement en suivant son mouvement, tout en commençant déjà à suivre et à analyser ce dépassement interne qui est le sien, effet de la pression de l'indicible et de l'invivable qui y sont retenus.

Sur la côte du Mississippi, un médecin est éveillé au milieu de la nuit par l'homme à qui il a loué, ainsi qu'à la femme qui l'accompagne, la petite maison sur la plage. Il les a observés, la femme est malade, très malade, il ne veut pas savoir de quoi, comme il ne veut pas savoir qu'il sait qu'ils ne sont pas mariés, du moins ensemble. Elle perd son sang et souffre, délire. Il se rend compte, dans un déchirement révolté du voile qui le protégeait qu'elle se meurt des suites d'une intervention opérée par l'homme lui même, qui est son amant, pour mettre fin à une grossesse. Dans le texte l'acte reste non-nommé, c'est l'acte innommé, ce que Faulkner nomme et ce qu'il maintient hors du champ de la nomination a toujours une grande importance. Il y a Charlotte Rittenmeyer, Harry Wilbourne, Francis Rittenmeyer, mais le grand forçat, le petit forçat, la femme.

Ce livre nous le lisons, ce livre nous arrive, à l'intérieur du temps de l'agonie de Charlotte, et dans le déchirement du voile de l'innocence du médecin, enfermé dehors, séparé d'un savoir qui est vie, risque de vie, terreur de la vie, et terrible regret. Pas assez jeune, pas assez vieux pour supporter cela: And if I were sixty-five I could say: «Thank God, I am not him because then I would know I was too old for it to be possible and so it would not do me any good to envy him because he has proof on the body of love and of passion and of life that he is not dead. But now I am forty-eight and I did not think that I deserved this.» «Et si j'avais soixante-cinq ans je pourrais remercier Dieu de n'être pas lui parce que je saurais alors qu'à mon âge ces choses la ne sont plus possibles et que ça ne servirait à rien de l'envier parce qu'il a la preuve sur le corps de l'amour, de la passion et de la vie, qu'il n'est pas mort. Mais j'ai quarante-huit ans maintenant, et je ne pensais pas avoir mérité une chose pareille.»

Puis il y a coupure, et nous sommes dans un pénitencier, les forçats enfermés sans barrières à l'ombre d'une digue, et derrière la digue la présence insue du Fleuve, Old man, le vieil homme, le Père. Le grand forçat condamné pour un acte risible, d'avoir voulu attaquer un train, prenant pour modèle et mode d'emploi les histoires racontées dans des journaux à quatre sous, leur accordant foi, et maintenant labourant, attelé à l'animal fiable, le mulet, lui-même soumis à sa fatalité de servitude, eunuque et stérile, le forçat maudissant «not (at) the living men who had put him where he was but (at) what he did not even know were pen-names, did not even know were not actual men but merely the designation of shades who had written about shades.» «Non les hommes vivants qui l'avaient mis là où il était, mais ce qu'il ne savait même pas être des noms de plume, ne savait même pas n'être pas des hommes mais seulement la désignation d'ombres qui avaient écrit sur des ombres.» Il y a aussi un autre forçat, petit et gros, condamné à une peine démesurée pour un acte impensable, par des hommes qui s'étaient faits «blind instruments not of equity but of all human outrage and vengeance, acting in a savage personal concert, judge, lawyer, and jury, which certainly abrogated justice and possibly even law.» «Instruments aveugles non de l'équité mais de tout outrage et humaine vengeance, agissant sauvagement et de concert, le juge, l'avocat, le jury abrogeant la justice et peut être même la loi.» Il y avait une femme mêlée à cette affaire, et le forçat a préféré encourir l'intégralité impensable de sa peine plutôt que de l'affronter. Le désastre suspendu au dessus de cette communauté, (approche qu'ils observent «with that same amazed and incredulous hope of the slaves» «avec l'espérance éberluée et incrédule des esclaves»), fait irruption: le Fleuve rompt ses digues.

Et ainsi, de saut en saut, on avance par torsion de la double trame, trame des deux récits où sont pris et tordus les signifiants dont ils sont tressés. La rencontre de Charlotte et de Harry à la Nouvelle-Orléans, où Harry terminait des études de médecine pour lesquelles son père avait laissé volontés et une provision qui s'exténuait, le vouant à une non-vie sans sorties ni femmes, et Charlotte, respectablement mariée et mère de deux enfants, qui sculpte. Ils renoncent à l'adultère aux voies trop bien tracées, et, Harry ayant trouvé une somme d'argent dans une poubelle, le mari de Charlotte la lui confie cérémonieusement, ainsi qu'un chèque pour qu'elle puisse à tout moment revenir, niant l'Irréversible qu'ils veulent, la dimension où ils le veulent. Coupure: le forçat reçoit une mission, on lui retire ses fers et on lui confie un bateau avec ordre d'aller chercher une femme, puis un homme, naufragés sur le toit de leurs maisons ou de leurs granges. Il est pris dans un mascaret, un mur d'eau, qui le saisit, le projette, le fait tourbillonner, le blesse, abolit tout support et toute direction, pour se retrouver face à la femme qu'il était venu chercher, qui est sur le point d'accoucher, et malgré ses tentatives pour se décharger d'elle avant la naissance, accouche effectivement. Coupure. Il y a une sorte d'attente, qui est fuite, qui est affrontement, de lieu en lieu, parfois chassés par l'absence de travail, la venue de l'hiver, l'épuisement des provisions, parfois au contraire eux-mêmes, l'un ou l'autre refusant l'enveloppement d'un monde qui ne tend qu'à réduire cela même qu'ils portent avec eux, qui fait vivre leur désir: ce qu'ils appellent «love». Elle est enceinte, ils sont progressivement acculés à ce qu'il opère sur elle, et lui sait que cela ne pourra pas réussir, à cause de «love». Cela tourne mal, elle va voir son mari, lui demande de ne pas poursuivre Wilbourne, puis ils partent pour la côte du Mississippi. Coupure. Le forçat désespérant de se rendre, de retrouver sa prison (on lui tire dessus), poursuit avec la femme et l'enfant sa longue dérive, essuyant deux autres vagues, trouvant pour un moment dans un marécage un lieu et une reconnaissance par la capacité qu'il se découvre de tuer au couteau des alligators au corps-à-corps, puis ce sont les hommes qui font sauter la digue, et sa dérive reprend, jusqu'à la reddition finale, mission accomplie. Coupure. Epilogue de *Palmiers Sauvages*, la mort de Charlotte, le jugement de Harry, sa condamnation au pénitencier et la décision de ne pas mourir, la décision de mémoire. Coupure. Epilogue de *Old Man*: Son nom inscrit comme nom d'un mort, il retrouve la sécurité de la non-vie du pénitencier, d'où il raconte. Il a fait retour à l'univers de la distorsion, de la dénégation, distorsion de la mission qu'il a accomplie, transformée en tentative d'évasion, dénégation de la terreur des femmes, transposée en mépris.

Faulkner écrivit *Les Palmiers Sauvages*, la première nouvelle, dans un deuil, ou plutôt dans le refus d'un deuil, dans le refus passionné du recouvrement d'un impossible, d'un amour dont la vie lui demandait d'accepter la perte. Et puis, dit-il, «I realized suddenly that something was missing, it needed emphasis, something lo lift it like counterpoint in music. So I wrote on the *Old Man* story until *The Wild Palms* story rose back to pitch.» «J'ai réalisé soudain qu'il manquait quelque chose, qu'une accentuation était nécessaire, quelque chose qui la soulèverait comme le contrepoint en musique. Alors je travaillais à *Old man*, jusqu'à ce que *The Wild Palms* se soit réélevé à la juste hauteur». Je n'étais pas sure de «pitch», alors j'ai cherché dans le *Harrap's Standard*, et j'ai trouvé: «hauteur de son, diapason, mais aussi, hauteur du vol d'un faucon».

Quelque chose manque, de l'ordre de l'accentuation, de l'insistance, faute de quoi la première «story» retombe, une intensité produite qui, non reprise ailleurs, faiblit. L'excès produit doit être dit ailleurs. C'est ainsi qu'on a deux nouvelles, l'une sobre, tendue, tenue, de l'ordre de l'excès produit par une attente insoutenable, et l'autre qui est soulèvement, emportement, dévastation. L'une suivant le fil tendu de l'espace et du temps, de lieu en lieu, de saison en saison, le fil de la mesure du temps, du délai de grâce, par l'argent, qui est la langue du monde. Dans l'autre le temps et l'espace eux mêmes se soulèvent, détruisant support, soutien, sol, orientation, et l'alternance même du jour et de la nuit. C'est plus qu'une accentuation, c'est une Autre scène.

En proie au refus passionné de la perte de l'impossible, (Charlotte dit: «They say love dies between two people; That's wrong. It doesn't die. It just leaves you, goes away, if you are not good enough, worthy enough. It doesn't die; you're the one that dies». «Ils disent que l'amour meurt entre deux personnes, ce n'est pas vrai, il ne meurt pas. Il vous quitte simplement, il s'en va, si vous n'êtes pas assez bons, pas dignes de lui. Il ne meurt pas; c'est vous qui mourez»). Faulkner le pose au centre de son livre. Il pose la rencontre, le fait du désir au centre, sans en dire quoi que ce soit sinon qu'il est, et qu'il oblige. Il oblige l'homme et la femme, et il oblige l'écrivain, à partir de là il y a le double déploiement de ce que vivent Charlotte et Harry, et de la structure, et ces deux déploiements se répondent.

Il y a au centre, l'altérité de love, ce qu'on peut dire aussi l'impossible du sexe, ce pour quoi il n'y a plus de place nulle part, («It can't last, dit Harry, there is no place for it, we have eliminated it», «l'amour ne peut durer, il n'y a pas de place pour lui, nous l'avons éliminé»), et qui tend de soi-même à être recouvert, refermé. Et pour les amants l'enjeu éthique d'en maintenir l'ouverture, de faire du lieu pour ce qui n'a pas de lieu. C'est ce qui fait que leur dérive est affrontement, que leur tentative de vivre est provocation. Le simple fait de se sentir vivant, tout ce qui reste, vous jette hors limites. *Old man* apporte à cela son contrepoint de terreur.

L'impossible à dire redouble l'impossible du sexe, l'altérité de love ne peut être signifiée sans être réduite. L'altérité incluse déploie ses effets dans la première nouvelle, le raidissement, la violence de la femme qui seule sait à quoi ils sont en butte, mais cette altérité ne peut être dite seulement là. Ce qui est atteint, à traiter d'elle, c'est ce que Jean-Claude Milner appelle le point de cessation, point au-delà duquel plus rien ne peut être dit. Il ne suffit pas de dire qu'il y a de l'autre, ni de seulement le désigner.

Quelque chose est porté par la discontinuité même des deux nouvelles entrelacées. Quelque chose ne peut absolument pas se dire, il y a retombée, quelque chose se dit ailleurs, il faut sauter. L'hétérogène c'est aussi le franchissement répété de l'espace intermédiaire, l'excès produit le saut, demande le saut, un saut que Faulkner n'accepte pas de motiver sinon musicalement. Musicalement, cela veut dire la souveraineté du temps de l'œuvre et de la nécessité de sa structure sur les relations de sens, et les temporalités auxquelles elles s'enchaînent (la crue de 1929, et *Les palmiers sauvages* dix ans plus tard). L'œuvre elle-même est incluse dans l'agonie de Charlotte, des espaces temporels s'ouvrent et se ferment, on pourrait penser qu'il est question de l'espace sauf en ceci: que si l'œuvre est incluse dans l'agonie de Charlotte, c'est parce que lisant la suite, elle nous est déjà arrivée.

Faulkner écrivain ne sépare pas engagement dans la langue et engagement dans la vie, l'altérité prise dans la forme du texte et l'altérité incluse de l'amour. Faulkner parle toujours, aussi, de la langue, et on peut dire que *Les Palmiers sauvages* (l'ensemble), s'ils traitent de love, traitent aussi de la puissance du commencement, de la puissance et de la terreur du commencement. Cela permet peut-être de penser qu'on ait pu dire de l'œuvre de Faulkner qu'elle était un soulèvement.

On pourrait donc, pour en venir à la phrase de Didier Vaudenne que j'avais donnée en présentation de ce projet dire qu'il y a trois niveaux: le texte lui-même, ce qu'il saisit. La capture d'une altérité incluse, the love, l'indicible qui exige les sauts. Et puis un troisième «étage», qui n'est même pas capturé, mais simplement touché, atteint, quelque chose d'énigmatique qui revient du fond de l'impossible lui-même, d'énigmatique et de terrible. Ce n'est pas le monde qui met fin à l'échappée de Charlotte et de Harry, mais quelque chose qui vient du fond de l'amour même: la grossesse et la nécessité qu'il la tue, une rétorsion insaisissable d'on ne sait où, d'on ne sait qui. C'est à la même place que l'espace entre les deux nouvelles: pas de causation de l'une à l'autre mais peut-être ce que Lacan appelle l'abîme de la cause, pas de succession mais ce temps tourmenté, inversé, de retours en avant et d'avancées rétrogrades par où peut-être Faulkner dit quelque chose de l'énigme du désir de l'Autre. Le forçat s'avançant sur une rivière dont il croit connaître le cours, mais dont il ne sait pas qu'elle l'a inversé, droit sur un mur d'eau qui va s'abattre sur lui, tout le fiable s'ensorcelle, et attaque.

Par-dessus cet abîme il y a une structure de réponse discordante d'une nouvelle à l'autre, seulement privée de tout sol, de tout soutien, de tout espace. D'un côté il y a l'immédiate reconnaissance de la rencontre pour ce qu'elle est, une soumission à ce qui s'ouvre ou se ferme de chance pour ce qui est déjà love, et dans leurs débuts fragiles, l'écriture contingente et définitive des premières mesures sur le rien, pouvant à tout moment se suspendre, dans une tension croissante qui vient exiger l'ouverture d'une histoire, un départ, un détachement, l'écriture du nouveau et de l'irrémédiable. Cela même est provocation, on vit dans quelque chose comme l'attente d'un assaut. D'au-delà de l'abîme de la cause vient l'assaut, le Fleuve rompt ses digues. C'est l'Autre qui prend l'initiative de rompre la fermeture, d'emporter les limites, les séparations internes et externes, comme l'arrivée de Charlotte et Harry déchire le voile qui protégeait le médecin de son propre désir. Pour le médecin aussi cela vient de l'Autre. Soulèvement à la mesure de la peur qui monte dans l'attente qu'est l'histoire des amants. La provocation: quelque chose comme: vouloir rester dans le commencement, ou: vouloir demeurer là où ça écrit. Ou bien encore: vivre dans la distension de l'instant d'un passage. Elle dit: «It's got to be all honeymoon, always», «Il faut que ce soit la lune de miel, toujours».

Au-dessus de l'abîme ouvert les relations se multiplient se contrarient et se dissolvent. Le déluge, noyant une première humanité corrompue, opérant une nouvelle fondation. Mais aussi la répétition de la première fondation outrageante de la terre elle-même, volonté mauvaise de l'Autre, qui se joue. Mais aussi la violence non-liée d'une fondation ratée. Ou bien l'état normal de l'élément dont toute vie humaine dépend, oublieuse de ce qu'elle ne peut vivre que dans les intervalles de ses colères: le forçat, suspendu hors temps au milieu non d'un espace mais des débris du monde humain détruit, de fragments diversement segmentés, d'animaux morts ou vifs, nommés et sans noms, le forçat agrippé à la rame, à sa mission, non plus dans de l'eau mais au coeur de la pure violence, tourbillon, ascension, disparition, succession syncopée, chaotique, de tableaux instantanés, évanouissants, d'assemblage corps-canot-pagaie en un seul corps-bâtiment, la pagaie faisant fonction de mât, son corps de gouvernail.

Ici s'exerce la pure puissance inaugurale, par remise en cause simultanée de toutes les trames, celle de l'espace, celle du temps, celle du sens. En cela, la création, le commencement ou sa reprise sont mêmes que la catastrophe. Et love touche au temps en même temps qu'il garde un lien nécessaire au désastre, qu'il en contient le pressentiment.

On ne sait pas comment cela répond, et si c'est à la corruption par recouvrement de l'impossible («du lieu où les paroles touchent les corps»), à l'ouverture de l'impossible de l'amour, ou bien à cette ouverture dans un monde où ce lieu est recouvert, il faut deux forces pour faire un mascaret, les deux forces contrariées de la mer et du Fleuve. Mais on sait que ce qui se déchaîne est de même nature que love.

Old Man, autant que la matérialité des forces mises en mouvement dans l'instant du passage, dit que la matière du passage, la matière du paroxysme, du traumatique, c'est l'eau, c'est le vide et c'est la solitude, dites avec presque les mêmes mots d'une nouvelle à l'autre: les nouvelles apparaîtraient comme deux tableaux très différents dont la facture serait la même. Love est comme l'océan, Harry vivant la mort de Charlotte: «Only it was more than this. It was more than just a slackening of joints and muscles, it was a collapsing of the entire body as undammed water collapses, arrested for the moment for him to look at but still seeking that profound and primal level much lower than that of the walking and upright, lower than the prone one of the little death called sleep». «Seulement c'était plus que cela. C'était plus qu'un relâchement de jointures et de muscles, c'était un écroulement de tout le corps, ainsi que l'eau s'effondre, suspendu un moment pour qu'il puisse le regarder, mais cherchant à atteindre ce niveau profond et originel, plus profond que la verticalité de la marche, plus profond que le niveau horizontal de cette petite mort que nous appelons sommeil». La vie comme eau endiguée, et la mort comme effondrement de l'eau. «The nurse reached her hand to the wall, a button clicked and the hum of the blower stopped. It was cut short off as if it had run full-tilt into a wall, blotted out by a tremendous silence which roared down upon him like a wave, a sea, and there was nothing for him to hold on to, picking him up, tossing and spinning him and roaring on, leaving him blinking steadily and painfully at his dry granulated lips». «L'infirmière avança la main vers le mur, on entendit le déclic d'un bouton et le ventilateur s'arrêta. Il s'arrêta brusquement comme s'il s'était écrasé contre un mur, oblitéré par un formidable silence qui fonça en rugissant sur Wilbourne comme une vague, il n'y avait rien à quoi il puisse se retenir, le soulevant, le secouant et le faisant tourner avant de disparaître dans un bruit de tonnerre, le laissant les yeux clignotants et douloureux derrière les paupières sèches et granuleuses». Faulkner parle de l'eau comme la matérialité de la mort: comme si la peur était celle de l'élément même dont nous sommes, aux deux extrêmes de sa passivité et de son déchaînement. L'instant de la virginité, l'instant où elle existe d'être perdue: «You remember: the precipice, the dark precipice; all mankind before you went over it, but that means nothing to you because they can't tell you, forewarn you, what to do in order to survive. It's the solitude, you see. You must do it in solitude and you can bear just so much solitude and still live, like electricity...» «Vous vous rappelez le précipice, le sombre précipice, toute l'humanité avant vous l'a franchi, mais cela ne vous apporte rien parce que ils ne peuvent pas vous dire, vous avertir, de ce qu'il faut faire pour survivre. Vous devrez le faire dans la solitude, et on peut supporter une certaine quantité de solitude et pas plus, et vivre encore, c'est comme l'électricité». Harry disant cela au moment où il dit que d'être venu trop tard, cet instant s'était fait pour lui temps hors-temps, de folie et d'éclipse, non seulement hors temps, mais hors de la possibilité de la peur.

Ils sont dans la distension de l'instant, dans la distension du commencement, qui est love, et peut-être est-ce cela même la provocation: l'exercice de la puissance de temporalisation qui est dans la langue, qui suppose de demeurer dans le lieu invivable d'une instauration, et de traverser la perte absolue de tous les repères, et peut être d'entendre le bruit inoubliable de la Vague qui vient sur vous — ce qui n'est pas donné à tout homme, «that sound of deliberate and irresistible and monstrously disturbed water». «Ce bruit d'eaux délibérément et irrésistiblement et monstrueusement perturbées». Cela veut dire aussi que c'est l'Autre qui rompt les digues. Je ne peux pas lire ce livre sans penser au film *Le silence* et au moment ou Esther dit, vers la fin: «Je suis en proie à des forces épouvantables». Je pense que c'est aussi ce que Faulkner dit ici.

Et je ne peux pas non plus ne pas penser, rappeler la date où il fut écrit, et où il parut, 1938 et 1939, pour les Etats-Unis dix ans après ce soulèvement de l'argent, de la mesure elle-même de toutes choses, de la Grande Crise. Cette Amérique d'étrangers isolés par leurs propre langue, les polonais dynamiteurs et les cajuns, ahuris, désorientés, impuissants, féroces, enfantins, crédules, frénétiques, aveugles, victimes offertes. La très belle scène est celle où Charlotte se fait comprendre au-delà de la langue, immédiatement, par quelques traits dans l'espace: La même Esther répond au petit garçon: «Je suis traductrice... pour que tu puisses lire dans une langue étrangère.» Il y a aussi la passivité terrible des réfugiés, leurs regroupements sur les îlots émergés, et les forçats enchaînés, trempés, mangeant sous la pluie, privés de leur humanité et de leur nom, gardés par ces hommes armés en uniforme, dont la violence est d'avance absoute. Non pas vision prophétique mais un temps non linéaire, avançant comme une spirale, un tourbillon dans lequel on est pris, le passé devant nous et l'avenir déjà vécu.

La dernière dimension de la terreur de l'instauration c'est qu'elle est double. Il y a *Old man*, le Père des eaux qui se déchaîne, mais il y a aussi la naissance qui menace le forçat et le réclame, auquel il n'échappera pas: «C'était comme un ventre suspendu et terriblement solitaire qui les menaçait tous deux.» Dans sa course frénétique il est pris entre deux terreurs, et deux désirs: Le Père et la femme, déposer le ventre, le confier, et se rendre, regagner sa prison. Dans l'autre nouvelle la puissance du père s'est en quelque sorte retirée, le père de Harry s'éloigne dans sa mort même, la provision qu'il a laissée ne suffit plus. Il y a dans l'échappée quelque chose qu'ils peuvent exercer de la puissance du père, qui s'est retiré, dont elle s'empare et qu'il lui accorde. La puissance de commencer qu'elle exerce de savoir que le pire, le pire est que la confrontation n'ait pas lieu. Et sa virginité à lui, et d'avoir bien failli ne pas être vivant sont ce qui fait qu'il ne tentera pas de réduire l'altérité qu'elle ouvre. Et puis, les yeux jaunes de Charlotte, dont j'espère avoir le temps de vous parler.

Il y a dans le soulèvement du père quelque chose qui vient répondre au retrait du père dans *Wild Palms*. Et dans le refus de la naissance qui les tue une logique profonde qui est elle même provocation. Il ne peuvent vouloir de naissance parce qu'ils sont dans une naissance, une naissance continuée, et que ce qui peut mourir, c'est love: «I realized that the starving was nothing, it could have done nothing but kill us, while this was worse than death or division even: it was the mausoleum of love, it was the stinking catafalque of the dead corpse borne between the olfactoryless walking shapes of the immortal demanding ancient meat». «Je me suis rendu compte que crever de faim n'était rien, que tout ce que cela pouvait faire c'était nous tuer, alors que ceci était pire que la mort ou même la séparation: c'était le mausolée de l'amour, le catafalque puant du cadavre porté entre les ombres sans odorat de l'ancienne immortelle exigeante viande.»

On atteint ici la profonde pensée du corps et de la langue qui porte l'œuvre de Faulkner. Le corps, ou la corporéité: quelque chose qui vient se concentrer, comme le temps, en un point, peut-être le point, l'instant où le cœur se brise, menace de se briser: «I wrote this book to stave off what I then thought was heartbreak». «J'écrivis ce livre pour conjurer ce que je croyais alors être un cœur brisé» (*to stave off*, chasser avec un bâton, écarter). Et de ce point où le corps se noue à la langue, il redéploie le temps et le corps, il en creuse la profondeur d'inconnu. Le corps, pris entre langue et chair, entre viande et fantôme.

«Parce qu'il a la preuve sur le corps de l'amour de la passion et de la vie qu'il n'est pas mort.» Ce qui a corps, ce sur quoi seul se prouve qu'on est vivant. Faulkner dit dans *Absalom! Absalom!*: «Peace, and pride died», «la paix et la fierté moururent». Le corporel, ce sur quoi est gagée la vie des vivants.

Ce que c'est que le corps: ce qui étant vivant peut aussi mourir. Il y a la viande, immortelle, insensible, qui ne sent pas l'odeur de la mort de l'amour (je dirai viande quand Faulkner dit meat, il y a en anglais un mot pour dire chair). Et love, qui est le lien des paroles aux corps, mais qui est aussi un lieu de la langue, un mot de la langue.

Charlotte parle des choses qu'elle sculpte: détachées, intègres, exposées, plus que visibles, visibles de tous côtés, pesantes et plus que pesantes, corporelles et plus que corporelles, brisant le pied sur lequel elles tombent, ou le cœur. Elle rappelle la plus que corporéité de la langue.

Elle dit au moment où ils arrivent près du lac où ils ont trouvé refuge, voyant un cerf: «Voilà ce que j'essaie de faire. Pas les animaux, les chiens, les cerfs, les chevaux; mais le mouvement, la vitesse.» La tentative de Charlotte et Harry est en quelque sorte d'habiter l'espace de ce détachement, d'habiter entre le cerf et la vitesse, entre la puissance de la non-vie ensevelissant depuis l'autre côté de la mort le temps de vie de Harry, et la vie terrorisante qui s'abat. Il leur faut contenir le trauma qu'ils sont, traiter de la mesure du temps par l'argent, qui les relie aux pères, mais qui est aussi mesure de leur chance, de leur grâce. Ce qui les fait vivants c'est une métaphore se formant sans aucune stabilisation possible, se soutenant de leur foi, ils sont dans une suppléance qui est refus de suppléance, refus de suppléer à l'impossible, seule façon d'y résider. Le courage pour Faulkner, celui de Charlotte, celui qu'il faut à l'artiste, au chasseur: aller vers là où on a peur, ou simplement, ne pas fuir, et là Faulkner est Charlotte mais aussi bien le forçat accroché à sa rame et à sa mission, aller malgré soi et parce qu'il n'y a pas d'autre solution vers point de surgissement de l'espace et du temps, vers la terreur d'une naissance.

Love est quelque chose comme la fontanelle battante du langage, qui doit rester ouverte afin que la mémoire grave et se grave, que les corps soient corps et le langage altérité enveloppante-enveloppée, mais un lieu qui lui-même n'inscrit rien. Une lacune interne, un lieu de perte, le lieu d'une autre faim. Il ne reste plus rien que le se-sentir-vivant, cela veut dire aussi que pour que la viande devienne corps, il faut non seulement soutenir la traversée du lieu et le temps de violence où cela se joue, un engagement dans la langue, dans l'intervalle entre viande et langue d'où la langue revient sur la viande pour la marquer, où le corps s'expose à la langue pour se détacher de soi même un instant en elle, avant de retomber, mais il faut aussi que tout soit perdu hors cela. On est proche d'un autre Faulkner, celui qui écrit Pylône, ces personnages d'aviateurs confiant leurs vies à d'abominables carcasses pour un instant de pur désir.

Corps et sans corps. Il y a des ombres qui écrivent et qui signent, précipitant d'autres corps, en saisissant la foi. Le forçat, trompé par des ombres écrivant sur des ombres, et rencontrant la justice comme vague: «There would be times when he would halt his mule and plough in midfurrow, and muse with a kind of enraged impotence, fumbling among the rubbish left him by his one and only experience with courts and law, fumbling until the meaningless and verbose shibboleth took form at last (himself seeking justice at the same blind fount where he had met justice and been hurled back and down)». «Quelquefois il arrêtait sa mule et sa charrue au milieu d'un sillon, et se prenait à penser avec une sorte d'impuissance rageuse, fouillant dans le fatras que lui avait laissé son unique expérience des tribunaux et de la loi, fouillant jusqu'à ce que le jargon incompréhensible et verbeux prenne enfin un sens (lui-même cherchant la justice à cette même source aveugle où il avait rencontré la justice et avait été violemment jeté en arrière et vers le bas).»

Signer, porter garant sur un corps, de son corps. S'il n'y a pas de corps la langue se désincarne, précipite vers des pièges brutaux, peuple le monde de simulacres: Violence d'une justice sans mesure et sans paroles, et prolifération des simulacres la où il y aurait dû y avoir des corps. La nomination se fait aberrante, le forçat qui ne désirait que la gloire (et non l'argent), d'être renommé, se retrouve sans nom, renvoyé à son respect atavique non de la langue mais du mensonge, comme arme dangereuse. On tire sur son vêtement, même usé, détrempé, presqu'effacé par la tourmente, lui barrant le retour à la protection de l'exclusion.

Il y a fantômatisation réciproque des hommes et de leur langage, qui se disjoignent, prolifération autonome du sens, autonome et illimitée, car non marquée de la finitude de cette lacune interne par où s'inscrit le rapport à des corps vivants. Illimitation aussi, exaspération de la faim du ventre, indépassable, avidité, possessivité et l'égout du «might-just-as-well-not-have-been», ce qui aurait aussi bien pu ne pas être, comme Charlotte désigne le tableau devant lequel ils se rencontrent, et sur fond duquel naît leur grave désir d'irréversible.

L'autre faim, la faim qui est dans la poitrine et non plus dans les tripes peut peut-être dire ce que c'est qu'un corps. C'est non seulement quand la faim du coeur prédomine sur l'autre, mais que les tripes elles-mêmes le croient. Et cette faim n'a faim que d'elle-même. Elle est faim d'un corps frappé de la langue, transformé par la langue, noué à la langue.

La nouvelle *Les Palmiers Sauvages* paraîtrait alourdie de moralisation si la seconde nouvelle ne creusait et n'ouvrait en contrepoint la profondeur d'inconnu du langage. Leur acte incroyablement solitaire auquel manque toute adresse, tout témoin et tout désir de témoigner, ce qu'ils invoquent et ce qu'ils provoquent, ce qui les protège et ce qui les détruit reste animé d'une sorte d'existence intermédiaire, incertaine, (le chœur des palmiers, l'évocation de Lilith, le vent qui ferment la porte, les voix qui ne sont peut-être que bruits). Ils ont ouvert une nasse pleine de fantômes, ce qui surgit dans la trace du retrait du Père, non pas mort mais retiré comme un flot, et ces fantômes accompagnent la pure attente d'une pure réponse.

Dans la seconde nouvelle c'est tout l'énigmatique, tout le fantomatique qui s'abat.

Je ne voudrais pas clore sans parler des mythes faulknériens, omniprésents dans ce texte, du ratage d'une refondation, et de la Wilderness. Il y a une double sauvagerie: la Wilderness, que j'appellerai la Grande Forêt, et la sauvagerie même issue de sa destruction.

La Grande Forêt, dont les yeux jaunes de Charlotte sont le rappel, (elle est de ce lieu, de cette altérité là), était le lieu où les petits hommes gagnaient leur poids de corps et leur nom, se confiant à elle, se nouant à elle, y trouvant la patience dans un corps à corps avec elle, s'enroulant en elle, enveloppant quelque chose de son épaisseur temporelle, le soutenant dans l'attente et ainsi perdant la fureur et l'impatience, la pression interne de l'excès non-lié, excès d'un Autre à qui on n'a pas su se lier. Elle est le plus ancien, elle est l'incommensurable, elle est la langue maternelle, elle est ce à quoi le nouage produit la sensibilité, la forêt des chemins dans le corps et dans la langue. La vraie sauvagerie ne vient qu'après qu'elle ait été détruite, quand il n'y a plus que violence froide, que le tuer n'est plus pris dans l'éthique du chasseur mais qu'il est pur meurtre.

Il y a ce personnage qui apparaît comme enfant, puis comme vieillard, Ike, au moment de son initiation, où il est marqué au front du sang du premier cerf tué, et puis dans la vieillesse, cet homme qui n'a voulu aucune part au ravage de la Wilderness, a renoncé par amour pour elle à toute possession de la terre travaillée, conquise sur elle. On assiste au retrait en lui de la vie, accompagnant celui de cette forêt qu'il aimait d'amour, on assiste à son redevenir enfant. Il rejoint dans l'œuvre de Faulkner ceux qui n'ont pas voulu vivre dans d'autres lieux que dans des lieux de langue, artistes, amants, aviateurs, se confiant à la vitesse, à l'amour, allant vers leur propre peur, vomissant leurs corps réticents.

Charlotte et Harry sont dans la suppléance à cette Wilderness là, au milieu de la sauvagerie des temps, se nouant à son absence, maintenant «love» comme autre de la langue, maintenant ouverte la place d'où peut être seulement contenue la sauvagerie de la langue même, la menace de son déferlement, ou sa fantômatisation.

Faulkner ne parle de rien d'autre, ou toujours aussi de son engagement dans la langue Son écriture se déplace dans toute l'épaisseur de la langue, depuis la surface où elle semble un milieu extérieur à ce qui se dit en elle, jusqu'au niveau où elle est elle-même ce dont elle parle, une infinité de chemins où se prennent et se déprennent les vies, autour d'un vide qui est point de cessation, et point de tragédie. Point de tragédie que Charlotte et Harry rejoignent parce que rien ne vient leur barrer la voie de l'origine elle-même, qui est ce que désire Charlotte, en elle une altérité inaccessible, sa radicale solitude: «there is a part of her that doesn't love anybody, anything.» «There is a part of her that doesn't even love love». «Il y a une part d'elle qui n'aime rien, personne». «Il y a quelque chose en elle qui n'aime même pas l'amour.» Ils rejoignent le lieu de la visibilité absolue: Dans le chapitre final, quand le médecin lui dit qu'il n'y a pas de lieu où il pourra se cacher, Harry répond: «Escape? the other said. Escape? Will you telephone for the ambulance in God's dear name?» «M'échapper? dit l'autre. M'échapper. Est-ce que vous allez appeler une ambulance, pour l'amour de Dieu?» Ils deviennent un dans cette maison où il y a un lit, une chaise, et une seule mort pour deux dont il prend la terreur et elle la douleur, à laquelle il lui demande de se tenir, to hold on, ne pas lâcher prise, et elle lui dit qu'elle pensait que c'était lui qui ferait «the holding», qui la tiendrait, la contiendrait. Le forçat, tenant sa parole, se tenant à sa parole qui le maintient vivant autant et plus que le bateau ou la rame. To hold, hold on, le forçat, Harry, Charlotte. Hold, contenir, tenir, hold on, s'accrocher, s'agripper, se tenir. Se tenir à la douleur, à la parole.

Mais le livre ne se clôt pas au point de tragédie, comme *Lumière d'Août*, il vient se clore au point le plus éloigné du point de tragédie, où la langue reprend sa fonction de recouvrement et de dénégation du réel, et où elle manifeste qu'elle est non pas vivante mais vivace, faisant retour après toute tempête, reprenant en ses replis ce qui l'a un instant exclue, tandis que les humains reconstruisent les barrages, les digues, les maisons, au coeur de la luxuriance de la végétation sur une terre refondée et fertilisée par la tempête.

Et le langage, le récit du forçat, reprenant ses droits dès qu'il y a un peu d'abritement, de paix, remplissant l'espace de la captivité, venant recouvrir ce qui s'ouvrit, racontant, mais pour nier cela même qui le porte, l'abîme de la rencontre de l'homme et de la femme.

Du légitime et de l'arbitraire

L'aveu: une contrainte à dire
Inscription ou effacement

Jean-Paul Maillet

Les récentes réformes pénales vont dans le sens de l'alourdissement des peines, la prison, mise à l'écart des délinquants semble être la seule réponse que notre société propose à ceux qui en attaquent les lois et les règlements.

Il est exact que les efforts des magistrats, des éducateurs et des gardiens de prisons pour faire du temps d'emprisonnement un temps de réhabilitation ont souvent peu d'effets. Il est plus intéressant de se demander si la répétition des actes délictueux, la récidive, n'a pas un sens que le délinquant lui-même ignore la plupart du temps. Pierre Legendre a proposé de voir dans l'acte délictueux une recherche d'inscription. Si l'inscription n'est pas trouvée dans le premier acte, l'acte se répétera. Pierre Legendre est juriste, sa réflexion rencontre et éclaire un bon nombre de faits qui, au-delà de leur objectif apparent, ne sont pas sans surprendre par leur caractère aberrant.

Un braqueur notoire a fait courir les policiers de mon service pendant des années. Son habilité, sa ruse, son intelligence étaient *remarquables*. Parfaitement identifié, il était insaisissable. Après une arrestation difficile et dangereuse, il fut condamné à vingt ans de prison, a exécuté sa peine, fut libéré, et le *jour même de sa libération* fut à nouveau arrêté pour un vol minable.

Etait-il devenu stupide en prison? non sans doute, il serait plus juste de dire qu'il n'avait plus *qu'une idée* en tête, répéter... On pourrait faire l'hypothèse, qu'il devait le faire pour retrouver des *interlocuteurs*. Il n'est pas le seul à devoir répéter pour être entendu. Le nombre des récidives, l'appel à la nouvelle arrestation que constituent les évasions apparemment incompréhensibles (quelques semaines, voire quelques jours avant la fin de la peine) sont aussi bien des demandes que des coups portés à la société.

Si la récidive est souvent une recherche, l'acte primaire est parfois une demande réelle. Dans *Le Crime du Caporal Lortie*[1], P. Legendre montre que le délinquant fait au lieu du dire. Le caporal Lortie de l'armée canadienne a fait irruption dans l'Assemblée nationale du Québec avec l'intention de tuer le gouvernement (qui pour lui représentait le père). Il détenait une arme automatique et a tiré sur les personnes qu'il croisait. Ce jour-là, l'Assemblée ne siégeait pas. Lortie s'est installé à la place du Président et c'est là qu'il s'est rendu. Il est évident qu'il ne pouvait fuir, il le savait. L'acte était une fin; essentiel, confusionnel, il touchait l'objet (le mal aussi), la punition également. Lortie pensait se faire tuer sur le champ par la garde.

L'agir est probablement la seule expression disponible dans la majorité des cas de délinquance. L'auteur ne peut parler, s'adresser autrement à la société (sans doute répond-il aussi à la pression d'une culpabilité inconsciente qui l'oblige à devenir consciemment coupable). *Le temps de dire n'existe pas, il n'a jamais existé.* On pourrait supposer que ce qui se déroule entre l'arrestation et le procès, temps pendant lequel les paroles abondent, répond à la demande de l'acte primaire: se faire entendre; je viens d'affirmer qu'il n'en est rien dans la plupart des cas. Il convient de se demander pourquoi. Je propose de penser l'interrogatoire comme un moment crucial.

L'interrogatoire n'est pas un temps pour dire, c'est un temps du faire dire. Il convient de remarquer aussi que l'aveu, la reconnaissance des faits a lieu entre deux hommes d'action. Le policier est d'abord un homme de terrain et le délinquant ne dispose que du terrain. En fait, la parole est traquée, le délinquant aurait besoin de parler, le policier besoin de l'aveu, mais ces tensions ne se rencontrent pas, et c'est souvent avec ce premier «interlocuteur» que peut commencer le ratage.

Je voudrais proposer quelques hypothèses pour expliquer la complexité de ce temps.

Les policiers savent (sans forcément savoir qu'ils le savent) que l'aveu peut être un rendez-vous de l'auteur avec lui-même, mais leur tâche n'est pas de supporter la charge de ce rendez-vous, et la plupart du temps effectivement ils ne la supportent pas. Ils subissent eux aussi la contrainte de l'obtention de l'aveu. Un des signes les plus évidents de la difficulté à soutenir les premiers mots sera la nécessaire (?) remise en forme des déclarations de l'auteur des faits, des mots qui lui ont échappé.

---

[1] Legendre P, *Le Crime du Caporal Lortie. Traité sur le père*, leçon VIII, Fayard, Paris, 1989.

Ce souci de clarté est un commencement d'effacement dans la transcription. Le procès-verbal (écoutons la résonance du mot) est un acte important pour la procédure, mais il risque d'être déjà un déplacement dans le rapport de l'auteur à son propre dire, puisqu'on lui fait signer non ce qu'il a dit, mais ce que le policier aura estimé acceptable de transmettre.

Il faut donc penser qu'il y a une horreur toute particulière au temps de l'aveu, et que les policiers se sentent tenus de rendre présentable ce qui n'a pas de forme. On habille les mots de l'inculpé comme on le vêtira pour le procès. On le fait disparaître sous le prêt-à-entendre et sous le prêt-à-porter. La bascule subjective entraîne celui qui parle et celui qui écoute, dans un lieu sans images qui fonde définitivement un avant et un après, le «oui, c'est bien moi». C'est un temps d'effondrement des identifications pour l'un comme pour l'autre et il faut s'en sortir au plus vite. Le délinquant lâche la «loi du silence» qui a jusqu'alors régi son action et le policier quitte ses repères d'enquêteur sans devenir juge pour autant.

Il est difficile de laisser au temps du dire sa valeur d'inscription.

Reprenons pour essayer de suivre l'enchaînement des difficultés.

L'arrestation est une réussite policière, les règles en sont claires pour les deux parties. Chacun est bien installé dans son rôle. Avec l'interrogatoire vient l'hésitation. Les personnages sont bien les mêmes mais la scène change absolument de registre: le dedans remplace le dehors, l'immobilité le mouvement et les paroles l'action. Comment passer si vite d'une scène à l'autre? Il faut se demander si la ritualisation de l'interrogatoire n'est pas là pour aider les partenaires à trouver leur nouvelle place.

Il y aura d'abord une phase de banalisation de la situation qui va jusqu'à la séduction. La séduction cherche à voiler la crudité de l'aveu en entraînant le suspect dans l'imagination du temps d'après: «Si vous avouez vite, il en sera tenu compte, allons! Gagnons du temps!» (toujours le temps du dire qui semble peser si lourd). La phase de séduction n'exclut évidemment pas l'intimidation, c'est un fait de groupe où les rôles tendent à se répartir à nouveau clairement, il y aura le gentil, le méchant et leurs courtisans. Le suspect est prié de choisir son interlocuteur.

Ceux qui cèdent dès cette première phase sont emportés dans le flot de paroles des policiers qui voudraient renouer avec l'activité de l'arrestation. A coup sûr, ceux-là se rétracteront. La rétraction laisse la chance de trouver un interlocuteur ailleurs (le juge d'instruction) mais ces paroles envolées, pratiquement non dites pèseront sur le déroulement du procès et sur la place que l'accusé pourra y tenir car il est resté dans le vertige de l'agir.

Ceux qui résistent à la séduction, à l'intimidation voire à la violence, entrent dans un face-à-face qui n'est qu'apparent. Ils ont «choisi» leur interlocuteur. Ils vont parler, ils ont décidé de parler. Si l'aveu est un moment d'horreur, c'est parce qu'il montre le rapport à la Loi et, surtout, derrière ce rapport, la question du mal. Entendre quelqu'un dire: «Je suis celui qui a fait le mal» n'est pas sans conséquence pour celui qui écoute, pas moins que pour celui qui l'énonce. Entre les deux partenaires s'érige la question du mal qui brouille sérieusement le face-à-face. Le prêtre et le juge sont désignés par la société pour être les «réceptacles» de la faute; ils sont sans doute protégés par cette désignation et l'aspect sacré qui s'y attache. Ils peuvent répondre en parlant de châtiment et/ou de rédemption. Contraint par la société d'obtenir un aveu auquel il n'a rien à répondre, le policier est particulièrement démuni. Il n'a rien à répondre mais il ne peut non plus rester dans le silence. Son rôle n'est pas d'écouter seulement. Alors que faire? Que faire du vide qui s'est creusé en lui, alors que le criminel s'affaisse. Le policier est un homme du faire. Il ne sait que faire du dire. Il est donc peu fréquent qu'il puisse le porter et permettre à celui qui vient d'avouer de le porter aussi jusqu'à pouvoir plaider coupable, se reconnaître comme auteur et ne pas se confondre avec l'appellation délinquant. «J'ai commis cet acte en un temps donné, en un lieu donné et je suis celui qui peut le dire et s'en séparer.» Il est rare, disais-je, qu'un policier n'ait pas la tentation de faire quelque chose, au mieux en essayant de préparer son partenaire à la suite des choses, au pire en lui proposant un troc: devenir indicateur pour en obtenir des avantages certains. Dans les deux cas, il s'agit d'oublier au plus vite ces malheureuses paroles. Il me semble que l'avocat et son «nous» confusionnel participe lui aussi de l'effacement du dire.

En conclusion, il me vient de dire que si l'interrogatoire policier a peu de chance de conduire à une subjectivation possible de l'acte, de conduire au temps du dire, c'est sans doute parce qu'il a lieu dans un cadre symboliquement flou. Si flou qu'il laisse toute leur place aux jouissances déstructurantes. La présence de l'avocat que la loi autorise maintenant permettrait peut-être de cadrer plus précisément ce temps en signifiant la place de l'enregistrement des aveux.

Une improbable clinique

Cécile Casadamont

«L'homme n'est pas que mortel, il est encore improbable .»

Michel Surya[1]

Improbable clinique, ici, à la Protection Judiciaire de la Jeunesse... *improbus*, c'est ce qui ne pousse pas droit. Aussi plutôt que d'une clinique du chêne, des chaînes, déchaînée... nous parlerons plus volontiers d'une clinique de l'olivier, une clinique des nœuds à desserrer.

Notre propos s'articulera autour de trois improbabilités majeures qui ont partie liée entre elles, même si elles sont exposées sur un mode successif: improbable clinique eu égard au clinicien lui-même puis du fait du cadre judiciaire où s'exerce la clinique dont nous allons parler; enfin en raison même de celles et ceux qui nous sont adressés. Toute clinique, quel que soit le lieu où elle se pratique, existe sur les bords, de façon marginale, car il n'y a pas une seule clinique mais des cliniciens, *un à un*, qui, dans le meilleur des cas, s'efforcent de conquérir un rapport singulier et vrai à leur désir de clinicien lequel est parfois un désir d'analyste.

Improbable clinique donc d'abord du fait des cliniciens eux-mêmes, des résistances face à l'enjeu éthique d'avoir à s'élever à la dignité de la fonction que l'on exerce. Écouter au-delà des signifiés, les fragments de langue et les silences qui tissent et trouent les coordonnées subjectives de chaque sujet. Renoncer à l'illusion qui nous pousse toujours, encore, à chercher la réalité du sujet au-delà du langage. Face aux demandes de savoir qui nous viennent d'autres champs, judiciaire, éducatif ici, se déprendre d'écouter à partir d'une «position de force», avec un savoir qui, d'entrée dans la rencontre, se veut déjà si savant, nous évitant ainsi de nous trouver exposés dans «un rapport

---

[1] Surya M, *Georges Bataille, la mort à l'œuvre*, Gallimard, Paris, p.11.

d'inégalité inconnu, qui inquiète, avec une parole qui demande seulement à être entendue»[2].

Peuvent venir alimenter ces surdités, les facilités et le confort du cadre institutionnel qui toujours fournit le clinicien en patients, qui le protège d'avance d'avoir à engager son écoute sur son seul nom et sur son seul désir d'analyste, qui le paie régulièrement, avec certitude, en-deçà des aléas transférentiels. Ce versant du confort institutionnel est peu mis en avant, souvent vite oublié, par ceux-là mêmes qui font des désordres institutionnels — qui ne manquent jamais — leur plainte symptomatique, et qui parfois voudraient faire se tenir dans une équivalence de semblant, l'acte analytique et l'acte clinique dans la mesure où les risques pris, même s'ils sont parfois identiques, ne conduisent pas aux mêmes effets pour l'analyste qui reçoit un par un les analysants et pour les cliniciens qu'une institution emploie.

Improbable clinique dans un cadre confortable et abritant, mais aussi improbable clinique du fait du cadre parfois contraignant dans lequel s'exerce la clinique. Comment penser et travailler dans ce cadre avec un désir d'analyste? A la Protection Judiciaire de la Jeunesse, c'est d'abord un cadre juridique qui vient limiter la clinique dans son espace et sa durée et spécifier celles et ceux qui y sont adressés, à savoir l'Ordonnance du 2 février 1945 relative à l'enfance délinquante et la loi du 4 juin 1970 relative à l'enfance en danger et à l'assistance éducative. Nous travaillons, au pénal, dans le cadre de mesures de liberté surveillée, d'investigation, de réparation, pour en nommer quelques-unes, et, au civil, dans le cadre de mesures de consultation et d'assistance éducative.

Il y a une forte contrainte à imaginer que si l'acte clinique n'est pas pur, référé aux seules lois de la parole, au seul désir des sujets que nous recevons, alors le travail clinique est compromis... idéalement? réellement? symboliquement? La question reste ouverte.

Pour notre part, cette façon de penser nous a pendant des années logiquement conduite à éprouver les rapports clinique-judiciaire comme incompatibles: l'intériorisation de la Loi serait sans rapport avec les lois juridiques dans la mesure où il n'y aurait pas de correspondance possible entre elles. De plus, la main mise du judiciaire sur le temps de la clinique et son espace nous apparaissait comme une anomalie institutionnelle.

Cependant, prendre la mesure de ce qu'est une administration d'État évite aux cliniciens aussi bien des plaintes déplacées

---

[2] Blanchot M, *L'entretien infini*, Gallimard, Paris, 1969, p. 349.

que des affects de colère. Comme l'a si justement écrit Jones[3]: «Il y a peu d'émotions dans la vie qui, autant que la colère, peuvent donner au sujet une conviction aussi intense d'être dans le vrai, et s'accompagne d'un sentiment aussi complet d'autojustification. [...] Il en va autrement de la couche de haine plus profonde et inconsciente, qui mériterait aussi notre vigilance.»

Sur le versant du travail clinique lui-même, il nous est apparu que c'est en prenant le risque de penser un peu différemment le *lieu* de la clinique et de son exercice qu'on pouvait y gagner une légèreté d'être.

Il s'agit de travailler à déplacer celles et ceux qui ne cessent de vouloir définir l'espace, le champ et la représentation de la clinique, pour mieux la maîtriser et dès lors l'annuler. Penser autrement le lieu, renoncer à le penser comme un pur espace, mais plutôt le penser comme une clinique en exil, résidant *hors de*, en bordure, à l'opposé d'un lieu stable et confortable. Qu'est-ce donc que le lieu de la clinique? Pour se représenter ce qu'est un lieu, Platon proposait d'en déplacer les objets car «la sédentarité nous dérobe le lieu, le rend non évident»[4]. Pour la clinique, c'est dans le déplacement qu'elle se révèle et vient consister. Se déplacer de là où les autres discours — judiciaire, éducatif... — veulent l'y assigner à résidence, en un lieu historique stabilisable, identifiable et offert à une appréhension univoque. La clinique ne forme jamais une ligne indivisible, car «c'est sur les bords que se posent toujours les plus déroutants problèmes de topologie»[5], une bordure n'étant pas proprement un lieu. Pour notre part, le passage du désir *d'être* clinicienne au désir *de* clinicienne trouve ses fondements dans une autre manière de nous situer dans la demeure de la clinique. Soutenir une clinique de l'informel, du déplacement ne réduit en rien l'exigence que ce travail ne s'élève à la dimension d'un acte.

Le cadre judiciaire et éducatif auquel cette clinique est référée peut aussi d'ailleurs parfois contribuer à la possibilité d'existence d'un acte thérapeutique. Là encore, tout est affaire de sujets et de désir. Si certains magistrats ont un rapport instrumental aux cliniciens, leur demandant de leur fournir un

---

[3] Jones E, «La peur, la culpabilité et la haine» (1929), in *Théorie et pratique de la psychanalyse*, traduction de A. Stronck, Payot, Paris, 1969.

[4] Platon, *Timée* 51c 52c, Flammarion GF, Paris, 1992.
Cette référence a été travaillée par Féthi Benslama dans son bel article «L'enfant et le lieu», in *Cahiers Intersignes* n° 3, 1991, où il expose une constellation d'existences en exil, sur le versant de la souffrance, à partir des deux termes d'enfant et de lieu.

[5] Derrida J, «Etre juste avec Freud», in *Penser la folie - Essais sur Michel Foucault*, Editions Galilée, Paris, 1992, p. 149.

plus de savoir pour une plus grande maîtrise sur l'autre, d'autres savent se tenir dans le respect des limites de leur champ de compétence. De plus, il n'est jamais indifférent que dans la parole d'un magistrat, un désir de vie soit transmis à un autre sujet en mal de vivre. Ainsi, nous apprécions que des magistrats soutiennent auprès d'un enfant ou d'un parent qu'il aille rencontrer un clinicien lorsque cette invite n'est pas d'ordre surmoïque. Car chacun a plus ou moins affaire avec la contrainte du surmoi, ce «saboteur interne» pour reprendre une formulation de Lacan, qui marque notre lien à l'institution judiciaire.

Non pas clinique du droit, mais après-coup clinique d'une décision judiciaire si, et seulement si, le sujet a le courage d'une élaboration subjective.

Ceci nous amène au troisième point, une improbable clinique du fait de celles et ceux qui nous sont adressés. Improbable quand on sait l'extraordinaire traversée de la contrainte que représente l'entrée dans la parole, dans la dette du mot pour s'accepter sexué et mortel. Improbable clinique avec ces personnes qui sont souvent dans notre bureau comme dans la vie même, ici sans être là, à l'ombre de l'être et du il y a, pour se référer aux concepts de Emmanuel Lévinas... des existants en attente d'être.

Avant même que de parler de refus, ce qui est déjà un mouvement actif, nous dirions que beaucoup ne sont pas encore au stade d'une demande qu'ils pourraient seulement formuler. La prise en considération des mots comme porteurs d'une demande, éventuellement plus tard d'un désir, fait défaut. Ils sont sans demande et sans question car les signifiants pour demander et questionner leur manquent. Ils sont dans le désœuvrement d'une parole qui ne se sait pas encore habitable. Et ils n'ont bien souvent pas accès au plaisir comme liaison de la vie.

Lorsque la parole fait à ce point défaut, lorsque la pensée manque pour dire ou nommer le désir, on peut se demander avec Freud: «de quels moyens une génération se sert-elle pour transmettre ses états psychiques à la génération suivante?»[6]

Pour beaucoup, cette rencontre avec un clinicien vient pour la première fois et est en elle-même une épreuve, lorsqu'elle n'est pas évitée. L'enjeu est double.

Tout d'abord *affaire de paroles*. Nous appuyant sur les formulations de Jean-Toussaint Desanti pour nous aider à nous représenter que «nous sommes capturés par le déploiement du manifeste qui demeure dans son retrait», nous formulerons

---

6 Freud S, *Totem et Tabou* (1912-13), Payot, Paris, 1977, p. 181.

ainsi l'enjeu clinique: il est que ce manifeste qui demeure et dont nous sommes captifs se transforme d'un «cri d'oiseau» — temporisation immédiate — en un «prénom entendu dans la nuit», c'est-à-dire un discours qui a déjà rassemblé et commencé à désigner[7].

«Parler est une chance. Parler, c'est rechercher la chance»[8]. Mais il ne le sait pas encore celui qui d'abord dit: «A quoi ça va me servir de vous parler, de vous rencontrer?» Nous savons, nous, que ça sert là où la clinique a vocation à desserrer... Mais eux ne le savent pas et sont toujours déjà d'abord dans un registre utilitaire: à quoi ça sert? plutôt que *qu'est-ce que parler?* C'est le risque lorsque l'offre précède la demande. C'est aussi parfois une condition vers une demande ultérieure. Sans doute notre souhait est-il qu'un jour ils ne s'interrogent pas seulement sur ce qu'ils disent ou taisent mais sur le fait même qu'ils disent ou taisent.

Dès lors, affaire de déchiffrage. Attraper au vol une lettre perdue, un signifiant, en donnant corps au transfert. Ainsi Pierre volait-il ceux et seulement ceux qu'il trouvait «bébètes», nous disait-il; c'est-à-dire ceux qui lui faisaient trop vite confiance et l'invitaient trop vite chez eux. Alors, ajouta-t-il, il les pigeonnait. Plus tard il nous parla de son frère aîné, sourd-muet, ce «bébète» de toujours, avec qui la communication avait été rendue dérisoire faute d'apprendre le langage des sourds-muets... ce frère, le pigeonné, que tout le monde déplumait. Bébète, mi-homme mi-bête, pigeonné; telle était la question de son propre rapport à son frère. Tellement peu différencié de lui, Pierre agissait sa question non sans jouissance, avant de pouvoir la formuler, non sans angoisse.

Enjeu de paroles donc... mais aussi, second enjeu — est-ce si différent? — *enjeu de responsabilité* dans ce cadre judiciaire quant aux délits et aux symptômes.

Seulement pourquoi faudrait-il réfléchir, engager sa parole quand la sanction est tombée et que, comme certains aiment à le dire, «on a payé»? Ici est très juste la distinction que fait Alain-Didier Weill entre loi questionnante et loi sanctionnante lorsqu'il dit que le sujet préfère une faute réelle pour laquelle il peut être mis en rapport avec une loi sanctionnante, plutôt que de rencontrer une loi qui se manifeste à lui comme questionnante[9]. En effet, ajoute-t-il, être mis en question, c'est

---

[7] Cf. la communication de Jean-Toussaint Desanti dans ce volume page 107.

[8] Blanchot M, *L'entretien infini*, *op.cit.*, p. 314.

[9] Weill A-D, Notes de son séminaire «Les trois faces de la loi» non publié. Séance du 3 février 1993.

différent d'être mis en cause et il est infiniment plus facile d'être mis en cause qu'en question.

Ainsi, nombreux sont ceux qui se contentent de subir l'interdit en ressentant de la culpabilité si tant est qu'elle soit consciente. D'autres, moins nombreux, seront preneurs d'un travail de consultation qui sera l'occasion d'une entrée dans la question de la responsabilité qui n'est pas autre — comme l'a écrit si justement Claude Rabant — que d'entrer dans la créativité de la lettre elle-même, de déchiffrer les fragments de langue obsolète qui nous assiègent[10]. Nous soutenant de son article, nous dirons que si «l'élan vers la parole en son désir est source de panique», espérons que notre travail clinique vienne là où ça a joui dans un agissement, contribuer dans l'après-coup à faire de la cause, nommer du vrai, créer un bord.

Ceci nécessite dans notre écoute d'abord, puis dans notre adresse ensuite au magistrat, que nous nous situions hors condamnation, légitimation ou même arbitrage. Accepter d'investir le lieu possiblement piégé ou piégeant de la demande venant du judiciaire oui, mais pour en transformer radicalement la finalité: ni clinique au service du judiciaire, ni clinique malgré le judiciaire... Soyons plus modestes, Jean-Toussaint Desanti dans sa conférence parlait hier du «sujet machiné» qui exerce tour à tour deux fonctions tantôt renforçant, tantôt relâchant, tantôt contraignant, tantôt surveillant et accueillant...

C'est sans doute en renonçant à faire de l'Un, à vouloir se penser «un» que l'on peut prendre des responsabilités, lesquelles ne se prennent que dans l'épreuve de l'aporie, sans laquelle on se contenterait de suivre une pente ou d'appliquer des programmes[11].

Au fond, il s'agit d'accepter sereinement l'écart entre ce qui est requis d'un clinicien — par exemple un examen psychologique ou psychiatrique — et le changement d'horizon et de cap où nous conduit non seulement notre pratique de l'analyse mais, espérons-le, une manière différente de nous tenir avec les autres. Ainsi, lorsque nous sommes amenés à exercer une fonction clinique dans un lieu organisé au nom de l'État, il est important que notre manière de nous tenir dans cette fonction en soit subvertie sur un mode tranquille et discret.

---

[10] Rabant C, «Du sujet», in *IO*, n° 1, 1992, p. 38.

[11] Derrida J, «Etre juste avec Freud», *art. cit.*, p. 190.

De l'arbitraire

Jacques Hassoun

«Le respect me force à me taire, la reconnaissance m'y oblige, l'autorité m'y contraint[1].»

Respect/reconnaissance/autorité d'une part, force/obligation/contrainte d'autre part, forment un hexaèdre qui nous permet de figurer topologiquement l'arbitraire, c'est-à-dire ce qui — se substituant à la loi — a pour enjeu l'interdiction portée à l'endroit du *dire*, sous peine de brimades, de bannissement, d'emprisonnement ou de mort.

Quiconque a vécu peu ou prou sous le règne de l'arbitraire ne peut ignorer ce que vise le pouvoir: atteindre d'abord et avant tout la liberté de penser et de parole.

Mais il n'est pas seulement interdit de dire en la circonstance: de cela chacun peut à la longue s'accommoder, chacun peut trouver un lieu pour énoncer ce qui importe pour lui, chacun peut trouver un espace qui lui permette de reconnaître l'autre et de se faire reconnaître par lui. Ce que promeut l'arbitraire est bien plus subtil: il s'agit d'interdire de prononcer certains mots, d'opérer sur la langue un travail volontaire qui ne serait pas de l'ordre de l'invention dictée par la nécessité insue de dire ce que la langue semble incapable de donner à énoncer, mais bien plutôt de canceller certains mots dont l'usage serait mortel s'ils venaient à être énoncés.

Enfant, j'ai vécu cette situation: des mots devaient disparaître de la langue. Ces *signifiants* pourtant ne pouvaient manquer à leur place, puisque c'était en leur nom que nous étions sommés de nous taire. Paradoxe qui nous imposait une urgence, celle de trouver quelques paraphrases, quelques termes de remplacement, certains ridicules, d'autres héroïques, empruntés à d'autres pays, à d'autres siècles, à d'autres langues pour tromper le censeur qui était en nous. Le pouvoir d'ailleurs ne se

---

[1] D'Alembert, Synonyme, Respect et Contraintes, Ed. Belin, Paris, 1822.

trompait pas: la ruse était transparente. Mais c'était l'interdit et son usage qui comptait, et la révérence faite à l'autorité valait bien que soit tolérée cette ruse misérable qui témoignait de l'asujettissement, sinon de la désubjectivation provoquée par un ordre non-dit, non-écrit, non-énoncé.

Nous pouvons, dans ces conditions, avancer dans un premier temps cette hypothèse: *l'arbitraire serait représenté par une violence qui tend à produire des signes en lieu et place d'un énoncé commun.*

Nulle loi ne promulgue l'arbitraire (ou du moins cet arbitraire-là), nulle loi sinon l'état de siège, l'état d'urgence dont seule une partie de la population est frappée. Certes, la loi s'absente pour tous, mais pas également: ce suspens de ce qui régit la Cité a ceci de particulier que si tous y sont soumis, seule une partie (la plus petite généralement) est véritablement visée, cependant que la majorité a non seulement quelque tendance à oublier la violence subie, mais de plus y adhère au nom de l'exclusion portée à l'endroit de ceux qui sont visés par l'arbitraire. Celui-ci suppose la confusion des pouvoirs (le législatif, l'exécutif et le judiciaire), suppose aussi le plus souvent la prétention de légiférer sur l'histoire, c'est-à-dire aussi sur la culture et sur ce qui la trame.

Cette confusion est susceptible de provoquer un suspens de la pensée, un blanc, un effondrement idéel sinon une sidération provoquée par un commandement qui pourrait se formuler en ces termes: *moi, j'incarne toute la vérité, et à ce titre il n'y a plus d'espace pour ta parole.* Dès lors, nul besoin d'interdire la parole, cette interdiction devient structurelle à toute situation de ce type.

L'arbitraire ici relève non pas de la vérité du sujet *qui ne peut se dire toute*, mais du mensonge énoncé au nom de la loi. Donnons-en un exemple: le 10 juillet 1940, une loi constitutionnelle annonce que:

«L'Assemblée nationale a adopté,

Le Président de la République promulgue la loi constitutionnelle dont la teneur suit:

Article unique: L'Assemblée nationale donne tous pouvoirs au Gouvernement de la République, sous l'autorité et la signature du Maréchal Pétain, à l'effet de promulguer par un ou plusieurs actes une nouvelle constitution de l'Etat français. Cette constitution devra garantir les droits du travail, de la famille et de la patrie.

Elle sera ratifiée par la Nation et appliquée par les Assemblées qu'elle aura créées.

La présente loi constitutionnelle, délibérée et adoptée par l'Assemblée nationale, sera exécutée comme loi de l'Etat.»

Quatre ans et trente jours plus tard, l'ordonnance du 9 août 1944, relative au rétablissement de la légalité républicaine sur le territoire continental énonce:

«Le Gouvernement provisoire de la République française,

Sur le rapport du commissaire de la justice,

Vu l'ordonnance du 3 juin 1943 portant institution du Comité français de la libération nationale, ensemble l'ordonnance du 3 juin 1944;

Vu l'avis exprimé par l'assemblée consultative à sa séance du 26 juin 1944;

Le comité juridique entendu,

Ordonne:

Art. 1er. La forme du Gouvernement de la France est et demeure la République. En droit, celle-ci n'a pas cessé d'exister.

Art. 2. Sont, en conséquence, nuls et de nul effet, tous les actes constitutionnels, législatifs ou réglementaires, ainsi que les arrêtés pris pour leur exécution, sous quelque dénomination que ce soit, promulgués sur le territoire continental postérieurement au 16 juin 1940 et jusqu'à l'établissement du Gouvernement provisoire de la République française.

Cette nullité doit être expressément constatée.

Art. 3. Est expressément constatée la nullité des actes suivants:

L'acte dit "Loi constitutionnelle du 10 juillet 1940";

Tous les actes dits "actes constitutionnels";

Tous les actes qui ont institué des juridictions d'exception;

Tous les actes qui ont imposé le travail forcé pour le compte de l'ennemi.»

L'article 3 de cette ordonnance est à ce titre remarquable: il s'agit d'annulation et non d'une «*inscription (qui) recueillie peut sans perte grave être détruite*»[2].

Rien ne s'est inscrit à cet endroit et le crime n'a pas eu lieu. Les effets de la légifération précédente est nulle et non avenue puisque «en droit, la République n'a pas cessé d'exister».

Ici, rien de la forfaiture passée n'est reconnu, ou plutôt il s'agit d'instituer une obligation à taire ce qui a eu lieu.

Cette énonciation relève de l'arbitraire dont les effets de contrainte a eu de telles conséquences qu'il a fallu que cette page d'histoire revienne vers la France de l'extérieur (grâce aux travaux de Paxton) pour qu'elle puisse enfin être audible par les Français et que commence la publication d'ouvrages la relatant.

---

[2] Lacan J, «Fonction et champ de la parole», *Ecrits*, Le Seuil, Paris, 1966, p. 259.

Reste une question: si l'Allemagne est une mère blafarde, la France de l'après-guerre est le pays qui se refusant à reconnaître les siens a ouvert le champ au désaveu de l'histoire, mais aussi aux dénis et aux falsifications, terreau favorable au discours d'une extrême-droite qui n'a rien appris et rien oublié.

Ainsi en est-il de ces juges de la chambre d'accusation (appelée à statuer sur le sort de Touvier) qui par *souci d'apaisement* s'arrogeaient le droit de commenter l'histoire de Vichy.

Deux paragraphes extraits de leurs attendus retiendront notre attention:

1. «En ce qui concerne l'antisémitisme, il va de soi qu'il s'agissait d'un thème semblable à l'un de ceux qu'affectionnait le parti nazi. Ce n'est pas pour autant qu'il y avait adhésion sans réserve à l'idéologie nazie. La référence à la civilisation chrétienne, la lutte pour l'unité française et le nationalisme, tout cela pouvait être toléré provisoirement par le national-socialisme allemand; à long terme, il y aurait eu incompatibilité radicale.»

Qu'est-ce à dire sinon qu'il nous est ainsi préparé grâce à ces juges-historiens une histoire, où les voyous de la Milice et pourquoi pas de la division Charlemagne seraient assimilés à la longue au noyau potentiel d'une «armée nationale»?

2. «Cette "idéologie" est d'ailleurs, à strictement parler, plutôt une constellation de "bons sentiments" et d'animosités politiques, qu'un système d'idées rigoureusement enchaînées.»

N'est-ce pas en arguant de ces «bons sentiments» que Laval, à la grande surprise des autorités d'occupation, a exigé que les enfants soient déportés en même temps que leurs parents?[3]

Je n'en dirai pas plus. Ces faits désormais appartiennent à l'Histoire et il me semble indécent de les nourrir d'un quelconque discours d'indignation pathétique.

Un autre type d'arbitraire que nous avons connu et dont les effets ne sont pas près de s'épuiser à l'échelle mondiale, relève de ce qui s'est passé en URSS de 1927 à nos jours. Ici, l'arbitraire s'est fait déni et la contrainte totalitarisme. Que certains aient voulu faire croire en 1989 que le Nouvel Ordre Mondial peint aux couleurs du libéralisme avancé pouvait sonner le glas de l'Histoire, en dit long sur la bêtise et l'aveuglement de ceux qui peuvent imaginer que l'arbitraire est sans effet aucun. Or, celui-ci représente une atteinte du sujet,

---

[3] Cf. Mémorandum de Röthke relatif à un entretien téléphonique avec Eichmann du 15 juillet 1942 (cité par Raul Hilberg), ainsi que l'ouvrage *La persécution des Juifs en France* édité par le C.D.J.C. rappelant les négociations de Dannecker avec Laval concernant la déportation des enfants juifs...

dans la mesure où il tisse autour de celui-ci un système de signes qui lui échappent.

L'arbitraire qui *exige le respect et impose la reconnaissance* ne laisse subsister que la contrainte nue, au nom d'un argument d'autorité qui tend à exclure ce mouvement qui permet au sujet d'énoncer ce qui cause son silence.

Mais il nous faut aller au-delà de ces effets: dans sa réponse au commentaire de Jean Hippolyte, Lacan rappelle que «l'histoire... désigne le lieu où le refoulé vient à réapparaître[4]», cependant que dans le séminaire sur l'Ethique, Lacan dit: «La pulsion proprement dite (...) n'est pas réductible à la complexité de la tendance entendue dans son sens le plus large, au sens de l'énergétique. Elle comporte une dimension historique, dont il s'agit pour nous d'apercevoir la véritable portée. Cette dimension se marque à l'insistance avec laquelle elle se présente, en tant qu'elle se rapporte à quelque chose de mémorable parce que mémorisé. La remémorisation, l'historisation, est coextensive au fonctionnement de la pulsion dans ce que l'on appelle le psychique humain. C'est aussi là que s'enregistre, qu'entre dans le registre de l'expérience, la destruction[5].»

La question qui peut légitimement se poser à cet endroit serait celle qui nous amenerait à interroger le passage entre ce qui relève du pulsionnel et ce qui se joue dans le social. Nous pouvons pour l'instant avancer un premier élément de réponse en rappelant que Freud dans «Malaise dans la Civilisation» évoque cette part du pulsionnel que le sujet *abandonne* dans le procès de socialisation. Ce passage de l'extérieur à l'intérieur, des processus primaires aux processus secondaires (nous pourrions dire aussi de la prise du sujet dans les signifiants qui le précèdent dans la parole et dans la langue aussi) peuvent nous autoriser à considérer que les faits de culture ne sont pas sans avoir quelques effets sur l'intime même du sujet.

Cette articulation de la pulsion à l'historisation nous semble remarquable, si nous la mettons en perspective avec le rapport au Congrès de Rome, au cours duquel Lacan rappelle que: «L'inconscient est ce chapitre de mon histoire qui est marqué par un blanc ou occupé par un mensonge: c'est le chapitre censuré. Mais la vérité peut être retrouvée; le plus souvent déjà elle est écrite ailleurs. A savoir:

— dans les monuments: et ceci est mon corps, c'est-à-dire le noyau hystérique de la névrose où le symptôme hystérique

---

[4] Lacan J, «Réponse au commentaire de Jean Hippolyte», *Ecrits*, Le Seuil, Paris, 1966, p.388.

[5] Lacan J, *L'Ethique*, Le Seuil, Paris, 1986, p. 248.

montre la structure d'un langage et se déchiffre comme une inscription qui, une fois recueillie, peut sans perte grave être détruite;

— dans les documents d'archives aussi: et ce sont les souvenirs de mon enfance, impénétrables aussi bien qu'eux, quand je n'en connais pas la provenance;

— dans l'évolution sémantique: et ceci répond au stock et aux acceptions du vocabulaire qui m'est particulier, comme au style de ma vie et à mon caractère;

— dans les traditions aussi, voire dans les légendes qui sous une forme héroïsée véhiculent mon histoire;

— dans les traces, enfin, qu'en conservent inévitablement les distorsions, nécessitées par le raccord du chapitre adulteré dans les chapitres qui l'encadrent, et dont mon exégèse rétablira le sens (...).

Car affirmer de la psychanalyse comme de l'histoire qu'en tant que sciences elles sont des sciences du particulier, ne veut pas dire que les faits auxquels elles ont à faire soient purement accidentels, non factices, et que leur valeur ultime se réduise à l'aspect brut du trauma.

Les événements s'engendrent dans une historisation primaire, autrement dit l'histoire se fait déjà sur la scène où on la jouera une fois écrite, au for interne comme au for extérieur (...).

Ce que nous apprenons au sujet à reconnaître comme son inconscient, c'est son histoire — c'est-à-dire que nous l'aidons à parfaire l'historisation actuelle des faits qui ont déterminé déjà dans son existence un certain nombre de "tournants" historiques»[6].

Ce rappel est essentiel en ce qui nous concerne et nous permettra de donner une troisième définition possible de la contrainte, qui serait ce qui *venant doubler la censure interne barre la route à cet ailleurs de l'écriture et frappe d'interdit toute parole énoncée.*

Cette contrainte marquée par l'abitraire est celle qui tendrait à une réversion, susceptible d'aliéner le sujet à un Autre (externalisé), ici le censeur, le maître de la contrainte, qui prône l'enthousiasme ou «quelque chose qui se situe ou se dirige vers la superstition, le fanatisme, bref la connotation critique dans l'ordre de l'orientation religieuse qui est ajoutée par l'histoire[7].»

---

[6] Lacan J, «Fonction et champ de la parole et du langage», in *Ecrits*, Le Seuil, Paris, 1966, pp. 259-261.

[7] Lacan J, Séminaire sur le Transfert — version inédite — 16.11.1960.

Or, si le fascisme, le nazisme et le stalinisme, chacun à une place différente, ont tenté de jouer de l'enthousiasme pour surcharger l'histoire «du fanatisme et de la superstition», nous devons nous poser dès lors la question de savoir ce que Lacan nomme *histoire* quand il évoque la pulsion.

Question qui n'est pas de pure forme en ce qui nous concerne en général et ce qui touche à notre commune préoccupation à propos de la contrainte en particulier.

Dès lors, l'histoire dans le contexte du séminaire sur l'Ethique ne renverrait-elle pas à ce que le sujet symbolise de l'événement? N'est-ce pas parce qu'à cet endroit Lacan articule l'insistance signifiante à la constance de la poussée pulsionnelle (et, ajouterais-je à l'intrication des pulsions) que la question du mémorable et de l'historique s'impose à Lacan? L'irruption de l'horreur, n'est-ce pas ce qui met à mal le mémorable au profit de la réminiscence et des idéologies du ressentiment? N'est-ce pas ce qui fait de la destruction et du «Viva la muerte!» franquiste l'expression d'une pensée qui joue de l'exclusion et de la déliaison?

Que la pulsion — un mythe freudien[8] — interne, non soumise aux stimuli externes, soit de l'ordre de la mémorisation et de l'histoire, voilà ce qui ne peut donc qu'arrêter notre attention, dans la mesure où cela peut rendre compte de l'effet sur *le sujet* du déchaînement de l'arbitraire.

En effet, l'arbitraire qui, dans l'ordre du politique, promeut le signe et porte atteinte à la langue, est en tant qu'événement susceptible d'atteindre le sujet au lieu même de l'intime le plus ultime[9], celui qui est référable à l'intrication pulsionnelle.

L'intime le plus ultime... ignore, au même titre que le mythe, l'arbitraire.

Lacan, au cours de la séance du 26.5.1956 à la Société Française de Psychanalyse, s'adressant à Claude Levi-Strauss, disait: «Le manque d'arbitraire du mythe apparaît en ceci qu'aux deux niveaux nous trouvons une cohérence égale, se correspondant d'un niveau à l'autre point par point[10].»

Ce manque d'arbitraire permettrait, en la circonstance, que ce qui se reproduit puisse l'être toujours selon une combinatoire transformée. J'ajouterais pour ma part que ce *manque d'arbitraire* permet que ce qui se répète s'arrache au réel, dans ce que ce terme recèle d'inamovible, d'inexilable et d'inerte. A

---

8 Remarquons à ce propos que Lacan l'oppose à la *fable* sadienne.

9 Cf. l'ouvrage de François Baudry, *L'Intime*, éd. de l'Eclat, Paris, 1988.

10 Intervention dans la discussion sur l'exposé de Claude Lévi-Strauss sur les rapports entre la mythologie et le rituel, Ed. pirate anonyme, s.d.

ce titre, la répétition se trouve être mise au service de la transformation et représente un point de départ et de relance, un point d'appui qui ouvrirait sur le déplacement et la métonymie (le désir).

Ceci est du moins mon hypothèse qui rendrait compte que l'arbitraire qui intervient de l'extérieur, entame les signifiants — quelques signifiants du sujet — à l'endroit de ce qui module et règle le lien social. C'est alors que le sujet est confronté à une atteinte profonde de ce qui est placé sous l'enseigne de la *transformation prévisible*, le plaçant tout entier dans l'ordre de la *contrainte de répétition.*

Question que la clinique interroge, dès lors que nous sommes amenés à entendre des analysants qui ont été soumis à un père ou à un Maître qui «se passe de toute référence à la loi, étant (eux-mêmes) cette loi, qui... ainsi envisagé (relève du) caprice...[11]»

Cette soumission à l'arbitraire confronte le sujet à la déliaison pulsionnelle, celle qui lui ôte la possibilité d'affronter le nouveau et le soumet à la mélancolie sinon à l'effroi.

Notons par ailleurs, que lorsque l'analyste situe la Loi du côté de l'arbitraire, l'analyse peut se réduire à l'asujettissement de l'analysant à la férocité de son analyste et la règle fondamentale à un dévoiement dans le sens d'un «dites ce que je souhaite entendre de votre jouissance, de votre déjection, de votre self ou de votre égo», selon l'idéologie (et non pas la théorie) que l'analyste se fait de la psychanalyse.

Cela conduit à des orthopraxies paradoxales au nom de la bonne règle, celle qui relève du monastique sinon du religieux, même et surtout si elle tend à se présenter comme scandaleuse ou novatrice.

Dès lors, tout fonctionnement dans l'ordre de cet arbitraire capricieux représenterait une atteinte à la création dans l'analyse.

Reste à conclure tout en modulant quelque peu mon propos. Pour ce faire, j'évoquerai à cet endroit Perec qui disait: «J'écris sous contrainte.»

Il est évident que nul n'écrit sous contrainte externe... sinon des aveux.

Il est évident pourtant que tout écrivain écrit sous une contrainte où se conjuguent la demande et le désir, et ce qui peut relever d'une nécessité interne.

Cette contrainte *interne* est référée par Freud au Moi qui, *contraint* d'investir les objets, relève d'une blessure portée au

---

[11] Safouan M, *La sexualité féminine*, Le Seuil, Paris,

Moi Idéal... Dès lors, s'il n'est pas de contrainte externe susceptible de se substituer à l'absence de contrainte interne, il est des séries de praticables, de truchements, d'intermédiaires, qui peuvent pourtant constituer, dans l'espace du transfert, cette contrainte interne vitale.

Mais que le sujet subisse la violence d'une effraction extérieure, et c'est alors que l'arbitraire prend le relais pour promouvoir, nous l'avons dit, une morne répétition. C'est dire que dans ces conditions, en un endroit au moins, la pulsion va s'étayer non plus de la remémoration, du mémorable, de l'insistance signifiante, mais de la survie.

Ces deux formes de la contrainte — l'une interne rejeton de l'investissement des objets, l'autre externe comme trace de ce qui n'a pas été symbolisé de l'Autre — entrent en composition constante et témoignent de la validité de la figure topologique de la bande de Mœbius qui rend compte ici d'un point de passage toujours possible.

Ces deux formes de contrainte nous amènent aussi à évoquer les deux formes d'arbitraire: il est de l'arbitraire du signe, nous le savons au moins depuis Saussure, il est aussi de l'arbitraire — Lacan le rappelle — de la Loi, de la jouissance et du désir. Pourtant, la Loi qui serait énoncée en se soutenant du seul bon plaisir de celui qui l'énonce, peut faire basculer le sujet dans le registre de la contrainte née de la terreur, sinon du terrorisme.

Le rappel de ces quelques considérations n'est pas étranger à l'éthique même de la psychanalyse. Aussi n'est-il ni fortuit ni circonstanciel. Il représente une tentative de délimiter quelque peu le champ de notre réflexion, car il serait mortel d'oublier que dans l'ordre du social, l'arbitraire et la contrainte relèvent constamment de ce qui préside au procès de désubjectivation.

Aussi, paraphrasant d'Alembert, il me semble opportun de dire que ni le respect, ni la reconnaissance, et encore moins l'autorité, ne doivent contraindre quiconque à ces déliaisons, à ces coupures dans la bande de Mœbius, qui en transposant l'arbitraire et la contrainte interne dans le champ du social, ou dans l'espace de la cure ou des associations qui organisent les analystes, interdisent de parole le sujet au nom d'une jouissance meurtrière née d'une confusion des niveaux et d'une atteinte du mémorable. Car, je le rappelle, l'arbitraire social n'est pas plus mythique que mémorable; il relève de la réminiscence et de la destruction.

La contrainte du droit: Un horizon dépassable?

Guy Casadamont

Appréhender le droit, cette invention romaine, sous la catégorie de la contrainte a d'emblée des allures d'évidence, et ce à plus d'un titre. Mais avant d'illustrer cette évidence, il importe de rappeler que le droit est *un champ relationnel* non pas illimité — le droit réserve le non-droit — mais immense. Cette immensité du droit tient à l'existence de la pluralité de droits, la division majeure étant celle du droit public et du droit privé, l'un et l'autre étant subdivisés en de multiples branches. Ainsi, droit constitutionnel, droit administratif, droit fiscal, droit pénal, pour le droit public, où la figure de l'État est prévalante; droit civil, droit commercial, droit du travail, pour le droit privé, lequel régit les relations patrimoniales et extra-patrimoniales entre particuliers; pour n'évoquer que le droit interne, prenons un premier appui à partir de la sociologie.

A la fin du siècle précédent, Émile Durkheim donnait les faits sociaux comme domaine propre de la sociologie. Qu'est-ce qu'un fait social dans la sociologie durkheimienne? Réponse en forme de proposition: «Un fait social se reconnaît au pouvoir de coercition extrême qu'il exerce ou est susceptible d'exercer sur les individus; et la présence de ce pouvoir se reconnaît à son tour soit à l'existence de quelque sanction déterminée, soit à la résistance que le fait oppose à toute entreprise individuelle qui tente à lui faire violence»[1]. La *contrainte* — c'est le mot de Durkheim — est à constater quand elle se traduit au dehors par quelque réaction directe de la société. Réponse en forme de définition: «*Est fait social toute manière de faire, fixée ou non, susceptible d'exercer sur l'individu une contrainte extérieure*»[2]. Le droit est le premier exemple que donne Durkheim d'un fait

[1] Durkheim E, *Les règles de la méthode sociologique* (1895), Quadrige/P.U.F., Paris, 1981, p. 11.

[2] Durkheim E, *Les règles de la méthode sociologique*, *op.cit.*, p. 14.

social. Les faits juridiques sont à compter parmi les faits sociaux. Quatre décennies plus tard, un juriste autrichien, Hans Kelsen, soutiendra que *le droit est un ordre social basé sur la contrainte*. Le droit est une technique sociale pour amener les hommes à se conduire d'une manière déterminée. Le trait caractéristique de la méthode juridique «est qu'un acte de contrainte sanctionne la conduite contraire à celle qui est désirée»[3]. Ainsi, «la conduite qui est la condition de la sanction se trouve ainsi interdite, tandis que la conduite permettant d'éviter la sanction est prescrite»[4]. Dans la perspective kelsenienne, pour qu'une norme appartienne au domaine du droit, il faut donc qu'elle définisse la condition qui est la condition d'une sanction et qu'elle détermine cette sanction. Par exemple, celui qui n'accomplit pas son service militaire doit être condamné à une peine d'emprisonnement, c'est l'exemple même que donne Kelsen. La norme juridique est alors complète; en langage kelsenien est norme *primaire* celle qui proscrit une conduite, est norme *secondaire* la conduite prescrite.

De ce double rappel concordant, durkheimien et kelsenien, peut-il se déduire que le droit soit à réduire à une immense contrainte, par corps? Comment ne pas songer ici à la contrainte par corps, mesure judiciaire d'incarcération pour dettes, qui, abolie en matière civile et commerciale par une loi du 22 juillet 1867, n'est plus aujourd'hui qu'une mesure judiciaire d'exécution des condamnations pécuniaires prononcées au profit du Trésor public, mesure dont le régime juridique est fixé aux articles 749 et suivants du Code de procédure pénale. Ce en quoi le droit actuel de la contrainte par corps renoue avec l'adage du droit français selon lequel «toutes dettes du Roi sont payables par corps». Au-delà de la mesure ponctuelle de la contrainte par corps, le droit, s'il ne veut pas rester lettre morte, pose expressément la nécessité d'un recours à la force publique.

Ainsi, le droit public, par la loi constitutionnelle, lie la garantie des droits à l'existence d'une force publique. L'article 12 de la Déclaration des droits de l'homme et du citoyen du 26 août 1789 à laquelle renvoie expressément le Préambule de la Constitution, le proclame: «La garantie des droits de l'homme et du citoyen nécessite une force publique: cette force est donc instituée pour l'avantage de tous et non pour l'utilité

---

[3] Kelsen H, *Théorie pure du droit* (1934), adaptée de l'allemand par H. Thévenaz (1953), 2e éd. Suivi de *L'Influence de Kelsen sur les théories du droit dans l'Europe francophone*, par M. van de Kerchove, Ed. de la Baconnière, Neuchâtel, 1988, p. 72.

[4] Kelsen H, *Théorie pure du droit*, *op.cit.*, p. 75.

particulière de ceux auxquels elle est confiée.» La force publique est force armée; au sens large, elle est celle des gens d'armes.

Sans doute, juristes, mais aussi historiens ou philosophes ont pu contester que la contrainte soit le critère de la juridicité. Ainsi, un juriste ouvert à la sociologie, Jean Carbonnier, a mis en avant le critère de la *mise en question*. Ce serait alors la possibilité d'une mise en question organisée de la règle de droit qui caractériserait le mieux celle-ci; l'institution du procès étant le lieu et la forme par lesquels le droit pourrait être contesté: «Contestation de quoi? Non pas du droit lui-même en tant que règle, mais de l'application de la règle au cas présent»[5]. Un historien du droit ouvert à la philosophie, Michel Villey, enseignait que le discours juridique a pour fonction de dire ce qui est à chacun, d'indiquer la part qui revient à chacun. «Le droit n'est pas une morale; il *répartit* des intérêts»[6]. Le même écrira: «La justice ne va pas sans le glaive»[7]. Un philosophe ouvert au droit, François Ewald, en référence aux *Politiques* d'Aristote, a soutenu que dans l'expérience juridique occidentale, le droit est le nom que l'on donne à une pratique sociale: «L'art de produire des jugements doués d'objectivité.» Technique, le droit est une expérience intersubjective du jugement[8].

Si ces trois brèves excursions hors du critère de la contrainte assurément déplacent le sens de celle-ci, constatons qu'elles ne sont pas de nature à annuler sa force. Déployons donc la force de cette contrainte en droit public et en droit privé. S'agissant de droit public, nous retiendrons une illustration de droit pénal et de droit fiscal. On le sait, depuis l'abolition de la peine de mort, la peine la plus lourde est la peine la plus longue: la réclusion criminelle à perpétuité. La peine d'incarcération, celle que Lacan nommait justement «la contrainte des quatre murs», reste l'incarcération malgré le travail têtu de celles et ceux qui y portent leur souci de l'autre, pour exprimer les choses en termes lévinassiens. Sur la contrainte carcérale, le peintre André Masson ne se trompait pas, en commentant les «*Carceri*» de Piranese (1745) en ces termes: «Prisons métaphysiques, escaliers du vertige, ce monde est fermé; il n'y aura pas

---

5 Carbonnier J, *Sociologie juridique*, Armand Colin, Paris, 1972, p. 135.

6 Villey M, «De l'indicatif dans le droit», *Archives de philosophie du droit*, n° 19, 1974, p. 44.

7 Villey M, *Philosophie du droit, II les moyens du droit* (1980), Dalloz, Paris, 1984, p.198.

8 Ewald F, «Droit et histoire», in *Droit, Nature, Histoire*, «Michel Villey, philosophe du droit», Presses Universitaires d'Aix-Marseille, 1985, pp. 135 et 137.

d'évasion. Roues, chevalets, cordages à l'infini ne sont destinés qu'aux «tortures par l'Espérance»[9]. Michel Foucault replacera la naissance de la prison dans la formation plus large d'une société disciplinaire. De la discipline, il donnera cette définition fulgurante: «La discipline est une anatomie politique du détail»[10]. S'appliquant sur le corps, la contrainte carcérale est une microphysique du pouvoir.

En droit fiscal, la contrainte était naguère précisément la décision administrative préalable aux poursuites pour le recouvrement des impôts directs, par laquelle le comptable du Trésor public enjoignait au contribuable de se libérer de sa dette à bref délai, en application des dispositions du Livre des procédures fiscales. «Légèreté» du droit fiscal dont, avec humour, Freud disait avoir reçu, enfin, la première reconnaissance officielle de son œuvre...

S'agissant du droit privé, le droit civil des obligations, qu'elles soient d'origine contractuelle ou délictuelle, s'appuie pour son effectivité, sur les procédures civiles d'exécution, lesquelles ont fait l'objet d'une réforme par une loi du 9 juillet 1991. Son article 1er dispose: «Tout créancier peut, dans les conditions prévues par la loi, contraindre son débiteur défaillant à exécuter ses obligations à son égard.» L'article 2 précise encore que «le créancier muni d'un titre exécutoire constatant une créance liquide et exigible peut en poursuivre l'exécution forcée sur les biens de son débiteur dans les conditions propres à chaque mesure d'exécution.» On le voit, dans le droit des obligations entre particuliers, droit privé s'il en est, entre créanciers et débiteurs la figure de l'État n'est pas absente, le Procureur de la République ayant légalement vocation à veiller à l'exécution des jugements et autres titres exécutoires, c'est le *concours de la force publique*. De par la loi, l'État est tenu d'y prêter son concours, son refus ouvrirait droit à réparation.

De cette brève évocation de la force publique en droit public et en droit privé, se dégage selon nous, que ce qui est propre au droit, c'est de confronter un justiciable au risque de comparaître devant ce personnage qu'est le juge, investi de l'autorité de trancher, de par la loi de l'État, en dernier ressort et sur fond de contrainte. Une décision juridictionnelle tombe, tranchante; les voies de recours épuisées, elle a statut de décision définitive. Le débat alors se clôt. On ne recommencera pas. *Non bis in idem.* Sans doute, contre cette clôture définitive des débats, contre ce

---

9 Masson A, *Le plaisir de peindre*, La Diane Française, Nice, 1950, p. 27.

10 Foucault M, *Surveiller et punir, Naissance de la prison*, Gallimard, Paris, 1975, p.141.

silence définitivement imposé, un philosophe sensible à ce qu'il nomme le *différend*, lequel n'est précisément pas matière à procès, ferait valoir que «phraser est sans fin»[11].

Contrainte encore que celle de l'arrêt de la Cour d'appel de Paris confirmant la qualification pénale retenue par le tribunal correctionnel dans cette affaire sans précédent, des patients hémophiles transfusés d'un sang contaminé par le virus du sida[12]. La lecture de ces deux décisions laisse sidéré non seulement quant aux faits eux-mêmes, mais aussi quant au texte de loi retenu. En effet, sont retenus les articles 1 et 2 de la loi du 1er août 1905 sur les fraudes et falsifications en matière de produits ou de services. Le tribunal correctionnel déclare: «La tromperie a porté à l'évidence sur les qualités substantielles de la fourniture: produit thérapeutique et non pas éventuellement mortel dans des proportions inacceptables même à l'époque; produit dont il convenait d'éliminer les agents infectieux alors connus selon les techniques avérées au moment de la prévention ou de les remplacer par des produits sains parfaitement disponibles sur le marché.» Et non pas *éventuellement* mortel? Comment une juridiction pénale peut-elle faire une telle déclaration? Plus loin, le même tribunal poursuit: «a) Les prévenus avaient tous deux, à un degré équivalent, personnellement conscience du caractère gravement contaminant des produits distribués par le CNTS, et ce dès avant la période de prévention. b) Par leur silence, leur réticence à informer et même leurs manœuvres au sens de comportements et attitudes, ils ont avec persévérance poursuivi un but: induire les hémophiles en erreur, "les tromper" jusqu'à "épuisement des stocks".» Est cependant retenue la qualification pénale de tromperie sur les qualités substantielles de la marchandise, simple délit, la peine d'emprisonnement de deux ans pouvant être portée au double si le délit a eu «pour conséquence de rendre l'utilisation de la marchandise dangereuse pour la santé de l'homme ou de l'animal» (Art. 2-1° de la loi). On se croirait en présence de l'administration de «substances qui, sans être de nature à donner la mort, sont nuisibles à la santé», pour reprendre ici les termes mêmes de l'article 318 du Code pénal, délit d'administration de substances nuisibles à la santé, ce délit, d'ailleurs écarté, étant juridiquement le diminutif du crime d'empoisonnement. Le tribunal correctionnel n'a-t-il pas

---

11 Lyotard Jean-François, *Le différend*, Minuit, Paris, 1983, p. 25 n°13 et p. 27 n° 17.

12 Jugement du 23 octobre 1992 rendu par la 16e Chambre correctionnelle du TGI de Paris, *Le Monde*, 25-26 octobre 1992, p. 9, et C.A. Paris, 13e Chambre, 13 juillet 1993, *Droit pénal*, 1994, Comm. 12.

précisé que les deux médecins poursuivis avaient «envisagé comme possible le résultat dommageable effectivement obtenu, et accepté pour autrui un risque conséquent de mort».

Lorsqu'un sang transfusé parce que sain, est devenu un sang contaminé d'un virus mortel, c'est-à-dire un sang *empoisonné*, ne sommes-nous pas placés devant ce qu'un article du Code pénal nomme «l'effet de substances qui peuvent donner la mort plus ou moins promptement, de quelques manières que ces substances aient été employées ou administrées et quelles qu'en aient été les suites»? Ce sont là les termes mêmes de l'article 301 du Code pénal relatif au crime d'empoisonnement. Crime à ce point particulier que le législateur l'a détaché des crimes de meurtre et d'assassinat. Sans doute parce que ce crime est le seul dont l'auteur ne soit pas l'agent. Sur cette scène criminelle, l'auteur quasiment dès l'origine s'absente, pour laisser une substance, *invisible*, s'activer agençant la mort; le poison, agent secret mortifère.

Donc, crime occulte, crime indirect, crime souvent différé, crime parfois incertain, pour ces raisons, l'empoisonnement est encore une incrimination spéciale[13], en ce que l'intention qui y est juridiquement requise est paradoxalement, non pas l'intention de tuer, mais seulement l'intention d'empoisonner. C'est un cas de ce que les juristes nomment un *dol éventuel*, c'est-à-dire un *risque* délibérément pris à l'encontre d'autrui, ici «en fonction de considérations économiques étrangères à l'intérêt et la santé des hémophiles comme en témoigne son souci de poursuivre ces sessions «jusqu'à l'épuisement des stocks», précise encore la Cour d'Appel de Paris, visant l'un des médecins impliqué. Le dol éventuel est constitué alors même que son auteur n'aurait pas voulu causer le dommage qui résulte de cette prise de risque à l'encontre d'autrui; c'est sa définition même. Dol éventuel donc ici d'une extraordinaire violence au point qu'elle nous laisse sidéré et non un «dol certain» qui exigerait la preuve d'une intention de tuer. La doctrine pénaliste est rare à soutenir que l'intention dans l'empoisonnement n'est autre que l'intention «de mettre en danger de mort par poison, d'attenter à la vie»[14]; attenter signifiant tenter et non atteindre. L'intention d'empoisonner c'est/sait administrer ou faire administrer une substance

---

[13] Prothais Alain, «Plaidoyer pour le maintien de l'incrimination spéciale de l'empoisonnement», *D.*, 1982, Chr. 107-110. Nous soutiendrons que l'empoisonnement, cet attentat homicide, n'est pas *juridiquement* un meurtre.

[14] En ce sens, la Note d'Alain Prothais sous T.G.I. Mulhouse, 6 février 1992, *D.*, 1992, 301.

mortifère, en connaissance de cause. Ces deux décisions de justice relèvent d'une dénégation de la notion de dol éventuel en matière d'empoisonnement[15]. Et si dans cette affaire le droit était obstacle à déterminer ce dont il s'agit? Contrainte à ne pas élaborer. Alors, un enfant qui ne serait pas encombré d'études de droit, poserait peut-être, pour y voir clair, la question ainsi: «Dites, Docteur, est-ce que c'est vrai que vous saviez?»

Dans un ordonnancement juridique hautement différencié, la contrainte du droit connaît des différences de degré, qui éclatent aux extrêmes. La ligne de partage la plus visible, est celle qui distingue l'ordre de la responsabilité civile de l'ordre de la responsabilité pénale. La responsabilité civile obéit à une logique de la réparation intégrale du préjudice causé, la réparation donnant lieu à des sanctions civiles, le plus souvent à l'allocation judiciaire de dommages et intérêts. La responsabilité pénale obéit à une logique de la punition, l'échelle des peines allant de la réclusion criminelle à perpétuité au montant de l'amende encourue pour les contraventions de police de la première classe, de trente à deux cent cinquante francs inclusivement (art. R. 25. 1e C.p.).

Dans l'histoire du droit, il arrive qu'un même fait opère un passage de la responsabilité pénale à la seule responsabilité civile. C'est le cas du délit pénal d'adultère dépénalisé par la loi civile du 11 juillet 1975 portant réforme du divorce. L'adultère reste une faute civile, violation d'un devoir de mariage, soit la violation du devoir de fidélité (art. 212 du Code civil), il peut donc venir nourrir un divorce pour faute (art. 242 du Code civil). N'étant plus un délit pénal, l'adultère ne peut plus être prouvé par constat dressé par un officier de police judiciaire, mais restant un délit civil, il peut faire l'objet d'un constat par l'huissier de justice commis, sur requête de l'époux, par le Président du Tribunal de Grande Instance[16]. Contrainte toujours possible, d'où la loi pénale s'est désormais absentée.

D'une contrainte l'autre, encore. L'une des tendances actuelles du droit français est d'élargir les possibilités de substitution de réparation là où la punition est encore la référence potentielle. Cette tendance a fait l'objet d'une décisive consécration légale. Le nouvel article 41 du Code de procédure

---

[15] Se prononce pour la qualification d'empoisonnement, Pierrette Poncela, «Du bon usage du droit pénal», *Rev. trim. de la Cour d'Appel de Versailles*, n° 30, 1993, pp. 117-125. *Contra*, Michel Danti-Juan, «L'affaire du sang contaminé devant la Haute Cour: les vrais problèmes restent à résoudre», *Dr. pénal*, 1993, Chr. 5.

[16] Cornu Gérard, *Droit civil, La famille*, Montchrestien, 2e éd., Paris, 1991, p. 460, n°360.2°.

pénale permet désormais au Procureur de la République, autorité de poursuite, de recourir à une *médiation*, et non pas à l'action pénale, avec l'accord des parties, «s'il lui apparaît qu'une telle mesure est susceptible d'assurer la réparation du dommage causé à la victime, de mettre fin au trouble résultant de l'infraction et de contribuer au reclassement de l'auteur de l'infraction». Disposition légale nouvelle à appréciation judiciaire, c'est un autre exemple de dispositif de *moindre-contrainte*, comparé à une ligne pénale dure.

Il arrive qu'un poète fasse confidence de sa délinquance: «Il m'arrive trop souvent d'être impliqué dans des procès. Je fais des dettes, je me bats au couteau, je fais violence à des enfants, je n'y peux rien, je n'arrive pas à me pénétrer de l'esprit des Lois», écrit Henri Michaux[17]. Ailleurs, l'écrivain nous livre l'une des clefs par lesquelles un sujet peut se libérer de la transgression délinquante et de ses implications judiciaires: «Le rire fait abandonner des positions de trop de contrainte»[18]. Rire libérateur en effet, position tierce, le rire n'est ni parole ni silence, mais peut-être curieusement un implicite de la parole et un écho au silence, sans doute déploiement phallique déjouant l'emprise de la pulsion de mort. Le rire, levée du refoulement, rapproche le sujet non pas de la transgression en sa répétition, mais de la novation en sa subversion, loin des commodités. C'est dans le séminaire sur *L'Éthique de la psychanalyse* que Lacan remarque: «Il est plus commode de subir l'interdit que d'encourir la castration»[19]. Illustrons: L'article 215 du Code civil dispose: «Les époux s'obligent mutuellement à une communauté de vie.» Cet article est la base légale du devoir de cohabitation dont le refus est constitutif d'une faute civile, atteinte au lien conjugal susceptible d'engager la responsabilité civile du conjoint défaillant. Contraindre, c'est *cum stringere*, serrer avec. Conjoindre, c'est *cum jungere*, porter le joug avec. «Foule à deux» écrit Freud à propos de l'hypnose[20]. Si un homme et une femme se laissent prendre au *con-joug*, ils rendent réel cette définition du couplage: une foule à deux. Attelage. Il est plus commode, en effet, de subir et s'en plaindre, l'interdit (de la loi civile voire de la loi pénale) que d'entrer dans l'espace souple et rigoureux de la castration symbolique.

---

[17] Michaux H, *La nuit remue*, Gallimard, Paris, 1967, p. 16.

[18] Michaux H, *Connaissance par les gouffres*, Gallimard, Paris, 1967, p. 24.

[19] Lacan J (1959-1960), Le Séminaire, *L'Ethique de la psychanalyse*, livre VII. Texte établi par J.-A. Miller, Le Seuil, Paris, 1986, p. 354.

[20] Freud S (1921), «Psychologie des foules et analyse du moi», trad. fr. P. Cotet et alii, in Freud S, *Essais de psychanalyse*, Payot, Paris, 1981, pp. 180 et 196.

S'agissant des rapports entre Loi symbolique et loi juridique, il peut bien arriver qu'elles se rejoignent. La loi civile rejoint la Loi symbolique, lorsque l'article 9 du Code civil dispose: «Chacun a droit au respect de sa vie privée.» La loi pénale rejoint la Loi symbolique, lorsque l'article 295 du Code pénal incrimine le meurtre. De la Loi symbolique aux lois juridiques, le rapport n'est cependant pas d'identité. Nous proposons de qualifier d'*hétérotélique*[21] le rapport des lois à la Loi. Par ce qualificatif, nous voulons souligner l'hétérogénéité irréductible entre la finalité idéelle du discours analytique au discours juridique, du procès analytique au procès juridique et plus encore judiciaire.

Épinglons cette hétérotélie de quelques point(e)s. La plainte déposée par un justiciable auprès d'une juridiction n'est pas la plainte adressée par un analysant à un analyste. A bien des égards, l'analysant n'est plus un plaignant et n'a en tout cas pas vocation à le devenir.

La scène analytique, *scène sans théâtre*, ne souffre pas la présence d'une tierce personne; le théâtre judiciaire, puisque c'en est un, non seulement appelle ce personnage tiers qu'est le juge, mais encore le peuple Souverain représenté par le public présent à la salle d'audience; pour ne rien dire du représentant du Ministère public requérant l'application de la loi.

La relation analytique, rapport de parole, relève d'un pacte et non d'un contrat, lequel acte et lien juridiques appelle la figure du juge pour connaître du litige qui viendrait à survenir entre les parties. L'adage romain *Pacta sunt servanda* nous réfère au respect de la paix et non du contrat. Si la paix peut être pensée comme perpétuelle dans son projet, le pacte analytique ne souffre pas l'engagement à perpétuité.

Otobiographie ou pas, pour reprendre ici ce syntagme forgé d'un philosophe[22], l'écoute analytique n'est pas l'écoute judiciaire; le lieu privé où le silence de l'analyste vaut accueil voire réponse au dire de l'analysant n'est pas le lieu public où dans son silence le juge peut retenir une explication du justiciable, contre lui.

La parole de l'analyste dans le mi-dire de la vérité n'est pas la parole pleine du juge en place de dire le droit, *juris dictio*, *de plano*.

---

[21] Monnerot Jules, *Les lois du tragique*, P.U.F., Paris, 1969, p. 5.

[22] Derrida Jacques, *Otobiographies, L'enseignement de Nietzsche et la politique du nom propre*, Galilée, Paris, 1984.

L'impatience de la temporalité du droit prise dans les heurts entre demandeur et défendeur à l'action n'est pas la patience de la temporalité analytique, travail au long cours.

D'un procès judiciaire et d'un procès analytique, l'attendu n'est pas du même ordre. Côté droit, trop souvent, l'attendu est de condamnation, là où côté analyse, l'attendu appelle l'inattendu.

Au terme de ces lignes, nous espérons avoir suffisamment souligné que la contrainte est inséparable d'une rencontre d'avec le champ juridique, quelque importance qu'on accorde à celle-ci, et quelque nécessaire attention que l'on porte à son extrême différenciation. Aussi, la contrainte du droit, en tant qu'elle tient au champ des relations sociales, ne nous paraît pas dépassable, même si ses modalités se transforment. Cependant, si la contrainte du droit ne nous paraît pas socialement dépassable, elle l'est pourtant *subjectivement*. C'est même ce que veut dire renoncer à la transgression, à ses heurts et malheurs, pour s'ouvrir à une possible *subversion* au champ de l'Autre. Cela, un juriste, parmi les plus grands, l'écrivait à sa façon en pointant que si salutaire que soit le droit pour empêcher les sociétés de courir à leur dissolution, il n'était pas pour autant illégitime «de s'en distancier, si on le peut, en s'abstenant de ses lois, de ses tribunaux, de sa force exécutoire»[23]. En effet, si on le peut... La contrainte du droit n'échappe donc pas à un possible dépassement, pour qui peut habiter un désir articulé à la Loi. Non plus la particularité d'un sujet de droit d'abord asservi aux lois, mais la singularité d'un sujet, assujetti à la Loi, celle qui creuse un abîme d'avec le droit, de n'être pas écrite. Cet assujettissement à la Loi symbolique est assomption d'une rencontre de la castration symbolique. L'on se souvient des termes par lesquels Lacan met un point d'orgue à «Subversion du sujet et dialectique du désir dans l'inconscient freudien» (1960)[24]. «La castration veut dire qu'il faut que la jouissance soit refusée; pour qu'elle puisse être atteinte sur l'échelle inversée de la Loi du désir.» Subversion inscrite au champ de l'Autre.

---

[23] Carbonnier J, «Il y a plus d'une définition dans la maison du droit», *Droits*, n°11, 1990, p. 9.

[24] In Lacan J, *Ecrits*, Le Seuil, Paris, 1966, p. 827.

La contrainte externe

Alain Deniau

Dès l'origine de sa réflexion sur le fonctionnement psychique, Freud affronte la question qui ne cessera pas de le travailler: pourquoi l'homme n'est-il pas halluciné en permanence? Il faut qu'un principe, de force égale, contrarie cette tendance. Il y a une nécessité dialectique à l'existence de ce principe. Dès *L'Esquisse*, dès la *Lettre 52*, on en voit poindre l'exigence. L'ensemble des lois de la Nature[1], le besoin de la vie[2], la contrainte externe dans le collectif[3], l'expression d'une pression de la culture[4] sont les formes successives de cette nécessité.

La clinique psychiatrique rencontre ceux pour qui cette exigence logique n'a pas ouvert ce qui sépare l'un de l'autre. Si la vie commence par une hallucination primaire, ce temps inaugural tend à se réduire à la trace d'un sillon. La cure analytique en instaurant une contrainte ensemence la fécondité de cette trace, car en s'instituant elle se donne elle-même comme réalité et donc comme butée à l'expansion retrouvée de «l'halluciné», de l'imaginaire.

Les psychiatres, en particulier dans le service public, sont amenés à «parcourir un chemin avec»[5] le psychotique pour le rencontrer dans des espaces qui suscitent l'horreur pour ceux qui ont pu refouler cette trace. L'espace du processus primaire où se joue l'acmé de la psychose peut-il être limité par une construction? Dans cette partie qui se joue à trois, la société, le thérapeute et le patient fou, le pari est de faire tenir un

---

[1] Freud S, «La sexualité dans l'étiologie des névroses» (1898), in *Œuvres complètes* III, p. 232.

[2] *Not des Lebens*, cité par J. Lacan, Le Séminaire Livre VII, *L'Ethique de la psychanalyse*, Le Seuil, Paris, 1986, p. 58.

[3] Freud S, «Psychologie des masses» (1921), in *Œuvres complètes* XVI, P.U.F., Paris, 1991, pp. 31 et 64.

[4] Freud S, «Court abrégé de la psychanalyse» (1923), in *Œuvres complètes* XVI, P.U.F., Paris, 1991, p. 351.

[5] Lacan J, «La direction de la cure», in *Ecrits*, Le Seuil, Paris, p. 596.

montage qui entraîne non pas la persuasion ou la conviction mais un effet sur chacun des trois, en délimitant des espaces où le corps social et le corps de langage tiennent l'écart minimal qui décale de l'aliénation. Ce montage a un effet d'interprétation qui *dure*, comme la qualité existentielle d'une chose est de durer.

Cette construction théorique peut être appelée idéologique puisqu'elle construit un niveau de résistance collectivement acceptable face à l'expansion du Réel de la folie. Ce cadre correspond au moment par lequel l'abstraction de la théorie s'engage dans la vie du collectif. Le collectif est vivant, comme un sujet. Il réagit et agit une certaine pratique à l'égard de cette folie particulière au nom d'une éthique. Sa conception implicite de la psychose sait en repérer la dynamique car il perçoit au-delà des manifestations cliniques inquiétantes, l'existence d'un «foyer» à l'œuvre, le Réel, impossible à penser. Faire partager ce montage à un groupe collectivement traversé par l'effet sur soi de la folie de l'autre revient à exiger de lui qu'il reconnaisse en ce fou, un *autre* constitué, comme soi-même, par l'exigence de la parole. Praticien de cette jonction entre la poussée-à-l'acte, la défense sociale et l'idéologie, nous allons tenter de montrer que cette chimère, qui produit un *efficace clinique*, n'existe que si plusieurs y croient. La pratique de cette croyance commune, comme les Romains et les Grecs croyaient en leurs dieux pour maintenir le lien social dans la cité, a pour but de constituer une foi qui donne corps-de-réalité au patient psychotique, dans l'acmé de sa jouissance hors-corps.

Il s'agit de questionner un fait clinique: ce qui était jusqu'alors envahissant, cesse. Les témoins pourront dire, «pendant ce temps-là, il n'a jamais été aussi bien». Qu'est-ce qui fait silence dans le tohu-bohu? En entendant cette phrase banale, je me souviens d'un schizophrène qui me disait: «J'ai maintenant des hallucinations la nuit, alors que d'habitude, je dors tranquille. Mais je n'ai pas d'hallucinations, dans cette pièce, quand je vous parle.» Je le recevais alors depuis plusieurs semaines, le cadre des séances était très bien établi. Par cette phrase, il noue le lieu, le rythme et la parole adressée. La contrainte du cadre que nous partageons a fait venir les oppositions signifiantes qui ont mis l'angoisse à distance; le silence s'oppose au bruit hallucinatoire. Si j'avais laissé jouer mon arbitraire, non seulement il aurait pris une position symétrique de retrait, mais surtout la résonance de son corps ne serait plus délimitée; le cadre est ici la contrainte qui permet la parole.

Est-ce par un effet «psy» dans la société ou par un retour de l'idéologie humanitaire, que s'accentuent dans les textes légaux les intentions contradictoires que sont d'une part la défense de la société et de l'autre la proposition d'un choix, d'un «consentement éclairé», ouvrant l'espoir d'une position subjective? Ainsi les textes auxquels sont confrontés les «psy», quoique d'adresse collective, laissent la place, au cas par cas, à une démarche subjectivante et individualisée. Cette tendance pourrait aussi être entendue comme une démarche de la Société de se défausser vers les «psy» de ce qui sinon serait coercition pure. Les textes régissant la maladie mentale, la toxicomanie, la protection de l'enfance et les injonctions thérapeutiques particulièrement aux pervers portent cette double orientation. Qu'est-ce qui traverse la société pour que aujourd'hui, dans la jouissance de la coercition, elle introduise la contrainte consentie? L'idéologie des droits individuels aurait-elle assez de consistance pour lever des butées interstitielles dans le flux de la jouissance sécuritaire?

Chacun de ces textes déplace la répression massive, en forme de tout ou rien, en une contrainte qui demande à celui qui s'y soumet de contribuer à sa levée, par les preuves de son changement subjectif. Ainsi la loi du 27 juin 1990, concernant les malades mentaux, suspend leur liberté individuelle. C'est une suspension qui doit être justifiée et expliquée au patient, à la différence de la loi de 1838 ou de l'article 64 de l'ancien Code Pénal. Ces textes maintenant périmés induisaient une forclusion: la cause de la situation était déniée. La compréhension de «l'aliéné» ne pouvait être sollicitée.

Une suspension de la liberté ou une irresponsabilité partielle appellent la reconstruction d'une temporalité: il y a un temps délimité qui permet de repérer l'instant d'excès où l'acte est venu effacer, par la violence agie ou l'excès de délire, ce qui lui était devenu insupportable. Le travail d'élaboration se fera donc à partir de ce point d'excès que la loi a stigmatisé. Le patient n'est plus «hors temps». La loi prend sa valeur signifiante et symbolisante d'être incarnée par une succession de personnages qui peuvent être interpellés, comme des personnes, par celui qui est soumis à cette «élaboration psychique contrainte». Chef de service, directeur de la DDASS, Préfet, Procureur, etc., il faut qu'ils tiennent leur place, *comme limite du cadre*, pour que l'élaboration psychique puisse se faire dans la parole avec le psychothérapeute ou l'analyste qui, lui, n'a pas à intervenir pour modifier le cadre imposé. Le recours au passage à l'acte signifie que l'excès d'angoisse a fait échouer l'élaboration psychotique par le délire ou les défenses.

Cette angoisse massive cède *peu à peu* pendant le temps de cette contrainte, comme elle avait cédé au moment de l'acte résolutif. Cette angoisse, qu'on pourrait aussi appeler effroi, pousse à l'instabilité motrice. Elle ne cède pas en situation de contrainte imposée par l'effet symbolisant de la création d'un espace où la parole est attendue, mais par l'apaisement de quelque chose de plus fondamental qui rend possible la venue des mots. Le jeune schizophrène de tout à l'heure faisait part d'une opposition signifiante entre le jour, la pièce où il me parle et la nuit où, seul, il est parlé.

Notre imaginaire, projectif de notre propre existence, ne permet que nous ne nous représentions qu'une angoisse représentable. Il ne nous permet pas de nous construire une représentation de l'effacement des signifiants fondamentaux. Encore dans l'effet de son acte sur son corps, le patient psychotique est alors réellement dans ce «trou bordé par un trou» dont parle Jacques Lacan. Face à l'envahissement psychotique en acte, il faut instituer un cadre à partir de la réalité que la loi a imposée. Ce cadre indique le lieu où se met en ordre une série signifiante: qui devient réalité du fait de durer. Ce que l'on nomme trop facilement «lieu contenant» est bien plutôt le dispositif qui permet la triangulation entre le *cadre incarné* et ce que fait venir le transfert avec le *thérapeute* du fait de la mise en jeu de la parole.

Il est donc nécessaire que chacun joue sa partie à la place où le dispositif l'exige de lui: le thérapeute est celui qui *croit* à l'exigence de la pulsion de parler et à l'effet de la parole, alors que l'autre, pour être à la fonction symbolisante, doit rester à la place où il incarne une permanence, c'est-à-dire ici la possibilité que soit retrouvé un ordre. Sa fonction est de nommer la réalité de la contrainte et de l'acte. Cet autre, de croire à l'exigence de sa fonction, institue l'espace symbolique délimitant un Réel que la parole avec le thérapeute peut élaborer.

Ce dispositif est fragile et conduit souvent aux ratages entendus seulement dans l'après-coup. Les ratages sont toujours liés à un manque de croyance en leur fonction de ceux qui, quoique incarnant le cadre, font entendre un «je ne suis pas celui en qui vous croyez». Cette chute est souvent provoquée par un sentiment de compassion humanitaire, sous le signe du désir du Bien. La reprise de l'angoisse, de l'acte destructeur, contre soi-même ou le social, signe que «la Chose» est à nouveau escamotée. Le tohu-bohu revient. Je pense que cette mise en ordre vient de l'effet de silence lié à la retrouvaille de l'objet premier, la «Chose», *das Ding*. La particularité de la psychose serait ainsi que l'absence d'advenue de cette chose première, moteur de l'appel vers le trait d'identification de l'objet, a un effet de trou qui appelle tous les signes pour en faire des objets bruyants et fuyants: le bruit de fond ne peut cesser. C'est à partir *du silence venu de la Chose retrouvée que peut s'établir l'ordre de la réalité des choses qui durent.* Le cadre incarné crée une contrainte parce qu'il est le *représentant d'une représentation première.* La stabilité de cette *Vorstellungs-repräsentanz* donne forme à la réalité, qui dès lors commence à durer. Mais il faut du temps pour que la certitude sur la stabilité de l'autre soit acquise et que l'apaisement, le silence lié à la chose maternelle retrouvée s'ancre dans le corps. Ainsi se remet en ordre un temps logique: la contrainte externe permet que *l'instant de voir,* cause immédiate du déclenchement psychotique, instant conjectural et exceptionnellement retrouvé dans le travail d'élaboration, retrouve sa place dans la séquence du temps logique, c'est-à-dire précédant le temps pour comprendre.

Qu'a donc «vu» le psychotique pour qu'il déclenche sa psychose? S'il n'avait pas «vu», s'il n'avait pas été «sensible», il eût été simplement «à côté», comme nous le sommes tous pour ce que nous ne reconnaissons pas dans l'altérité. Il n'a pas été *porté* par ce qu'il a «vu», mais qu'il a néanmoins perçu. De pas en avoir été porté, aucune réalité, aucune construction n'est venue. C'est le Réel, sans contrainte, qui l'a porté à l'hallucination, l'«hallucine».

La contrainte externe est ainsi un biface mœbien: elle est certes externe car établie par un dispositif qui n'est pas créé par le sujet, mais elle est aussi interne quand le sujet commence à s'interroger sur le sens et la raison de son instauration. Elle est alors à la place du principe de réalité, dans le statut même de ce principe qui «fonctionne en fait comme isolant le sujet de la réalité[6]». *Mais cette réalité ne vaut que par la croyance commune de ceux qui l'énoncent.* La contrainte externe joue sur le processus psychotique au même titre que la réalité des choses — la *Sachenvorstellung* — joue comme limite au processus de plaisir. Cette similitude «prothétique» s'appuie sur la formation d'une croyance, nécessaire au sujet pour que le principe de plaisir puisse être limité. Le doute de cette croyance induit l'angoisse même de déréalisation qu'évoque Freud sur l'Acropole. Ainsi cette patiente psychotique, épouse d'un schizophrène, me dit: «Heureusement qu'il y a l'ordonnance qui limite mes visites à (nom de son fils) car sinon je serais poussée,

---

[6] Lacan J, Le Séminaire Livre VII, *L'Ethique de la psychanalyse*, Le Seuil, Paris, 1986, p.59.

comme ma belle-mère, à être tout le temps anxieuse avec lui.» La pression de ce dispositif n'est-elle pas comparable à la «paranoïa dirigée» par laquelle se met en place la réalité dans la cure analytique?

Freud appelle cette pression *Not des Lebens*. C'est elle qu'il repère dès ses premiers écrits, et qu'il précise peu à peu en écrivant en 1923: «Le moteur capital du développement culturel de l'homme a été la nécessité réelle externe qui lui refusait la confortable satisfaction de ses besoins naturels et l'exposait à d'énormes dangers»[7]. Ainsi la contrainte externe, construite sur un mode artificiel, nous renvoie par son effet clinique sur le malade psychotique à une question: qu'est-ce que la réalité pour l'homme?

Les psychotiques, qu'ils soient paranoïaques ou schizophrènes, sont poussés par la pression signifiante qui leur fait signe. L'extension de cette poussée conduit à ce que quelques représentations de mots gardent un point de signifiance, dans l'excès. De limiter par une contrainte externe inscrite dans l'entrecroisement des discours cet excès, joue le rôle d'une *Vorstellungsrepräsentanz*, laissant la place, au-delà à *la Chose, das Ding*, point d'origine introduisant un blanc, un silence dans l'excès du principe de plaisir.

Lacan nous apprend en effet que «c'est par rapport à ce *das Ding* originel que se fait la première orientation, le premier choix, la première assise de l'orientation subjective»[8]. En construisant pour ces situations extrêmes une telle hypothèse de travail, on en constate les effets cliniques: le patient psychosé qui avait totalement perdu la distance à l'autre, tout entier dans l'Autre peut, depuis cet écart institué qui lui résiste et qui le tient, s'orienter. Ce cadre imposé et stable joue sa fonction: un inter-locuteur devient possible, si chacun sait supporter la tension de ce montage, de cet ersatz de «contrainte externe».

---

[7] Freud S, «Court abrégé de psychanalyse» (1923), in op.cit., p. 351.

[8] Lacan J, Séminaire Livre VII, *L'Ethique de la psychanalyse*, op.cit., p. 68.

Traverser la contrainte

Patrick Chemla

«Que font ceux qui utilisent non plus le cadre analytique, mais la loi comme cadre? Comment peuvent-ils en rendre compte?»

Peut-être commencerai-je par dire ma difficulté à me sentir concerné par un tel questionnement. Et puis j'ai accepté cette intervention comme un pari: arriverai-je à retrouver mes enjeux en traversant un sujet contraignant?

Commençons par un retournement de l'énoncé initial. J'essaie de construire un dispositif d'accueil de la Folie qui n'aurait pas le moindre enjeu en dehors de la psychanalyse. J'ai déjà évoqué par ailleurs le lieu que j'ai construit à Reims avec d'autres et qui me construit tout autant: le Centre Artaud; dispositif constitué d'une mosaïque d'institutions, distinctes et pourtant sans cesse liées par des effets de discours et de circulation de la parole. Et pourtant, mon travail s'inscrit dans un champ psychiatrique délimité par des lois, en particulier des lois d'internement qui, si elles concernent une faible minorité de patients, lestent réellement la pratique.

J'ai longtemps milité pour l'abolition de toute législation spécifique de la psychiatrie et en particulier pour l'abolition de la loi de 1838, corollaire de la destruction de l'Asile et d'un autre abord de la Folie... C'était l'époque héroïque du slogan basaglien[1] «la liberté est thérapeutique»... Slogan que j'opposerai maintenant à l'aphorisme de Lacan: «le fou c'est l'homme libre» («Petit discours aux médecins psychiatres»). La pratique m'aura conduit, à mon corps défendant, à un positionnement plus *embarrassé*.

Rappelons tout d'abord que le «grand renfermement» fort bien décrit par M. Foucault n'avait aucune velléité curative et qu'il faudra plusieurs siècles pour que Pinel et ses successeurs y fondent l'espace d'une discipline. La psychiatrie, médecine

[1] De Basaglia, psychiatre de Trieste, à l'origine de la loi italienne 131 sur la disparition des hôpitaux psychiatriques.

spéciale, faisant de la nécessité une vertu, et transformant dans une sorte de tour de passe-passe l'enfermement en isolement prétendument thérapeutique.

Il me semble qu'avec Oury et Tosquelles, un autre départ, une nouvelle donne étaient trouvés avec le pari d'une subversion par l'analyse sans que soit pour autant méconnue la part du politique, de l'Etablissement, de la contrainte extérieure.

Mon parcours m'aura fait retrouver, subjectiver ces enjeux, alors qu'à l'origine je considérais la Psychothérapie Institutionnelle comme un simple vernis sur une sordide réalité asilaire. Ce qu'elle a d'ailleurs constitué en partie dans de nombreux cas, l'autre partie, c'est la dure réalité de ce que je continue à nommer «Pratiques de la Folie».

J'évoquerai ici une pratique institutionnelle tout en précisant qu'elle n'est sans doute tenable que par mon inscription dans l'espace freudien et ma pratique de l'analyse. Mon propos sera clinique. J'évoquerai deux histoires, deux parcours fort différents mais où il s'est agi à chaque fois de se tenir à l'enseignement de la Folie.

D'abord *Clémence* dont j'ai déjà parlé[2].

Dans son cas, il s'agissait d'une demande de thérapie. Clémence se trouvait alors l'objet d'une «sortie à l'essai de Placement Volontaire», c'est-à-dire d'une sorte d'internement externe, et entraînait derrière elle toute une équipe soignante dans une course poursuite passablement érotisée. Sa demande: que cesse l'internement et qu'elle récupère sa fille, était enchâssée dans un scénario obscène où elle-même et sa fille se retrouvaient victimes de l'inceste des pères et des maris. Je suis frappé par le caractère impérieux de cette demande: je suis en quelque sorte sommé de répondre. Je tenterai alors une intervention: «n'auriez-vous pas été victime d'un inceste dans votre enfance?», qui aura le don de la stupéfier.

Elle va alors se faire interner de façon prolongée (à mon corps défendant) en provoquant les services d'urgence qu'elle sature de sa plainte. Interprétant cela comme une résistance, je décide de ne pas (l')abandonner mais de mener un travail en liaison avec le médecin, l'équipe qui la suivent à l'Hôpital Psychiatrique. Après réflexion, je vais faire circuler quelques éléments de son histoire et insister surtout sur la nécessité de maintenir une écoute. Position discutable sans doute, qui me semble prise dans un double enjeu: à la fois celui, particulier, de

---

2 Cf. texte «Constructions» in *Chimères* n° 11.

la prise en charge de Clémence, mais aussi plus généralement celui de l'institution. Sans viser en aucune manière la communication intégrale, ce qui deviendrait vite l'horreur, il s'agit de rechercher un peu de cohérence; d'éviter tout au moins le clivage entre un «bon lieu» fondé sur l'écoute — le Centre Artaud — et un autre, l'Hôpital Psychiatrique, qui se réduirait caricaturalement à sa seule fonction d'enfermement.

Après pas mal de péripéties, elle adressera un premier récit centré sur la remémoration de son enfance, au médecin qui l'écoute au fin fond de sa chambre d'isolement. Il est aussi question d'un «premier amour» qu'il lui faudra recontacter réellement: comme si elle avait besoin de (re)constituer une sorte de point de départ. Sans doute faudrait-il aussi souligner l'oubli de toute cette séquence par le médecin en question[3]. Oubli prêté par l'autre et qui semble alors constituer un point d'ombilic.

Clémence peut ensuite sortir et reprendre sa thérapie qu'elle va demander cette fois à domicile, loin du Centre d'accueil repéré comme lieu de la folie. J'accepterai mais en posant mes conditions: entretien cadré hebdomadaire avec deux personnes de l'équipe, autrement dit notre façon habituelle de procéder mais déplacée au domicile: une pratique déplacée en quelque sorte. Et là le récit va s'engager transitant d'abord par les objets de son appartement, un album de photos de famille, puis se construisant par strates successives jusqu'à un point de catastrophe (au sens métaphorique emprunté à la théorie des catastrophes de René Thom).

Il se produit alors de la part de l'assistante sociale partie prenante de la prise en charge, et ce dans un mouvement identificatoire à la patiente[4], une sorte de désaveu de l'ordonnance de justice qui la sépare de sa fille. J'apprends qu'il est question de lui permettre de revoir son enfant en transgressant donc l'interdiction pourtant explicite de la Juge. Ce qui provoque une exacerbation du délire et de l'angoisse. Dans le vif de l'action, je suis amené à désavouer le désaveu: Clémence me menace alors de suicide et j'interromps à ce point la séance. Je passerai sur le franchissement de ce cap fort difficile pour elle comme pour moi[5]. Toujours est-il que l'amélioration de Clémence est alors spectaculaire et à

---

[3] Wong Ten Chin A.

[4] Cf. textes inédits de F. Guillaume: soirée-débat de La C.R.I.E.E. (Collectif de Réflexion Institutionnelle et d'Ethique) avec C. Maillard, le 17 décembre 1990; et congrès de la S.P.C.A. (Société de Psychiatrie de Champagne-Ardennes), novembre 1992.

[5] Cf. texte «Constructions» in *Chimères*, *art.cit.*

l'approche des vacances, j'annonce un arrêt de la thérapie à domicile et je cède à sa demande de récupérer sa fille. Autrement dit, j'adresse à la Juge un certificat prenant position dans ce sens.

L'aggravation sera immédiate, tout autant spectaculaire, mise en scène cette fois dans le Centre Artaud (et non plus à l'Hôpital Psychiatrique). Retournement qui ne laissera pas de me surprendre et qui va produire lentement une levée du refoulement de mon côté, dans l'entrecroisement du cas, de ma lecture du livre d'Allouch (*Marguerite ou l'aimée de Lacan*) et de mon trajet dans l'analyse. Je remets alors en place l'interdiction de voir sa fille, toujours à mon corps défendant, mais en sachant un peu mieux pourquoi je le fais. Le certificat que j'adresse au Juge, et sans doute le travail de perlaboration de mon côté, vont provoquer un nouveau soufflage du délire qui dure depuis quatre ans.

Clémence va garder un contact régulier quoiqu'espacé avec moi ainsi qu'avec les deux autres partenaires du «trio psychothérapique», et sa psychose va se stabiliser sous la forme d'une légère érotomanie de transfert: elle veut entamer des études de droit pour protéger les enfants victimes des parents, fantasme d'être assistante sociale, infirmière, psychiatre, de travailler au Centre Artaud. Je me contente de soutenir ses projets d'études ou de travail sans pour autant accepter son embauche...

Que dire de cette longue histoire très (trop) brièvement ramassée: L'internement est antérieur et initial: à lui seul il ne produit rien d'autre qu'une érotisation de la contrainte (l'hystérisation de la «course-poursuite»). Il faudra tout le travail de la thérapie pour que je puisse entendre la question cruciale pour elle et sans doute pour moi: les vœux de mort pour l'enfant. Question qui, pour Clémence, équivaudrait à une mise en acte fascinante dont elle tente en même temps de se protéger. Il ne paraîtrait pas excessif de considérer la production de son délire, son internement et ma «prise» dans le cas, comme autant de moyens d'écarter le danger.

Notons aussi que le premier récit a lieu dans une chambre d'isolement et qu'il se trouve adressé à un autre; l'écart entre les deux, écart — qui ne sera pas un gouffre — et oubli semblent essentiels, tout autant que la situation d'internement. Ici, il se trouve que c'est autour d'une ordonnance de justice qu'un interdit va se mettre en place dans le cours même de la thérapie, construisant un bord entre elle et sa fille, entre la vie et la mort, mais en un point où la contrainte qui était externe se subjective d'abord pour moi au prix d'une traversée du symptôme.

Deuxième histoire fort différente que celle de *Malik*.

Là, il s'agit d'un homme d'une trentaine d'années, d'origine franco-tunisienne, qui arrive au Centre d'accueil après un parcours dans une autre institution de jour. Pendant longtemps, il sera extrêmement fuyant, ne supportant aucune des modalités d'accueil que nous lui proposons, montrant seulement son angoisse et sa dissociation: son corps immense, désarticulé comme celui d'un pantin. Il est pratiquement muet, hébété, ne se révélant que dans certaines activités, le théâtre en particulier où il excelle à jouer le rôle d'un autre.

Après pas mal de tâtonnements, il va se trouver un interlocuteur, plus exactement une interlocutrice, infirmière de l'équipe[6]. Ce qui va défrayer la chronique de l'institution, sans doute parce qu'il n'emprunte pas le chemin prévu: procédure d'accueil, consultation avec un médecin ou une psychologue...

Malik construit sa porte d'entrée avec les moyens du bord et dans un jeu avec les règles, la «loi interne» que s'est donnée l'équipe. Bien sûr, chacun sait que ces règles provisoires n'ont d'utilité que pour délimiter une zone d'échange, un champ transférentiel et en même temps chacun n'a de cesse de les utiliser comme pur agencement des résistances à l'Inconscient et au Transfert. Il est important d'insister sur ce biface, cette duplicité fondatrice, à laquelle nous aurions sans cesse à nous heurter: prétendre abolir l'un ou l'autre des deux versants confinerait soit à l'impuissance — prétexter de la lourdeur des règles pour dire la psychothérapie impossible —, soit à l'imposture avec le déni de l'aliénation institutionnelle. Malik va donc parler avec une infirmière au cours d'entretiens réguliers pendant plusieurs mois.

Dans un premier temps, mon seul travail aura été de rendre possible ces entretiens, d'éviter que le Collectif n'étouffe toute velléité de singularité. La violence rencontrée lors des réunions me surprendra, alors pourtant que je sais par expérience qu'elle témoigne à chaque fois de la zone de turbulence traversée par le patient. Moments de bifurcation, de construction d'une orientation où l'arrachement au chaos se transfère sur les interlocuteurs du psychotique. Moment de métamorphose où il s'agit de se laisser déplacer par le transfert.

Dans le Centre Artaud, comme on aura pu l'entendre, l'enjeu serait de laisser place à des modalités diverses du transfert, ou même à plusieurs transferts disjoints et entrelacés. Ce qui suppose une sorte de *lieu inlocalisable* et décentré, de lecture et

---

[6] Christine Charpentier

d'élaboration. La construction de ce lieu devant se reproduire à chaque fois tout en s'appuyant sur des lieux déjà structurés.

Avec Malik, après la turbulence, il y eut surgissement d'un espace tiers de l'intérieur même des entretiens avec l'infirmière. Celle-ci demandant à en parler d'abord à une psychologue puis avec moi. Temps d'échappée à une captation où il sera question du délire cosmique que Malik commence à déployer mais aussi d'une certaine dimension corporelle de l'écoute. Sans doute s'agissait-il d'un moment où «donner du corps à l'écoute» prenait tout son poids de réel. Il faudra plusieurs semaines pour que le patient accepte aussi des entretiens en ma présence, il faut dire que l'infirmière y mettait la condition d'une poursuite de sa part...

Plusieurs mois plus tard et après pas mal de péripéties, Malik supportera la présence d'une deuxième référente, autrement dit une entrée officielle au Centre Artaud. Mais dans ce travail sur la porte, il aura longuement raconté, écrit, dessiné son délire. Entrechoc de planètes étranges qui vont un temps constituer le support de son récit. Et puis l'envahissement par des voix qui le guident et le poussent à commettre les actes les plus dangereux (se mettre au bord du vide, risquer la chute, aller très loin dans la régression et la clochardisation, etc.).

Le temps suivant, Malik va investir un autre lieu du Centre d'accueil, le groupe de parole que je co-anime avec ses deux référentes (est-ce un hasard?) ainsi qu'avec l'interne du service. C'est là maintenant qu'il pourra prendre la parole, délaissant les lieux précédemment investis où il reste muet, et s'adressant plus particulièrement aux autres patients, pour lesquels il se met en scène et raconte son errance dans la ville. Sans doute trouve-t-il dans ce groupe la possibilité de transferts latéraux qui rendraient sa performance moins périlleuse. C'est dans cet espace, très particulier, qu'il racontera un jour où je suis absent, comment il court dans les rues, effleurant les cheveux des femmes du bout des doigts, mais montrant une prudence avisée à l'égard d'un tiers interdicteur (mari ou compagnon)... Du passage à l'acte à l'effleurement mis en scène et raconté, il y a tout un pas, un passage important où l'on peut aussi entendre une tentative de construction imaginaire d'une situation œdipienne. Il s'agit alors d'accueillir la constitution de cette strate et de résister à la tentation d'une interprétation qui n'aurait que des effets dévastateurs.

P. Auster écrit dans l'*Invention de la Solitude* à propos de la déambulation dans les villes étrangères: «un pas en entraîne un autre comme un mot en entraîne un autre». Le recoupement des trajets, des lignes d'erre (pour reprendre l'expression de

Deligny) dessinerait non pas du sens ou de la signification mais une sorte de table d'orientation: strate première indéchiffrable qui suppose non de l'interprétation mais la potentialité d'une construction. Construction qui, pour Malik, passe par le modelage et la peinture de figures de son délire et de ce qui ressemble à des auto-portraits. Créations qu'il va exposer dans la salle d'accueil puis tenter de vendre dans la rue, allant même dernièrement jusqu'à demander une autorisation officielle à la Chambre de Commerce. Nouveau franchissement qui évoque un processus de sublimation, une sorte de transmutation du réel du délire, un «faire œuvre» qui tente d'inscrire dans les règles du jeu social la possibilité de «commercer» avec d'autres...

Que dire de ces deux histoires volontairement fort différentes? Il y a chaque fois de façon particulière, de la contrainte, des règles et de l'inter/dit.

Avec Clémence, les différentes lois coercitives sont mobilisées. Aucune loi, faut-il le rappeler, n'aurait en elle-même de répercussion thérapeutique: ni l'internement, ni le retrait de l'enfant. Ce qui va compter c'est le coût psychique d'une certaine manière partagé dans le transfert avec la patiente. Le conflit entre les interlocuteurs du psychotique pouvant être créateur d'une symbolisation à condition d'être mis au travail et rapporté au cas. Désavouer le désaveu peut alors s'avérer, *après-coup*, avoir été un moment structurant. Cette dimension de *l'après-coup* et de l'aléatoire désignant assez bien l'enjeu de la psychanalyse, le fil que nous aurions à tenir dans nos pérégrinations souvent hasardeuses. Enjeu à la mesure de la confusion et des avatars toujours renaissants de «l'amour du censeur»[7].

Avec Malik, il est apparemment question de tout autre chose avec la «loi interne», ou plutôt les règles que se donnent les institutions et que nous aurions à soutenir de façon paradoxale comme des points de fermeture nécessaires pour qu'une ouverture soit possible. Ce qui *nécessite* un travail de disjonction active d'avec les forces de massification et de jouissance de la contrainte collective.

J'aimerais reprendre l'expression[8] avancée à plusieurs reprises par J.P. Lehmann de «conjugaison des points aveugles de chacun». Expression dont j'apprécie l'ambiguïté au plus près de la difficulté. La conjugaison peut effectivement produire le

---

[7] En référence à l'ouvrage de Pierre Legendre: *L'amour du Censeur*, Le Seuil, Le Champ Freudien, Paris, 1974.

[8] Bulletin Intérieur du Cercle Freudien, 1er trimestre 1994.

pire sous la forme de l'aveuglement collectif, mais aussi permettre une élaboration du contre-transfert dans l'espace du Collectif. Il s'agirait alors, tout en renonçant à un *sans-limite* qui ne serait que pure folie, de penser la limite, de la rendre perméable, pulsatile, traversable.
Construire le chemin en avançant n'irait pas sans cahots mais ferait traverser aux thérapeutes des moments de pure passion. Moments d'échanges, échangeurs pourrait-on dire avec la psychose, et qui produisent une certaine traversée de la contrainte. Traversée souvent tumultueuse, particulière à chacun, et qui suppose l'espace d'une écoute et le temps de l'écriture.

Cabinet de lecture

Vivre sous contrainte

Jacques Hassoun

Chantal Saint-Jarre
Du sida
Joseph Lévy et Alexis Nouss
Sida-Fiction
Monique Gehler
Adam et Yves. Enquête chez les garçons

Trois ouvrages retracent ce «moment mélancolique que nous traversons collectivement en cette fin de siècle où la vie paraît constamment au bord du désastre[1]», trois ouvrages tentent de décrire l'irruption d'une contrainte: celle qui nous oblige à penser une affection — mortelle — le Sida. Il est remarquable de considérer que l'acronyme «S.I.D.A. a rapidement perdu ses majuscules et sa ponctuation interne: il est "devenu sida" et s'est objectivé (sidéen, sidaïen): "Il y a un nom; lequel est un sigle, comme le veut la modernité. Il y a une réalité". (*Les Souliers rouges de la duchesse*, p. 40)[2].»

Ainsi, un ensemble de termes qui, pris un par un, séparément, inscrivent ce mal dans l'ordre du discours médical, subissent un phénomène particulier qui vient enrichir la langue d'un terme nouveau: sida. A ce titre *sida* serait un signifiant qui condenserait sur un mode très particulier une mort annoncée.

Pour l'instant, faute de thérapeutique, le sida représente cette mort qui exclut toute mise en jeu des probabilités, tout

[1] Chantal Saint-Jarre, *Du sida. L'anticipation imaginaire de la mort et sa mise en discours*, Denoël - L'Espace Analytique, Paris, 1994, p. 242.

[2] Joseph Lévy et Alexis Nouss, *Sida-Fiction. Essai d'anthropologie romanesque*, Presses Universitaires de Lyon, Lyon, 1994, p. 23.

hasard, et dès lors toute fiction. Aussi, le sida serait dès son apparition l'anticipation à brève échéance d'une mort inéluctable.

Le suspense n'est pas de mise, l'espoir est incongru. L'enfer dantesque est déjà-là avant même que le passeur n'entre en scène pour faire traverser le fleuve qui sépare le monde des vivants de celui des morts.

Et pourtant, durant tout ce temps où la maladie s'installe et progresse vers son issue fatale, il est du sujet — qui en douterait? — c'est-à-dire du vivant en proie à ses peurs, ses cruautés, ses regrets et son désir.

Ce temps est celui du récit ou de la chronique que Joseph Lévy et Alexis Nouss analysent dans leur ouvrage *Sida-Fiction. Essai d'anthropologie romanesque*[3]. A travers une soixantaine de livres, ils créent, comme l'on dit créer un objet dans la cure, une anthropologie. Le terme pourrait paraître provocateur, car il suppose que nous avons affaire à une société, une population, une tribu dont l'espace serait géographiquement déterminé. Ce glissement vers l'anthropologie est susceptible de susciter un malaise. Demeure une question: cet essai passionné concerne une diaspora éclatée en une multitude de tendances, d'insertions géographiques, de références culturelles différenciées dont le point commun est non pas une langue ou une croyance, mais un rapport à une mort inéluctable, une mort qui touche au plus près cet *au-delà du principe de plaisir* que les usagers du Mainschaft[4] new-yorkais expérimentèrent jusqu'à l'ultime de leur jouissance même, jusqu'à cet ultime où la pulsion de mort devient destruction.

Cette limite à laquelle nous avons aujourd'hui affaire quand nous évoquons le sida, Chantal Saint-Jarre l'évoque dans son ouvrage, *Du sida. L'anticipation imaginaire de la mort et sa mise en discours*[5]. Ici l'auteur prend à bras le corps ce mode très particulier d'un «mourir qui ne fait plus partie de la vie" (p. 54), en s'interrogeant sur «l'accompagnement» d'un sidéen quand «les soignants risquent de rester prisonniers d'une souffrance infantile, de leurs deuils non résolus, voire en proie à un deuil impossible: celui de l'enfant-mort» (p. 235). Cette question qui clôt l'ouvrage de Chantal Saint-Jarre court tout au long de son propos: plus que tout autre affection médicale, c'est

---

[3] Joseph Lévy et Alexis Nouss, Sida-Fiction. *Essai d'anthropologie romanesque*, op.cit.

[4] Bar homosexuel «hard» de New York (aujourd'hui fermé).

[5] Chantal Saint-Jarre, *Du sida. L'anticipation imaginaire de la mort et sa mise en discours*, op.cit.

à cette mort de l'enfant du narcissisme primaire que le sidéen est confronté. Mais ici cette mort est réelle. Aussi, loin de représenter un pertuis, rendant possible le deuil que le sujet ne cesse de rencontrer à vie durant et qui d'ailleurs est au principe même du procès de subjectivation, cette mort de l'enfant chez le sidéen semble rendre le deuil impossible. A ce titre, le sida introduirait tout à la fois la contrainte de se confronter au réel d'un deuil expulsé de la chaîne signifiante et de ses effets sur le sujet. Aussi, l'auteur va-t-elle être amenée — sans artifice — à tracer quelques parallèles, non avec la *Shoah* directement, mais avec ce que Anthelme, en proie à l'univers concentrationnaire d'une part, et Primo Lévi rescapé des camps d'extermination d'autre part, ont pu *dire* de cet univers où *l'humain* fut assujetti et désubjectivé. Rescapés de l'horreur jusqu'alors inouïe, ils peuvent rendre compte de l'extrême de cette catastrophe interne que Chantal Saint-Jarre retrace en pionnière de ce travail sur ce qui risque de devenir une part de la société de spectacle, que jadis les situationnistes ont pu décrire.

Aussi, est-elle amenée à cette occasion à occuper une place modeste et essentielle: se faire le scribe de cette violence, afin de pouvoir lui donner forme et contour, violence sans nom dans laquelle l'Autre (par qui la maladie et la mort arrivent) se révèle être le lieu où les mots sont impuissants à dire et à nommer, car la formule du sida serait non pas «là où tu es, apparaît un lieu», comme l'écrivait Rilke (p. 14), mais là où tu es, apparaît la mort.

Certes, faire se rejoindre le sida et les violences historiques (destruction du judaïsme européen, Tchernobyl, tuerie de l'École Polytechnique de Montréal) pourrait paraître hardi. Il n'en demeure pas moins que ce collectif de la mort où le sujet s'absente est présent dans les préoccupations de l'auteur qui tente de trouver les voies susceptibles de donner au malade, atteint du sida, sa dimension de sujet.

Cette dimension de la subjectivité, nous la retrouvons précisément évoquée dans l'ouvrage de Monique Gehler, *Adam et Yves. Enquête chez les garçons*[6].

Cette enquête, présentée comme une série de rencontres entre l'auteur et des homosexuels, s'inscrit comme en contre-point aux deux ouvrages que nous venons de citer.

Ce livre pourrait s'intituler «cependant que la destruction guette» ou «avant la catastrophe». Le point de départ de ce parcours, l'auteur nous le livre d'emblée dans son avant-propos: «"Vous êtes comme une voiture qui roule sans freins sur une route verglacée", avait répondu son médecin à ce garçon jeune

---

[6] Monique Gehler, *Adam et Yves. Enquête chez les garçons*, Grasset, Paris, 1994

et séropositif qui lui demandait comment envisager l'avenir. S. continua de faire des tête-à-cœur sur son terrain glissant. J'ai voulu savoir ce qu'il en était de la vie sentimentale et sexuelle des gais du temps du sida. On m'a répondu œil pour œil, sexe pour sexe, sang pour sang. J'avais prêté l'oreille à une rumeur. Le bruit disait que la sage communauté homosexuelle en avait fini avec la discipline du sexe sans risque. Qu'elle affronterait dorénavant l'épidémie de sida à poings et glands nus. Bientôt, disait la rumeur, la planète gaie ne serait plus qu'une nécropole. Insidieuse, elle colportait une idée de suicide collectif; comme une manière de devancer l'appel puisque, de toute façon, HIV signerait l'échéance (...). J'ai cherché à savoir s'il pouvait y avoir fumée sans feu. En réalité, il y a un petit foyer. D'infection, bien sûr. Mais pas l'incendie dont j'avais entendu parler. Et un grand écran de fumée derrière lequel vit une population bigarrée. Pas une communauté[7]»: en effet ce que nous donne à considérer cet ouvrage est que la galaxie homosexuelle ne représente pas une communauté, car à l'exception de quelques militants rescapés du FHAR ou de mouvements plus tardifs tels que ceux qui militent autour de la revue *Humœurs* ou les groupes gais animés par des catholiques, des protestants ou des juifs, l'ensemble des homosexuels ne semble faire groupe ou bande que dans la mesure où ils vivent leur marginalité en proie à un environnement hostile, en proie aussi au déni qui est au travail en eux.

Il y a pourtant quelque chose de remarquable dans cet ouvrage: c'est la tendresse lucide que Monique Gehler semble éprouver à l'endroit de ces «garçons». A une première lecture, cette enquête pourrait ressembler à une juxtaposition d'interviews. En fait, le travail de l'écriture crée ici un lien entre les protagonistes de ce drame. A l'instar de Giorgio Bassani qui fait parcourir un ensemble de récits par un personnage qui suscite une articulation entre les différentes situations apparemment disparates, Monique Gehler met en situation chacun de ces «garçons» rencontrés avec d'autres. Elle n'abandonne jamais aucun des fils qu'elle dévide, ils sont toujours discrètement visibles et nous invitent à un jeu de piste qui, de l'arrière-pays breton à Amsterdam, dessinent des images qui ne disparaissent pas de notre champ, une fois leur contour dessiné. Il faut attendre l'apparition de Cedric qui, se sachant malade du sida, continue à contaminer son entourage, pour que le texte soudain se brise. Personnage exemplaire, luciférien, Cedric accepte d'être filmé, de raconter — en se délectant de l'horreur qu'il

---

[7] Monique Gehler, *Adam et Yves. Enquête chez les garçons*, op.cit., pp. 11, 13.

suscite — son parcours. Puis, il se dérobe derrière son frère, sa mère. Il s'absente à lui-même, trahit la petite équipe qui avait cru à son désir de dire, disparaît. C'est à cet endroit, à l'endroit d'un déni agi que le texte se brise. Que la nécessité d'une réflexion s'impose à l'auteur, que le lecteur est convié à se déprendre d'une fascination qui aurait pu lui interdire toute possibilité de jugement.

«Voilà pourquoi j'avais envie de leur poser cette question violente: "Pourquoi avez-vous contracté le virus du sida?" Je soupçonnais des mobiles profonds inspirant une attitude suicidaire. Je n'ai pas osé poser la question à des garçons malades. Elle cachait mal ma propre violence vis-à-vis d'eux, tant il est intolérable d'imaginer qu'une population puisse vivre si mal qu'elle ait envie d'en finir plus tôt, qu'elle se trouve un destin dans une maladie mortelle. J'ai tempéré la question, tourné autour du pot. Et compris que je me trompais. Si certains, en effet, éprouvaient des difficultés à se projeter dans l'avenir et avaient la tentation de résoudre le problème en se jetant dans les bras du sida, c'était une question de période dans leur vie. La bonne question, me semble-t-il aujourd'hui, n'est pas "pourquoi?", mais "quand?"[8].» Cette question qui rejoint celle des auteurs précédemment cités est terrible. Nous avons affaire à un compte à rebours qui semble ne pas pouvoir s'interrompre, et qui concerne ici un ensemble dont nous pourrions dire qu'ils ne sont pas suicidés par la société, mais par la sexualité.

D'où la question à laquelle nous ne pouvons nous dérober: la sexualité, quand elle se présente comme une contrainte née d'un déni, peut-elle éluder cette dimension de déliaison, de désintrication pulsionnelle? Ces liens délités suscitent de la destruction, de l'autodestruction, au point de *désirer* de ne pas mourir seul, ne pas mourir sans entraîner d'autres avec soi. Manière ultime de créer du lien, là où *l'associatif* (qui pourtant existe et accomplit un réel travail d'information, de prévention et de défense) s'absente. Car s'il est une question qui traverse l'ouvrage de Monique Gehler, c'est bien celle de l'altérité. Comment reconnaître l'autre quand on a rendez-vous avec la mort? Comment reconnaître l'autre quand (et le fait est suffisamment constant pour que nous nous y référions) le sidéen, au seuil de la mort, donne rendez-vous à ses amis «dans quelques mois», alors que la fin est déjà là, annoncée pour les jours qui vont suivre. Comment constituer de l'Autre quand cet ensemble de contraintes est à l'œuvre? Telle est la question que

[8] Monique Gehler, *Ibid.*, p. 271.

nous pose Monique Gehler et qui rejoint celle évoquée par Chantal Saint-Jarre, Joseph Lévy et Alexis Nouss.

Cette interrogation à laquelle le milieu gay s'affronte ne relève pas uniquement de catégories morales ou éthiques, mais d'abord et avant tout de la question du sujet confronté au désir, à la désintrication pulsionnelle, au déni et à la mort.

La transmission comme œuvre d'art

Claude Sahel

Jacques Hassoun
Les contrebandiers de la mémoire[1]

Les premières pages du livre de Jacques Hassoun, *Les Contrebandiers de la mémoire*, mettent au jour ce que l'expérience de la transmission peut avoir de «crucial»: cette expérience en effet s'éprouve toujours à la croisée des chemins, lorsque la continuité de l'Histoire, de la durée ou du lignage est appréhendée comme *risquée*, soumise à la rupture possible.

La transitivité du «legs» suppose deux postures différentes, sinon opposées: celle de celui qui donne, celle de celui qui reçoit. Jacques Hassoun repère immédiatement, Freud à l'appui, que le «nouveau» est l'élément différentiel qui structure l'acte de transmettre comme *critique*. Le nouveau est source de malaise, d'angoisse, parce qu'il exige une «dépense psychique». Le nouveau, c'est le monde de l'enfant auquel l'adulte est confronté lorsqu'il y perçoit l'absence de ce qu'il s'agit de transmettre, l'expérience passée que lui connaît, cette expérience dont il importe d'informer l'ignorance. C'est ce même élément du nouveau qui apparaît étranger au récipiendaire postulé, parce que celui-ci, obnubilé par son présent, n'attend pas d'un passé ignoré, néantisé, de quoi éclairer ce qu'il a déjà constitué comme «son» monde. Ainsi l'enfant appréhende-t-il comme inquiétante l'étrangeté qui fut familière à ses ascendants mais dont la nouveauté paradoxale est à l'écart de ses préoccupations actuelles. Ainsi les parents, dépositaires, «porteurs mortels» d'un nom, d'une histoire

[1] Syros — Collection Questions d'enfance, Paris, 1994.

singulière prise dans l'«Histoire», de valeurs qui leur ont été déjà léguées, «tributaires de *cela*», refusent-ils de laisser cet objet *en souffrance*, dirons-nous, et éprouvent l'urgence de conjurer le pire, c'est-à-dire la *perte*.

Sans doute la pensée de Jacques Hassoun est-elle hantée par le précepte — jamais énoncé cependant, car la pensée de la transmission n'est pas l'exclusive d'un groupe particulier — «continuer Israël». Exigence éthique, vitale pour le peuple juif, qui explique son souci permanent de l'enfant, de l'étude et de l'éducation.

Mais précisément, les catégories par lesquelles Jacques Hassoun cherche à donner sens à la transmission ne sont pas totalement élucidées: s'agit-il d'une «nécessité» (pp. 10, 13) ou d'une *contrainte* à laquelle le groupe est «soumis» (p. 11), ou encore d'un «commandement» (pp. 10, 11), ou enfin d'un devoir, d'un «impératif» (p. 11)? Ces différents concepts ne sont pas équivalents et l'oscillation de la pensée témoigne de la complexité de la posture psychique qui est celle du transmetteur. Car lui-même est à coup sûr aussi un récipiendaire, et la pression qui l'incite à transmettre a une source externe et interne à la fois. C'est pourquoi nous pourrions suggérer une catégorie que Jacques Hassoun n'utilise jamais pour signifier le pourquoi de l'acte de transmettre: celle d'*injonction*. Il semble en tous cas que Jacques Hassoun tranche judicieusement lorsqu'il admet qu'on puisse «être fidèle à une tradition familiale... et être amené à changer de route, «trahir son milieu» (p. 13); possibilité qui n'est autre que la liberté reconnue au sujet de choisir en conscience le sens qu'il veut donner aux valeurs qui orientent son existence.

C'est de cette liberté que le legs tient la chance de n'être pas *réifié*. La difficulté de transmettre réside dans l'équivoque du geste lui-même: faire passer un objet en ayant pour unique souci l'intégrité de sa réalité propre, la conservation de génération en génération d'une «propriété privée» intacte, c'est privilégier la dette et non le don, c'est substituer chez le récipiendaire le coupable sentiment d'être *redevable* à celui d'être *responsable*. Or, dit bien Jacques Hassoun, «une transmission réussie offre à celui qui la reçoit un espace de liberté et une assise qui lui permet de quitter (le passé) pour (mieux le) retrouver» (p. 14).

Se savoir «issu de...», recevoir dans le présent les repères d'une origine connue, c'est bien la condition de la «puissance d'agir» du sujet, comme dirait Spinoza, c'est-à-dire de sa relative liberté. Encore faut-il que le passé ne soit pas imposé comme un modèle sacralisé du fait qu'il est passé, car «c'est alors que la transmission ne sera plus qu'une fable mensongère... une tentation à reconstituer dans un autre temps, dans un autre espace, un modèle passéiste dont le fondamentalisme représenterait l'expression la plus tragique».

Une telle régression vers la pensée tribale est souvent, hélas, l'effet d'une des difficultés spécifiques de la transmission: conserver une identité culturelle minoritaire au sein d'un groupe majoritaire dominant. L'exclu est désigné par la culture dominante comme privé des traits constitutifs de cette culture, et il peut intérioriser cette privation comme un manque propre à son identité. Honte d'être soi, d'appartenir à un groupe essentiellement déficient, désir éperdu de s'assimiler, sont souvent le revers de l'ostracisme, dont l'intégrisme est l'avers. Pour que l'appartenance ne soit pas perçue comme espace d'un vide, d'une absence de réalité vivante, il importe donc qu'une parole restaure la liaison entre le sujet et le passé des siens. Or une telle parole existe: elle réalise même une langue particulière, que Jacques Hassoun nomme «langue de contrebande»: expression heureuse qui signifie l'héritage involontaire de fragments de mémoire, de mots ou d'expériences issues de l'ailleurs, de l'avant: irruption dans le discours de barbarismes, de formes obsolètes, caractéristiques des langues «métèques», c'est-à-dire résultant du croisement de plusieurs langues (créole, cajun, spanyoli, yevanitt, etc.). A son insu, le sujet porte en lui la langue de l'enfance, la langue «maternelle», celle qu'il a oubliée et qui, au plus sourd de lui-même, travaille son être et en construit l'identité inassimilable, incommensurable, hétérogène. Transmettre consisterait donc à permettre et non réprimer l'émergence de cette «langue de l'oubli»: «la transmission est un mi-dire qui transmet un in-su» (p. 46) pour ces transhumants «nés en exil», arrachés à un environnement dans un temps précédant quelquefois leur naissance. De Charlotte Salomon jusqu'à Freud, en passant par Stefan Zweig, Isaac Deutscher, Ernst Tugendhat, Anna Seghers, Karl Krauss ou Otto Weininger, mais aussi Najib, Badiya, François et les autres, Jacques Hassoun montre que les individualités sont confrontées à l'altérité nécessaire à la constitution de l'identité, c'est-à-dire «ce qui me différencie de ceux dont les ancêtres se spécifient d'une histoire semblable à celle des miens, mais qui me différencie aussi de ceux dont la généalogie diffère et au milieu desquels je vis» (p. 102). On aura reconnu le système différentiel dont la linguistique vient nous dire qu'il structure le langage, mais aussi, semble-t-il ici, la succession des générations et l'inscription de l'individu dans le groupe.

La transmission est donc tout à la fois un *fait* qu'il s'agit de constater en un jugement de réalité, et une exigence relevant d'un jugement de valeur: il y a une *éthique* de la transmission. C'est que transmettre n'est pas seulement enseigner une histoire, mais «prendre un *engagement* vis-à-vis de [son] histoire». On saisit ici ce par quoi la transmission diffère tant du savoir objectif que de la simple tradition, et en quoi l'identification ne se réduit pas à singer les aînés: c'est qu'elle suppose l'inscription de la *subjectivité* dans la culture. A quoi bon transmettre? A ceci, précisément: construire des *sujets*; or la tradition peut être trahison du sujet lui-même. Il importe que le sujet vive la filiation comme passage signifiant; transmettre exige donc du Père (symbolique) qu'il «cède sur sa propre jouissance», qu'il accepte de transférer une part de celle-ci à l'enfant, qu'il permette ainsi la séparation sans déchirement, de sorte que le frayage de la subjectivité ouvre l'espace de la liberté de l'enfant. C'est pourquoi le sujet est une construction dont l'étayage est la transmission. Mieux qu'une construction, il s'agit, dit Jacques Hassoun, d'une *création*, au sens esthétique du terme. Le sujet se réapproprie l'histoire de sa culture, en jetant un pont entre son monde et le monde passé. «Reconnaître dans ce qu'il a reçu en héritage, non pas un dépôt sacré et inaliénable, mais une mélodie qui lui est propre»; c'est bien là que l'identité se constitue, non comme répétition de formes reçues, mais comme jeu de l'individu avec son devenir, variations personnelles sur des thèmes oubliés, art de vivre avec ces trésors dont nous sommes les receleurs innocents; pour une fois, l'art fait corps avec l'éthique. Créer, n'est-ce pas donner une forme nouvelle à un matériau quelconque? La transmission authentique ne conjure la perte qu'à prendre le risque d'introduire des innovations singulières dans l'héritage, à interpréter le legs, à le subvertir, à le transgresser.

A paraître au printemps 1995

Che vuoi ? Nouvelle série

Volume 3 / 1995

«Actualité de Totem et Tabou»

Le mythe freudien de «Totem et Tabou» cherche à rendre compte, du point de vue analytique, des conditions de surgissement du symbolique à l'œuvre dans les sociétés organisées autour des lois patriarcales et des religions monothéïstes.

Or, les sociétés occidentales qui procèdent de cette structure sont — après une période d'extension où elles ont pensé *devoir* exporter leurs valeurs — profondément ébranlées. A l'ordre généalogique semble succéder une civilisation de frères sans pères, une société à repères horizontaux dont l'hyper-médiatisation, l'information en temps réel et le génie scientifique seraient les piliers.

Il conviendrait d'essayer de repérer ce qui continue — au-delà d'une pensée centrée sur la disparition du *Père* — à organiser nos systèmes symboliques et nos liens sociaux au sein de la Cité.

***

A paraître à l'automne 1995

Che vuoi ? Nouvelle série

Volume 4 / 1995

«La Folie insoupçonnée»

***

COMMANDE

à retourner aux éditions L'Harmattan
7, rue de l'École Polytechnique
75005 Paris

NOM : ....

Prénom : ....

Adresse : ....

....

Parus :	n° 1	«Expériences du négatif»	120 F
	n° 2	«La Contrainte»	120 F
A paraître :	n° 3	«Actualité de Totem et Tabou»	120 F
	n° 4	«La Folie insoupçonnée»	120 F

Abonnement annuel :	pour 1994	n° 1 et 2
	pour 1995	n° 3 et 4

Prix de l'abonnement : France 230 F Etranger 270 F

[ ] Ci-joint chèque de .... F à l'ordre de L'Harmattan

[ ] Veuillez me faire parvenir un reçu

L'HARMATTAN

5-7 rue de l'École-Polytechnique
75005 PARIS

Tél. : 43-54-79-10
Fax : 43-25-82-03

Psychologie — Psychanalyse — Santé, Société et Culture

ANTHROPOLOGIE D'UNE MALADIE ORDINAIRE. Étude de la diarrhée de l'enfant en Algérie, Thaïlande, Chine et Égypte

Dominique DESJEUX, Isabelle FAVRE, Joëlle SIMONGIOVANI

La diarrhée de l'enfant est considérée depuis une vingtaine d'années comme l'une des principales causes de mortalité infantile dans le Tiers-Monde et pourtant elle n'est souvent pas perçue comme une maladie. Une équipe de chercheurs en sciences humaines s'est attachée à comprendre les raisons cachées de l'écart entre l'efficacité d'un traitement contre une maladie et son adoption limitée autant par les familles que par les médecins.

(Coll. Nutrition et Santé, 256 p., 140 F) ISBN : 2-7384-1979-8

LE CERVEAU : LA MACHINE-PENSÉE

Denys de BECHILLON (éd.). E. MORIN, R. DADOUN, J.-D. VINCENT, E. PACHERIE, D. LECOURT, J.- F. LAIREZ, J. PITRAN, B. AMORIEU

Penser le cerveau qui nous pense; penser aussi le Sujet pensant. Le développement des neuro-sciences nous, astreint chaque jour un peu plus à la discipline d'un regard proprement réflexif, et nous impose la prudence. Fausses portes, réductionnismes, connaissances souveraines, toutes les facilités nous sont offertes pour
tendre vers l'échec si rassurant d'une conception partielle et impériale de l'être humain. En explorant diverses approches du cerveau et de la pensée, philosophes, psychanalystes, neuro-biologistes et spécialistes de l'intelligence artificielle tentent d'ouvrir les portes d'un dialogue véritable.

(142 p., 80F) ISBN: 2-7384-1818-X

LE CORPS DISPERSÉ. Une histoire du corps au XXème siècle
Bernard ANDRIEU
L'histoire de nos attitudes corporelles est le résultat d'une lutte d'influence entre les trois grands courants de pensée du XXème siècle: la psychanalyse, la phénoménologie, les sciences cognitives. Chaque courant aura constitué son analyse du corps humain autour d'un seul modèle: l'image du corps pour la psychanalyse, le corps vécu pour la phénoménologie, le cerveau/ordinateur pour les sciences cognitives. Ce livre propose des itinéraires dans ce corps dispersé par le développement des sciences humaines.
(Coll. Santé, Sociétés et Cultures, 220F, 450 p) ISBN: 2-7384-2220-9

LE CORPS DANS LA PSYCHÉ. La psychothérapie de relaxation
Sous la direction de Marie-Lise ROUX et de Monique DECHAUD-FERBUS
Ce livre parle du lien étroit entre corps et psychisme. Certaines personnes présentent une défaillance de ce lien entre le somatique et le psychique. La psychothérapie de relaxation s'adresse plus particulièrement à ces personnes. On trouvera ici un écho des investigations actuelles des psychanalystes et psychothérapeutes à partir de leur clinique.
(Coll. Santé, Sociétés et Cultures, 183 p., 110 F) ISBN : 2-7384-2093-1

LE CORPS EN SOUFFRANCE. Une anthropologie de la santé en Corse
Marie-Françoise POIZAT-COSTA. Préface de François LAPLANTINE
La consommation médicale en Corse est une des premières de France, sinon du monde. A travers elle, l'auteur se pose la question du corps méditerranéen. Pour comprendre cette surconsommation, il est nécessaire de faire une anthropologie du corps. Celle-ci, à travers une anthropologie de la maladie, nous conduit à une anthropologie culturelle et politique.
(Coll. Santé, Sociétés et Cultures, 127 p., 85 F) ISBN : 2-7384-1976-3

LA CRÉATION DU MONDE PAR LE TOUT-PETIT
Maurice RINGLER
Lorsqu'il vient au monde, le nourrisson ne sait rien encore des personnes qui l'entourent. Il lui faudra créer de toutes pièces son corps, les Autres et les divers objets qui l'environnent, afin de pouvoir réellement naître à lui-même. C'est l'aventure de la conscience et la naissance progressive du désir de liberté que raconte ce livre. Il essaie de faire sentir le déploiement de cette activité la plus fondamentale de la vie, celle de créer et d'inventer des formes et des perspectives toujours renouvelées.
(Coll. Psychologiques, 175 p., 90 F) ISBN : 2-7384-1643-8

LES ÉTATS-LIMITES
Collectif. Préface de Jean BERGERET
Fragiles, en danger, guettés par la dépression ou l'explosion pulsionnelle, les sujets classés "états-limites" ont acquis au fil des années une "authentique notoriété". Ils ont bousculé les idées reçues, joué des coudes et construit définitivement leur place.
Ces sujets classés états-limites posent de façon inéluctable une question fondamentale : quelles capacités de changement et de transformation existe-t-il chez eux ?
(Éditions Findakly, diffusion L'Harmattan, 395 p., 180 F)
ISBN : 2-86805-016-6

LES FANTÔMES DE L'ÂME. À propos des héritages psychiques

Claude NACHIN

Entre les théories qui affirment sans preuve l'hérédité des troubles mentaux et celles qui mettent l'accent exclusivement sur le rôle de l'éducation, cet essai sur les «Fantômes de l'âme» montre l'importance de l'héritage psychique précoce des effets des deuils et des traumatismes non surmontés des ascendants sur leur descendance à travers plusieurs générations. Il évoque également la place des revenants et des fantômes dans l'histoire des pays occidentaux. Il tente enfin de préciser la métapsychologie du travail du fantôme dans l'inconscient et d'aborder les particularités de la cure psychanalytique de ces patients.

(Coll. Psychanalyse et Civilisations. 212 p., 120F) ISBN: 2-7384-15784

FERENCZI ET L'ÉCOLE HONGROISE DE PSYCHANALYSE

Éva BRABANT-GERÖ

L'école hongroise, issue des interrogations et des recherches de Ferenczi, a fortement marqué la pensée psychanalytique contemporaine. Les préoccupations majeures des analystes hongrois des années 30 – le rapport entre le corps et la culture, entre la mère et l'enfant... – demeurent au centre de notre intérêt en cette fin de siècle. L'ouvrage d'Éva Brabant-Gerö relate à la fois l'histoire du groupe, la trajectoire individuelle de ses participants et l'évolution de leur pensée, évoquant la Hongrie du début du siècle jusqu'à 1948. Son enquête apporte des éléments nouveaux sur l'histoire de la psychanalyse tout en enrichissant des idées.

(Coll. Psychanalyse et civilisations, 317 p., 170 F) ISBN : 2-7384-1974-7

L'HYPNOSE, SUGGESTION ET AUTOSUGGESTION

Michel LARROQUE

Reléguée au silence par la psychanalyse, l'hypnose doit aujourd'hui se redéfinir dans la continuité de son champ clinique et à l'éclairage de l'évolution actuelle, notamment du renouveau Ericksonien. Michel Larroque analyse ici avec pertinence l'évolution de ce grand courant de l'hypnose, ses relations avec les autres modes thérapeutiques, et la dimension philosophique de ses applications cliniques.

(Coll. Psychologiques, 171 p., 80 F) ISBN : 2-7384-1829-5

L'INJURE À FLEUR DE PEAU

Évelyne LARGUECHE

C'est d'abord celle qui colle à la peau de chacun : l'injure dite "raciste".

C'est aussi celle qui apparaît à fleur du droit du sang et du droit du sol : "Injuria sanguinis", "Injuria soli". L'injure à fleur de peau c'est enfin celle qui interroge l'"intention de nuire dans ses rapports avec l'inconscient". Trois approches intriquées qui tout en se situant dans une perspective psychanalytique élargissent

le champ d'investigation en s'attaquant à ses frontières, "à sa peau" zone de sensibilité où surgissent des questions d'une brûlante actualité.

(Coll. Santé, Sociétés et Culture, 188 p., 90 F) ISBN : 2-7384-1882-1

PAROLES AU CORPS. Essai

Claude BOCHURBERG

L'être pourrait s'arracher à lui-même au moyen de "la parole-geste". C'est ce que Claude Bochurberg, fort d'une authentique culture humaine et philosophique vise à démontrer dans cet ouvrage, de manière subtile et cohérente. Il fallait, pour oser cette aventure, briser l'enfermement dans lequel on confine l'ostéopathie. Et l'auteur, se plaçant dans une double perspective physiologique et ontologique, a bien réussi un difficile pari : hisser la médecine manuelle, ostéopathique, au rang d'une catégorie philosophique.

(142 p., 80 F) ISBN : 2-7384-1855-4

PSYCHOLOGIE CLINIQUE ET INTERROGATIONS CULTURELLES

Sous la direction de Micheline REY-VON ALLMEN

Quel est le soutien psychologique et thérapeutique que les psychologues travaillant dans le champ éducatif peuvent offrir aux enfants, aux jeunes et aux familles de cultures différentes ? Et que faut-il penser des tests psychopédagogiques lorsqu'on s'adresse à des élèves dont les compétences linguistiques et culturelles, de même que les rapports à l'école, peuvent être différents de ceux de la communauté de référence ?

(Coll. Recherches Universitaires et Migrations, 375 p., 180 F)

ISBN : 2-7834-1833-3

PSYCHOLOGUES ET THÉRAPEUTES. Sciences et techniques cliniques en psychologie

Loick M. VILLERBU

La démarche clinique en psychologie a contribué à entretenir une révolution silencieuse des types et des modes d'action des psychologues. Les concepts, les méthodes et les dispositifs y ont acquis une telle spécificité qu'il est possible de parler des sciences et techniques des cliniciens psychologues, se différenciant des modèles issus des pensées expérimentales et génétiques ou psychanalytiques. En prenant comme exemple l'école, le cabinet de consultation, l'hôpital psychiatrique et la rue, l'auteur pose les premiers éléments de compréhension d'une nouvelle axiomatique et évalue en détail les principales procédures thérapeutiques.

(Coll. Psychologiques, 205 p., 110 F) ISBN : 2-7384-1904-6

REGARDS SUR LA FOLIE. Investigations croisées des sciences de l'homme et de la société.

Sous la direction de Bernard DORAY et Jean-Marc RENNES

Toute une série de thèmes sont traités ici : la citoyenneté des "malades mentaux", la désagrégation, les évolutions et stagnations institutionnelles, les représentations sociales de la folie et les diversités culturelles, l'épidémiologie, les problèmes de l'évaluation, la recherche clinique, les situations de travail, etc.

Une diversité dont l'ambition est de s'efforcer de couvrir l'essentiel du champ de la psychiatrie et de la santé mentale.

(Coll. Logiques Sociales, 438 p., 240 F) ISBN : 2-7384-1019-7

544194 - Octobre 2013
Achevé d'imprimer par

1livre.com
du rêve à la réalité !

Made in United States
Cleveland, OH
05 November 2026

47673395R00140